JN189122

ココロとカラダの痛みのための ~~邪道な~~ 心理療法養成講座

慢性疼痛編

原　作◉粳間　剛（医師・医学博士）
まんが◉仙道ますみ

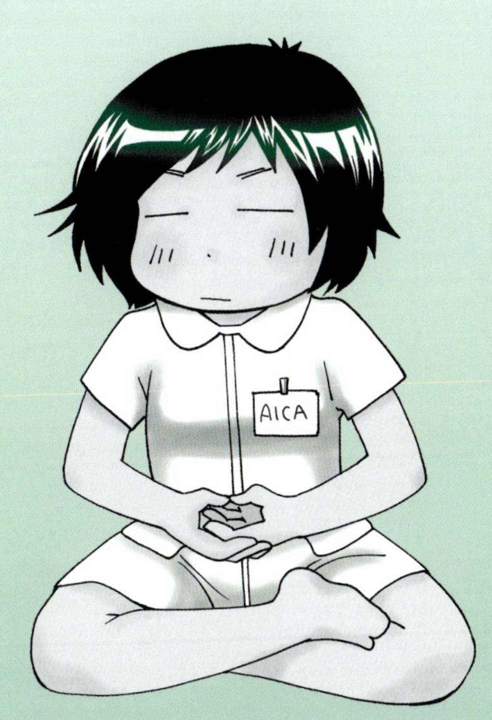

三輪書店

序

本書は邪道な養成講座シリーズの第三弾です．

今回は，慢性疼痛に対する共通対応を中心に，医療スタッフのみならず，当事者・家族にもわかりやすく，痛みに携わるすべての人に役立つ知識を解説しています．

さて，第一弾・第二弾と邪道な養成講座シリーズを読んでいただいた方は気づいたと思うのですが，第一弾は脳画像の話，第二弾は高次脳機能障害・発達障害・認知症の話と，いずれも脳の話でした．ここで，何で急に痛みの話に？　と思われた方もいたかもしれません．しかし，本書を読んでいただけるとわかりますが，大部分は脳の話を書いています．なぜならば，カラダに起源のある痛みだったとしても，最終的に痛みを感じるところは脳だからです．本書は，単なる痛みの話の本ではなく，**「脳と痛みの話に特化した本」**とご理解いただければ幸いです．

私の医者としてのキャリアの多くは，リハビリテーション科（リハビリ科）ですが，脳卒中や脳外傷などの脳の病気やケガをたくさん診ていると，脳の話にどんどん詳しくなっていきます（それで，第一弾・第二弾と本を出したわけです）．そしてそれと同時に，整形外科領域の疾患やその他の内科疾患も，何らかの機能障害があれば，リハビリ科として関わる時間も相当長くありました．この中に，痛みを伴う機能障害も，当然多く含まれていました．ペインリハビリテーションはリハビリ科で専門医資格を取るうえで習得しなければならない技術であり，私も専門医の一人です．ですので，門外漢が突然痛みの話をはじめたわけではないので，どうぞ安心してください．

さて，そんな環境で仕事をしていると，痛みを伴う機能障害があり，かつ，脳の病気やケガを基礎疾患としてもつ患者さんも多く診ます〔中枢性神経障害性疼痛（本編第６回参照）〕．中枢性神経障害性疼痛で最も有名な例は脳卒中後の視床痛ですが，たいていは片麻痺とともに同側の感覚障害・痛みがあり，場合によっては，高次脳機能障害も合併している，という病態をきたします．これであれば，リハビリ科の専門医であれば，適切な対応方法を知っています．しかし，中には，「痛みを伴う機能障害をもち，かつ，脳の病気やケガのような症状も合併しているけれども，明らかな脳の病気やケガが見つからない」，そんな例も多く経験します．私の場合，一番たくさん経験したのは脳外傷で，特に，交通事故による脳外傷（とそれに伴う高次脳機能障害）を見てきたわけですが，同時に，交通事故後に全身が痛くなり，頭の働きもなんだか悪くなっているけれど，脳に明らかな損傷が見つからない症例も多く見てきました．私は脳画像が特に専門なので，このような「従来の医学では説明がつかない痛みや障害」をもつ症例の脳画像解析を多く行ってきたわけですが，このような症例でも，統計画像解析をしたり，脳機能画像をとったりすると，痛みや認知機能の異常を説明できる場所に，しっかりと異常が示されることを，繰り返し経験してきました（カラー口絵参照：全て自験例です）．

そして，それら症例の多くは，線維筋痛症の診断基準を満たしていました．

線維筋痛症は，今では，脳の機能障害に関連する病気と説明されることが増えてきたと思いますが，私がこの疾患にふれはじめた当時はそのようなことは全く知られておらず，原因不明の全身痛をきたす病気くらいにしか思われていなかったと記憶しています．当然，何の治療をすればよいのかもわからない状態でした．私がとった対策としては，統計画像解析や脳機能画像上の所見は，明らかな脳外傷がある人と変わらないのだから，脳外傷への対応と同様に，まずは運動や認知のリハビリ，あるいはそれに準じた治療をするようにしていました（認知行動療法を含め）．すると，ほかの機能障害と一緒に，良くなるんですよね，痛みも．不思議でした．

そうしているうちに，線維筋痛症が脳機能障害に関連する病気と説明されているのを見かける機会がどんどん増え，治療の選択肢としても，運動療法や認知行動療法が有用であるというエビデンスが蓄積されていき，「なるほどやっぱりな」と．そんな流れの中で，縁あって，メンタルクリニックでの線維筋痛症専門外来を任されることになり，今回，脳と痛みの話を，心理療法養成講座としてまとめようと着想したわけです．

裏表紙に，「戦争中銃で撃たれても痛くなかった例」を書いたように，痛みの心理療法は，精神的な痛みのみならず，身体疾患や外傷による痛みにも有効で，慢性疼痛だけでなく急性疼痛にも有効です．これは，心理療法が脳に影響を及ぼす治療であり，痛みを感じるのは脳だからです．本書は，脳が痛みにいかに大きく関わっているのか？　その理解を助けるために，多くの頁を割いています．そして，脳と痛みの関係，その性質を理解したうえで，痛みの心理療法を学べるように，最大限，工夫したつもりです．また，病院・クリニックで実施される心理療法だけでなく，日常生活・社会生活の中に心理療法の効果を取り入れていく~~邪道な~~方法についても書いています．

本書は，「【月刊】地域リハビリテーション」誌に連載されていた総説論文の単行本です．少なくとも，本編の第1回～第6回（整数ナンバーのみ）までは，医学中央雑誌（医中誌）で検索するとヒットしますので，参考文献にしていただいても大丈夫ですよ！それでもまんがは不安だ！信用できない！という方のために，特別編は文章を中心に構成し，参考文献・引用文献がはっきりわかるように書いてあります．孫引きして調べてもらえれば，まんがである点以外は，そんなに邪道なことばかり書いているわけでもないことはわかると思います！

痛みについて極めようという方にも，これから勉強してみようという方にも，自分の治療に役立てようという方にも，本書が痛みに携わる皆さんのお役にたてば幸いです．

2018年6月
粳間　　剛

ココロとカラダの痛みのための

邪道な 心理療法養成講座

CONTENTS

本編

特別編

カラー口絵① 線維筋痛症例で見られる脳萎縮（皮質容積減少）の統計画像解析像

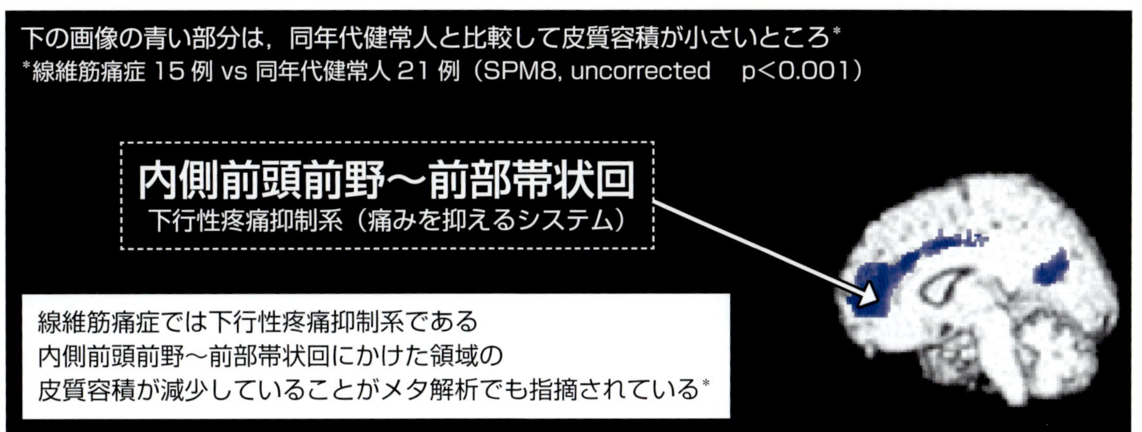
下の画像の青い部分は，同年代健常人と比較して皮質容積が小さいところ*
*線維筋痛症 15 例 vs 同年代健常人 21 例（SPM8, uncorrected　p<0.001）
内側前頭前野～前部帯状回
下行性疼痛抑制系（痛みを抑えるシステム）
線維筋痛症では下行性疼痛抑制系である
内側前頭前野～前部帯状回にかけた領域の
皮質容積が減少していることがメタ解析でも指摘されている*

＊ Lin C, et al：Gray matter atrophy within the default mode network of fibromyalgia：a meta-analysis of voxel-based morphometry studies. BioMed Research International. Volume 2016, Article ID7296125, 9pages.

カラー口絵② 内側前頭前野～前部帯状回の領域に検査異常がみられる他の疾患

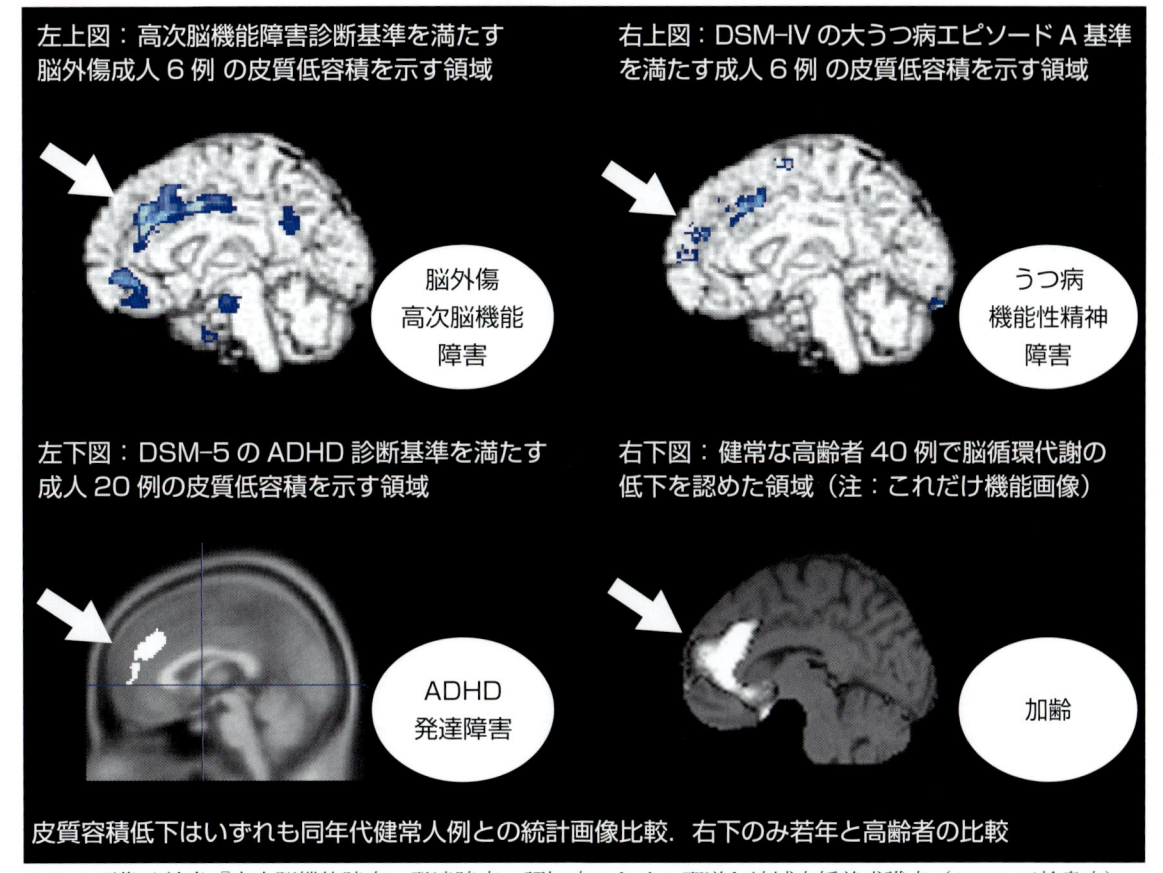

左上図：高次脳機能障害診断基準を満たす脳外傷成人 6 例 の皮質低容積を示す領域

脳外傷
高次脳機能
障害

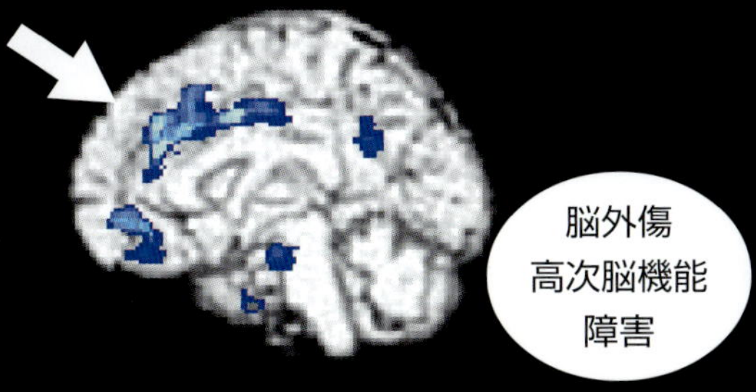

右上図：DSM-IV の大うつ病エピソード A 基準を満たす成人 6 例 の皮質低容積を示す領域

うつ病
機能性精神
障害

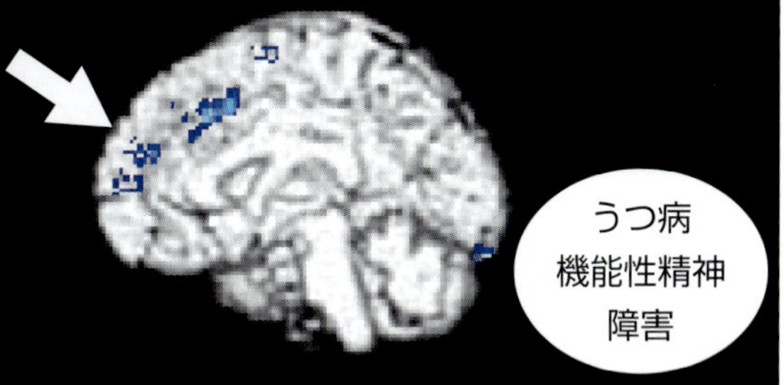

左下図：DSM-5 の ADHD 診断基準を満たす成人 20 例の皮質低容積を示す領域

ADHD
発達障害

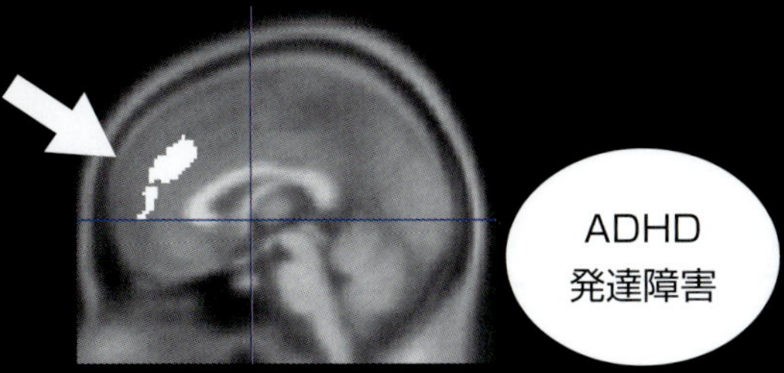

右下図：健常な高齢者 40 例で脳循環代謝の低下を認めた領域（注：これだけ機能画像）

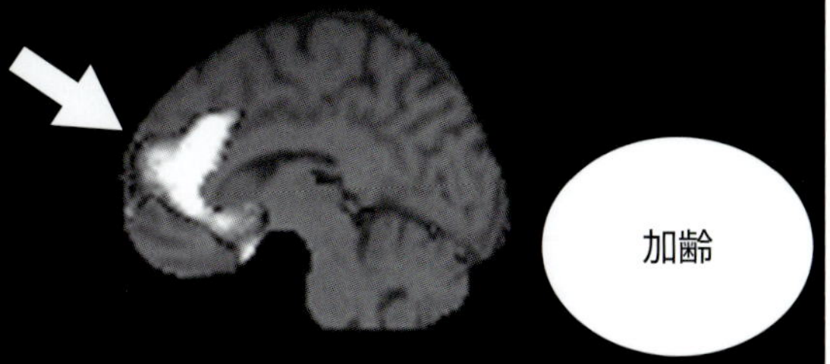

加齢

皮質容積低下はいずれも同年代健常人例との統計画像比較．右下のみ若年と高齢者の比較

この 4 画像は前書『高次脳機能障害・発達障害・認知症のための~~邪道な~~地域支援養成講座』(2017. 三輪書店）より改変転載(痛みの説明図と見比べやすいように反転させて向きをそろえています).

カラー口絵③ 脳外傷による中枢性神経障害性疼痛の事例（29 歳男性）

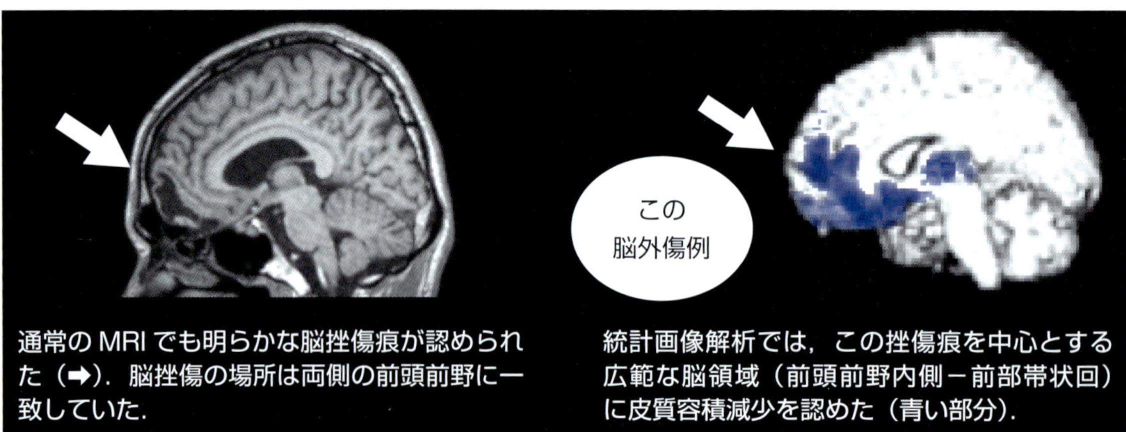

この
脳外傷例
通常の MRI でも明らかな脳挫傷痕が認められた（➡）．脳挫傷の場所は両側の前頭前野に一致していた．
統計画像解析では，この挫傷痕を中心とする広範な脳領域（前頭前野内側－前部帯状回）に皮質容積減少を認めた（青い部分）．

カラー口絵④ 身体表現性障害で見られる脳萎縮（皮質容積減少）の統計画像解析像

下の画像の青い部分は，同年代健常人と比較して皮質容積が小さいところ*

*身体表現性障害（身体症状症）20 例 vs 同年代健常人 21 例（SPM8, uncorrected $p < 0.001$）

内側前頭前野～前部帯状回

下行性疼痛抑制系（痛みを抑えるシステム）

身体表現性障害でも，線維筋痛症例と同様に下行性疼痛抑制系である内側前頭前野～前部帯状回にかけた領域の皮質容積が減少していることがメタ解析で指摘されている*．

＊ Boeckle M, et al：Neural correlates of somatoform disorders from a meta-analytic perspective on neuroimaging studies. Neuroimage Clin 10；11：606-613, 2016.

カラー口絵⑤ ヒステリー発作*で右上肢の激痛と運動麻痺を訴えた 30 歳女性例

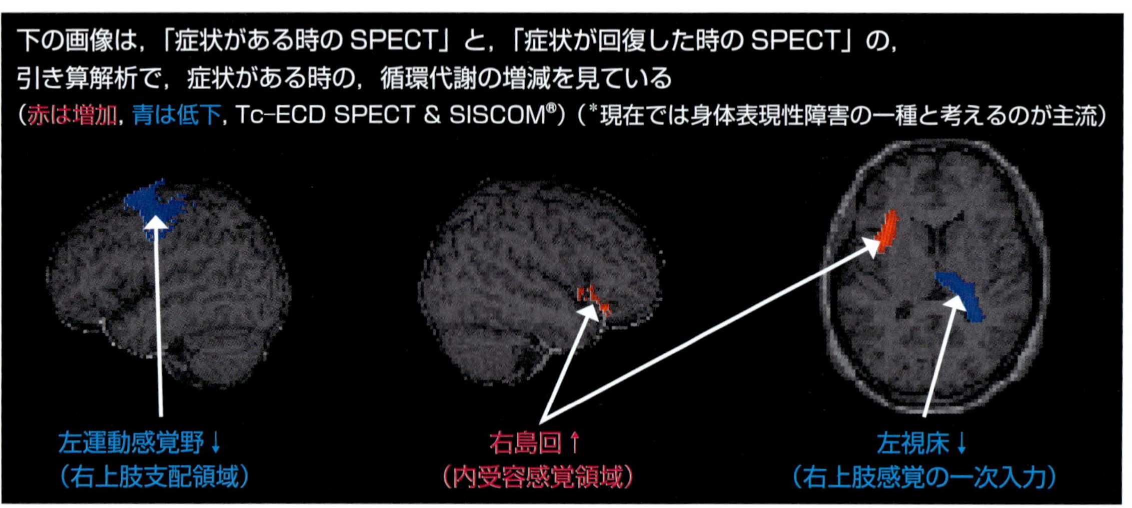

下の画像は，「症状がある時の SPECT」と，「症状が回復した時の SPECT」の，
引き算解析で，症状がある時の，循環代謝の増減を見ている
（赤は増加，青は低下，Tc-ECD SPECT & SISCOM®）（*現在では身体表現性障害の一種と考えるのが主流）
左運動感覚野↓
（右上肢支配領域）
右島回↑
（内受容感覚領域）
左視床↓
（右上肢感覚の一次入力）

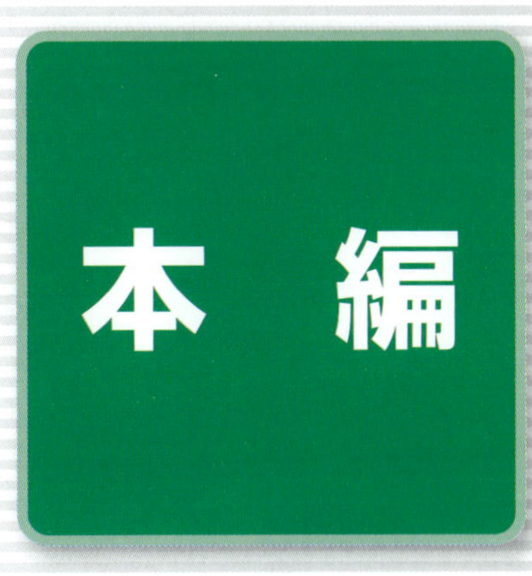
本　編

ココロとカラダの痛みのための ~~邪道な~~ 心理療法養成講座

慢性疼痛編

原作：糎間　剛（医師・医学博士，高次脳機能障害支援ネット理事），まんが：仙道ますみ

第１回　検査で異常がなければ痛みは精神的なモノ？

私は脳外科ナース１年目のあいか．
おニューのパソコンが壊れてしまって修理に来ています．

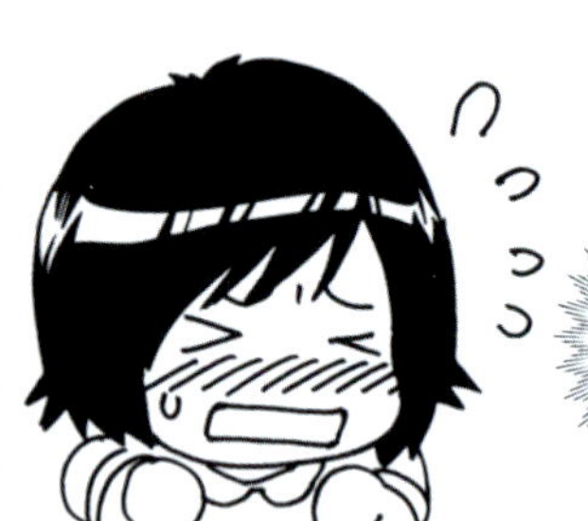

お願い
直って！

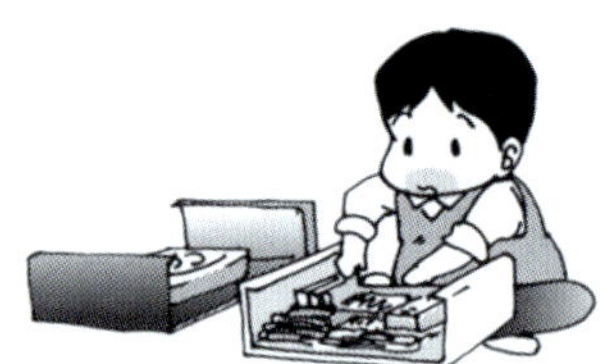

ふむふむ
どれどれ

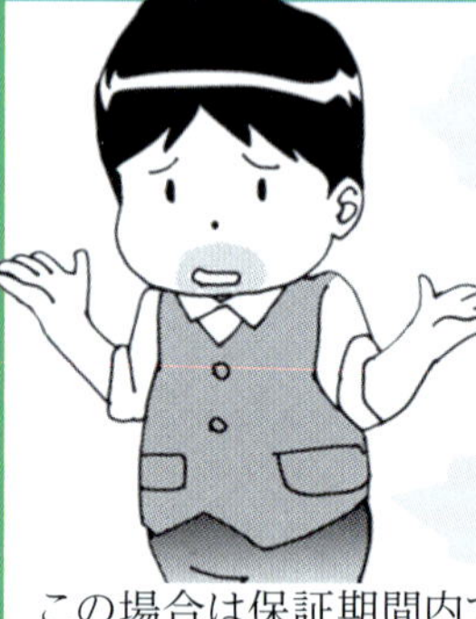

検査の結果どこも壊れてませんでしたよ？
え？ でもめっちゃ動きが遅かったりするんですけど？
気のせいじゃないですか？

この場合は保証期間内でも返品・交換などは承っておりません．

「検査で異常がないから何も問題ない」なんて乱暴やないかいいいいい！

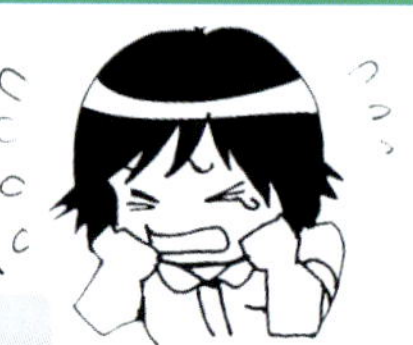

ちゃんと動くかどうか見てほしいのに！！
部品だけチェックして壊れてないって！！
物理的な故障だけの保証サービスだから…
ちゃんと動かないんだから壊れてるでしょ！（ノДT）
保証期間内なのに保証してくれないなんて詐欺なん！

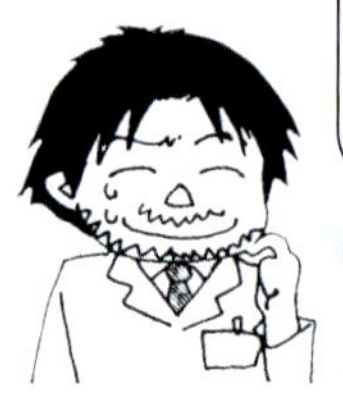

物理的な故障って
意味わかる？
動かしてみないで故障してないとかなんなん！？
やはりわからないのだなｗ　では画像の例え話で…

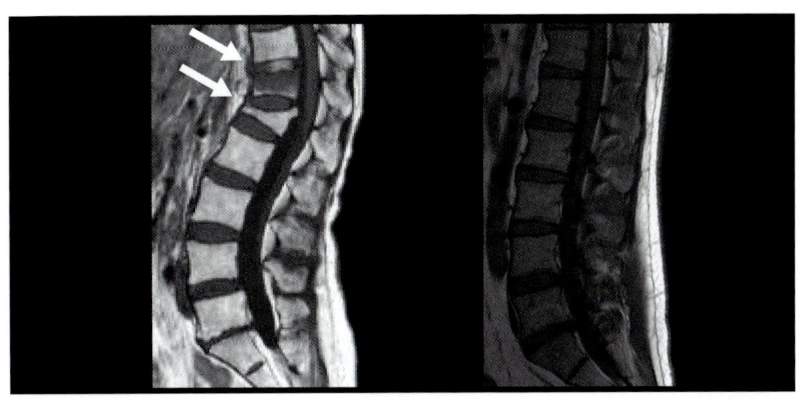

◀いずれも MRI-T1 強調画像

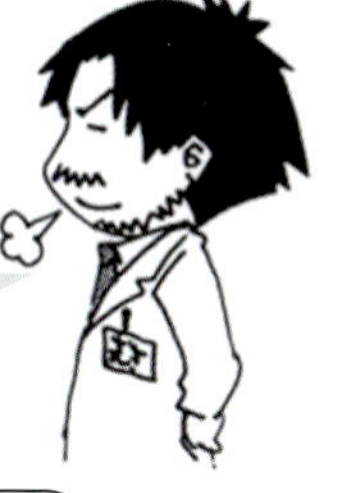

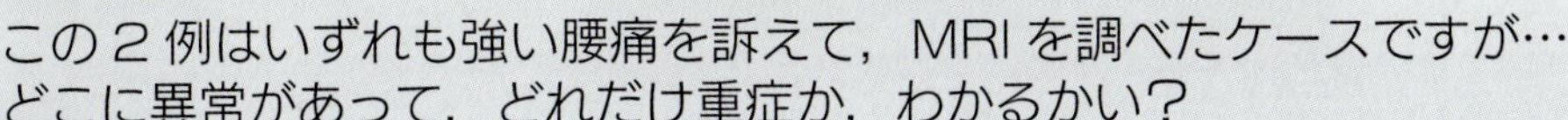

この２例はいずれも強い腰痛を訴えて，MRI を調べたケースですが…
どこに異常があって，どれだけ重症か，わかるかい？

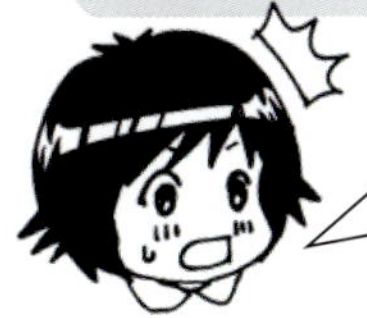

何コレ？ 背骨?? 脳の画像じゃないですよね??
…これはさすがの私にもわかりませんよ??

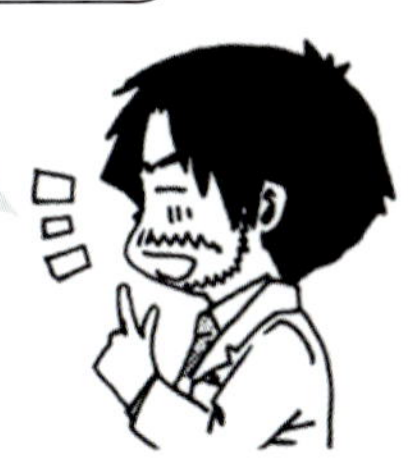

うん．脊椎脊髄の MRI のみかたは教えてないからね w
わからないと思う．まぁ，でも，直感で！

わからんけど…左のほうが変なのかな??
だから左のほうが重症？

正解！ 左は圧迫骨折がある（矢印）．右は正常範囲内．
だから客観的評価としては左が重症！

じゃあ右の例の痛みは精神的なモノ？ 問題ないってことですか？

学校とかではそう考えるように普通は習うんだけれど・・・

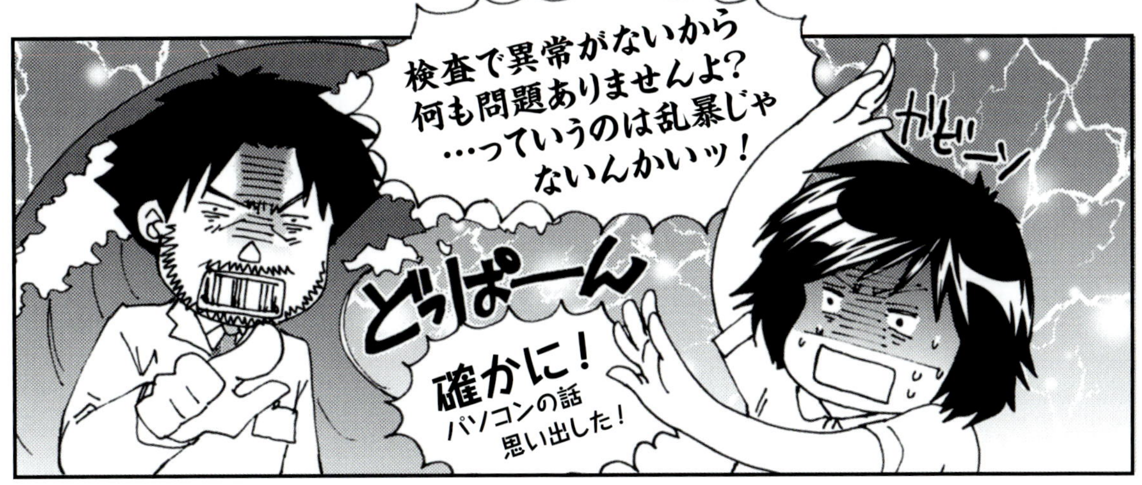

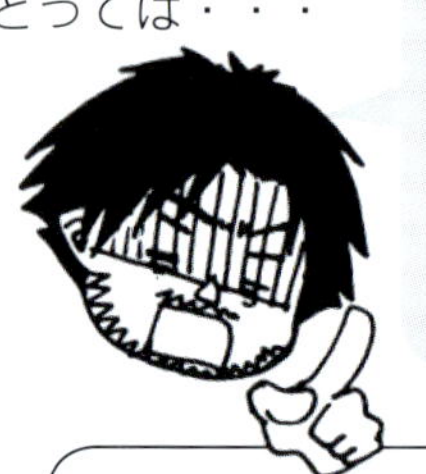
こういう患者さん
にとっては・・・

「検査で異常がないから問題ないです」って言う医療者は，
動かしてもいないのに部品だけ見て問題ないと言い，
何もしてくれない修理屋さんと，
同じじゃないのかなァァァァァァアアアアッ！

うわぁ・・・痛いほどわかる・・・確かにMRIやCTは分解して部品を見る検査みたいなもんですもんね・・・
ちゃんと動くかどうかの検査じゃないから，検査で異常がないから問題ないなんて本当は言っちゃいけないですよね．

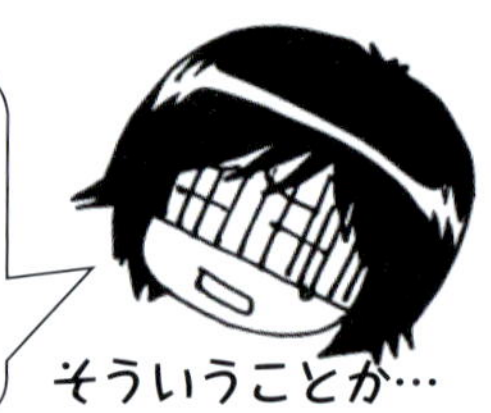
そういうことか…

以上，ここまでほぼ，「コメディカルのための邪道な脳画像診断養成講座第12回」[1)] のコピペでした．

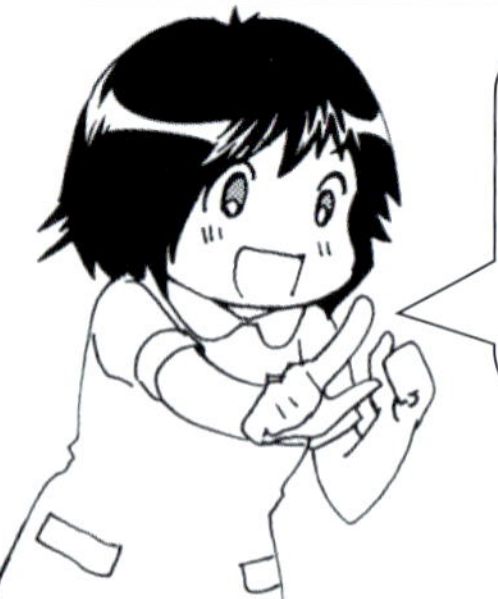

あ！思い出した！前にこういう話をしましたよね？？
脳のMRIやCTで異常がないのに認知機能が低下している人は脳機能を測る画像を撮ると，脳の活性が低下してたりするんですよね！

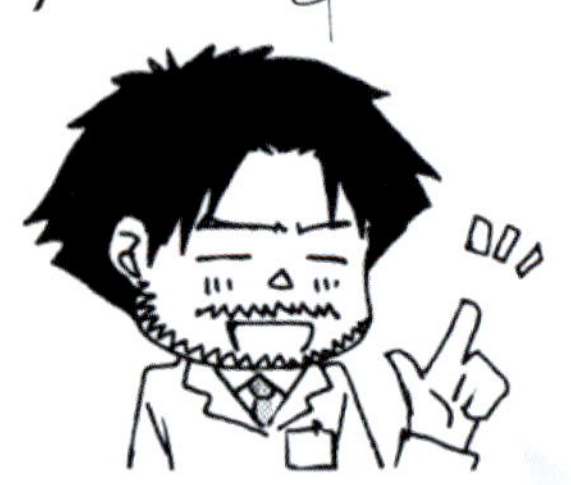

そのとおりです！
(ようやく思い出したかw)

パソコンを動かしてcheckするみたいな検査にあたる脳機能画像検査では，MRIやCTでわからない機能的異常がわかったりします．

うつなどの精神疾患で，MRIやCTで「異常なし」でも，機能画像なら異常がうつせたりします．

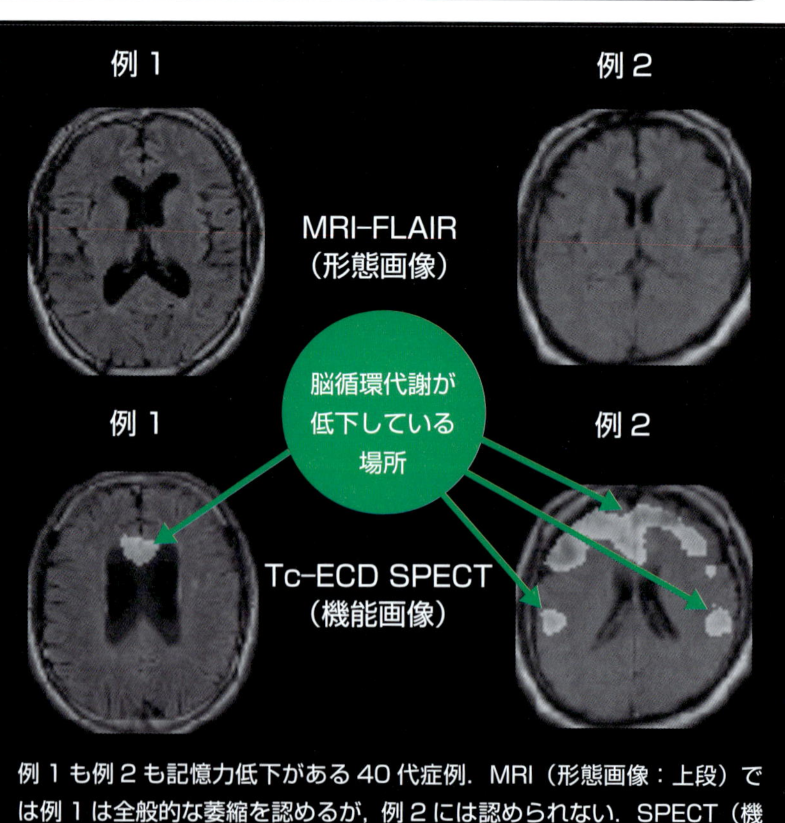

例1も例2も記憶力低下がある40代症例．MRI（形態画像：上段）では例1は全般的な萎縮を認めるが，例2には認められない．SPECT（機能画像）では例2のほうが局所脳循環代謝低下が著明．

例1は脳外傷例，例2はうつ病例．

「検査で異常がないから何も問題ない」なんてことはない

脳関連の症状では，たとえ原因が精神的なモノであっても，症状の原因となる「脳機能低下の証拠」が脳機能画像で検出できるようになってきている[1) 2)].

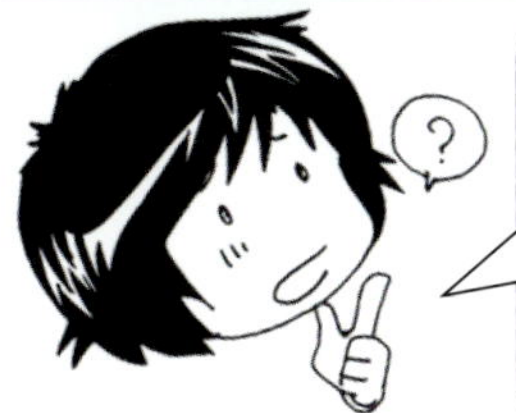

ん？ でも脳以外の話は？ さっきの例の，「腰が痛いのに腰のMRI で異常がない人」は，腰の機能画像を撮ればいいの？
でも，それで脳の機能に異常があるかはわからないですよね？
脳の検査じゃないですもんね？

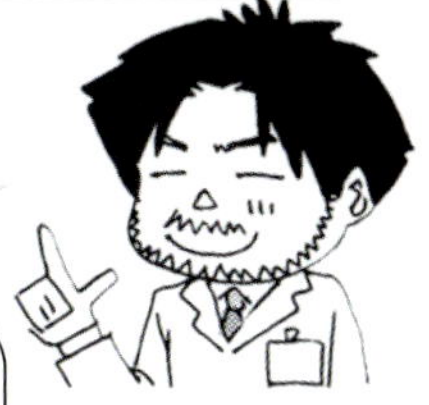

そのとおりです！ たとえ，脊髄の機能画像を撮ったとしても，脳機能を評価してないから，精神的なモノ（≒脳の機能的な異常で起こっている症状）かどうかは評価できるわけないよね！

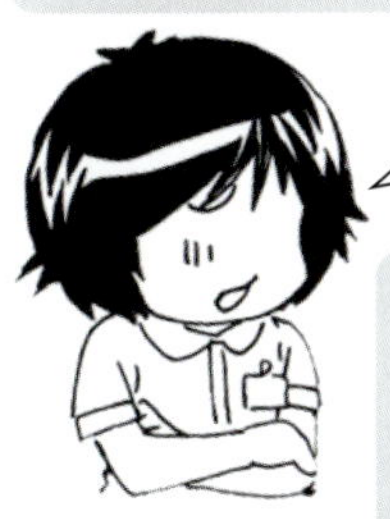

つまり，普通の CT や MRI だけでは，痛みが本当にあるのかどうかわからないってこと？

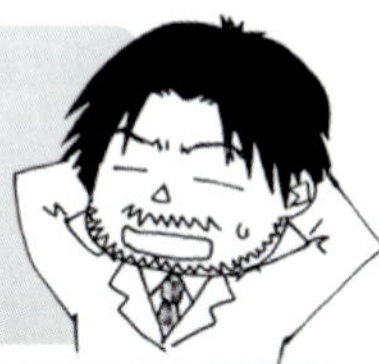

痛みがホンモノかどうか調べる検査じゃないから！
「conventional MRI/CT で異常が検出されない」という結果からわかることは，器質病変はなさそうということだけだからね．
下の例をよーく見てみて！

ヒステリー発作中に右上肢の激痛と運動麻痺を訴えた 30 歳女性例

下の画像は，「症状がある時の SPECT」と，「症状が回復した時の SPECT」の，引き算解析で，症状がある時の，循環代謝の増減を見ている（↑は増加，↓は低下，Tc-ECD SPECT & SISCOM®）

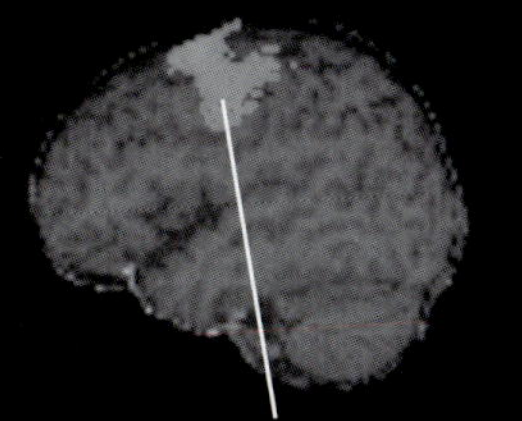

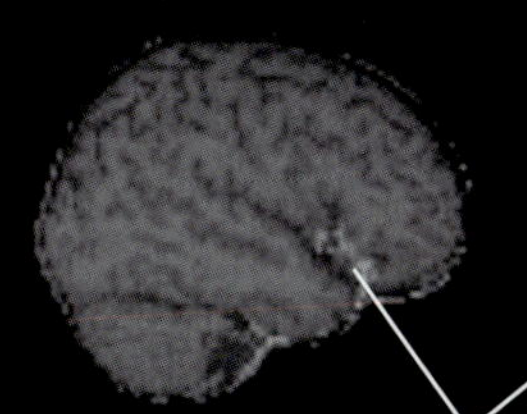

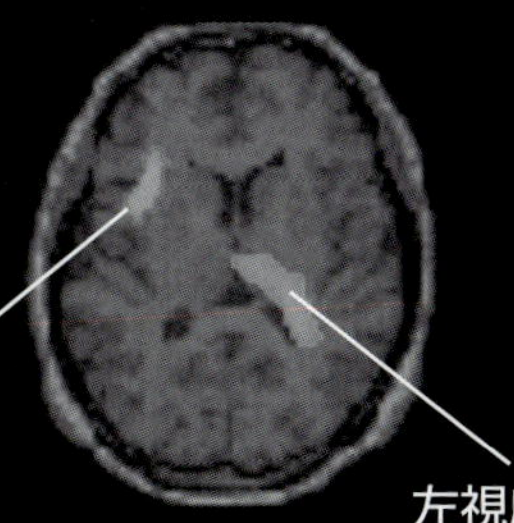

※カラー口絵⑤参照

左運動野・補足運動野↓（右上肢支配領域）　右島回↑（内受容感覚領域）　左視床↓（右上肢感覚の一次入力）

**精神的なモノであっても
脳は本当に痛みを感じているのです**
m9(゜Д゜) ドーン

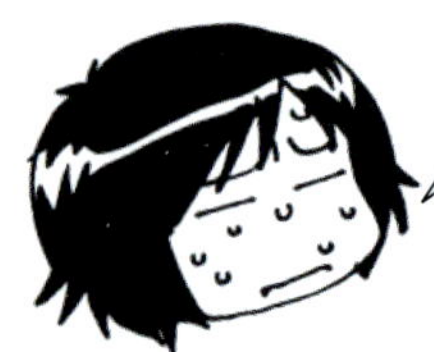

ちょっと，何を説明されたのかわからないです．

２つの所見が同時にあるから，わかりにくいかもしれんがまとめると・・・

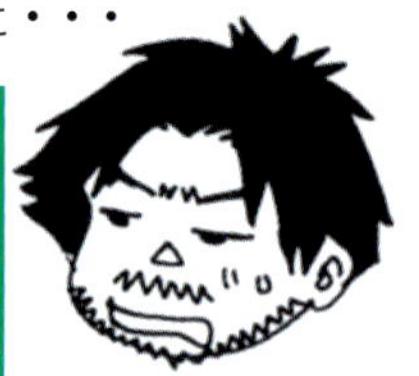

①精神的なモノ（ヒステリー）で右手が動かなくなったと言っている時には
<u>右手の運動と感覚を司る脳の領域が機能低下（停止）している</u>
②精神的なモノ（ヒステリー）で右手に激痛があると言っている時には
<u>痛みの「体験」を司る脳の領域が非常に強く活性化されている</u>

ヒステリーによる運動麻痺では，発作中に患肢対側視床での Tc-ECD 集積が低下することがわかっています[3]．前頁の例でもその所見はうつっていて，右上肢の運動を司る左運動野・補足運動野まで集積が低下しています．これが運動感覚回路への cue の停止（motor neglect）とよばれる現象です． そして，疼痛を主観的に体験することに関わる領域（右島回）の集積増加も同時に認められています．この例で，痛みを感じている右上肢に器質的な問題は見つからず，麻痺を生じるような器質的な異常も，脳を含めてどこにも見つかりませんでした．症状は自然と治まりました．

精神的なモノであれ，痛みと麻痺の証拠が，脳機能画像で検出できた例ということだ．
この例は，精神的なモノの代表，いわゆるヒステリー発作だったわけだが，発作が起きている時は，脳は痛みを感じ，麻痺を生じるような状態になっていることは明らかだった．

「慣習的に“精神的なモノ”とされていた症状は，脳の機能異常の結果である」と，
最近は証拠を検出できるようになってきた．

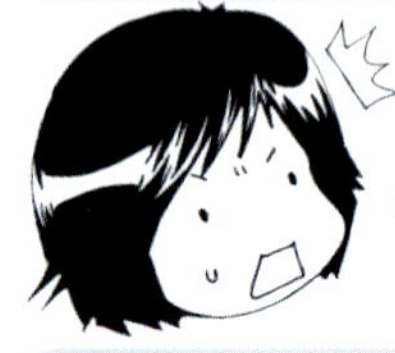

痛みを感じさせちゃうようなおかしな脳の動きがあれば，痛みは本当に感じてると信じてよいと？

痛みを最終的に体験するところは脳なのだから，
脳が反応していれば痛みを体験してると解釈していい．

痛みを訴えている場所（末梢）に器質病変がないと言うのであれば，
そこから脳までの間のどこかに何かしらの異常があると考えるのは正しい．そして，
末梢から脳までのすべての経路に器質的異常がないのであれば，末梢から脳までの間のどこかに何かしら機能的異常があると考える．この何かしらの機能的異常の中に含まれる，**<u>「器質的異常を伴わない脳の機能異常」が，いわゆる精神的なモノとよばれるモノなんだよ．</u>**

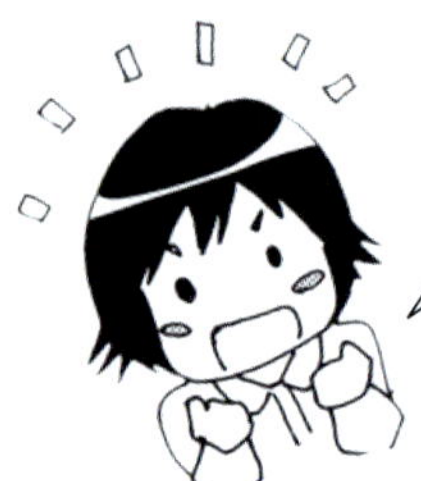

つまり！身体の検査に問題なくても，痛みとかの症状が，
脳の機能の問題で起こっていることがわかった時は，
症状は本当に起きているといえる！ってことですね！

そういうことです．

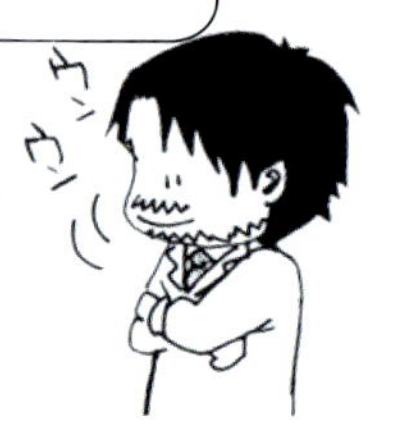

そういう脳の機能の問題を
“精神的なモノ”とよんでいる！

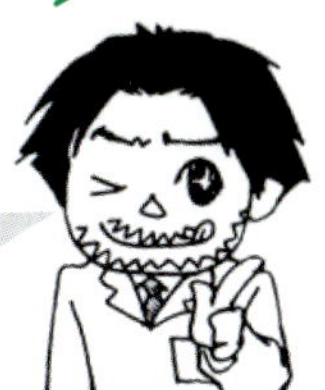

まぁそんなわけで，精神的な問題による痛みに対して，「何も問題ない」と言ってしまうのは乱暴だということがよくわかったと思います．
例えば，腰痛の原因が CT や MRI で特定できるのは，全体の 15% に過ぎないといわれていたりするので[4)5)]．

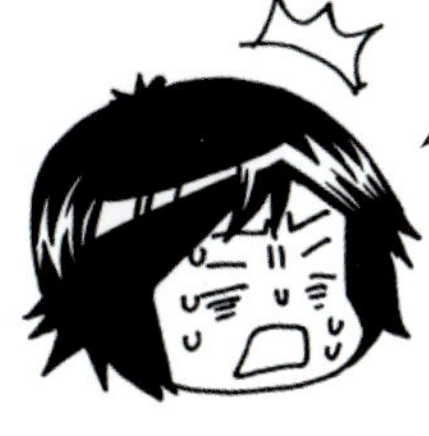

そんなに精神的な腰痛の頻度って高いの？？

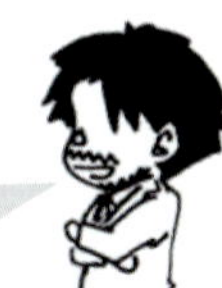

検査で異常が見つからない人のすべてが精神的な問題とは限らないけど，そういう問題がある人も含めて，問題として捉えないと．
多くの人を診れなくなるでしょー？

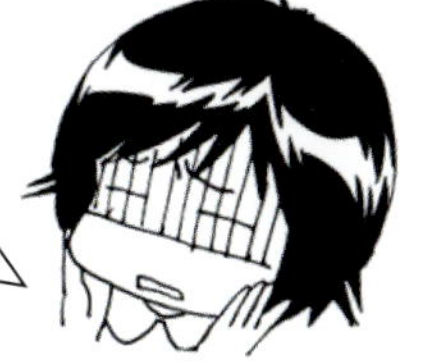

**痛みを診る科って大変ですねー．
そんなに精神的な問題が関係した痛みが多いとなると…
対応がわからなくなりますね…**

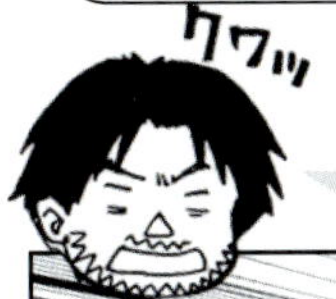

だからこそ，検査の異常の有無で精神的なモノかどうか割り振るなんてしちゃいけないのです．精神的なモノの影響については・・・

**脳や心理を評価して
判断しなくてはいけないのです！**
m9(゜Д゜) ドーン

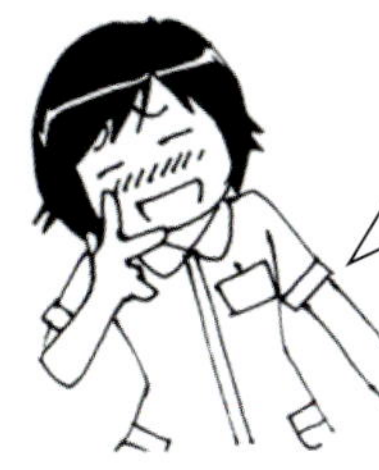

**脳外科とリハビリをマスターした私が
整形外科に行ったら，
ものすごい重宝されますね！**

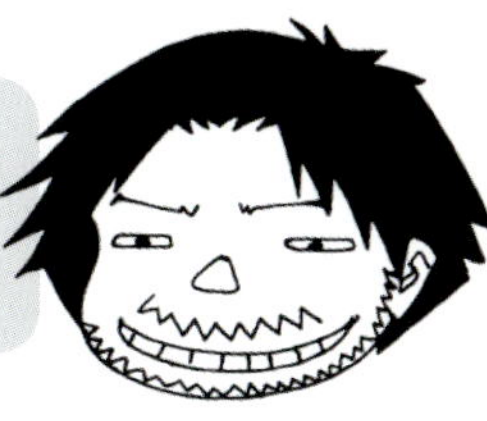

そうねー！
その気になってくれて
良かったよ！

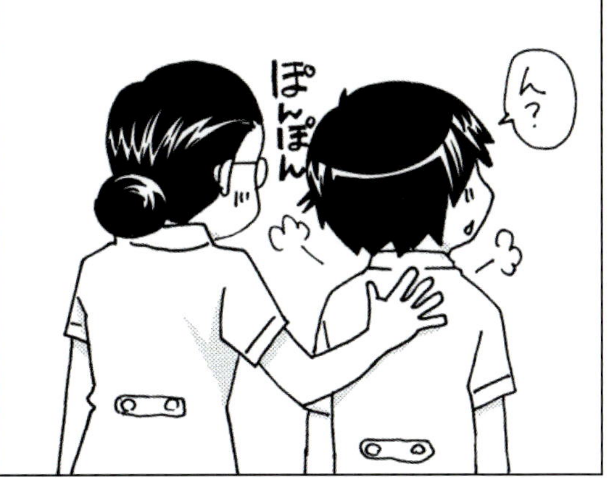

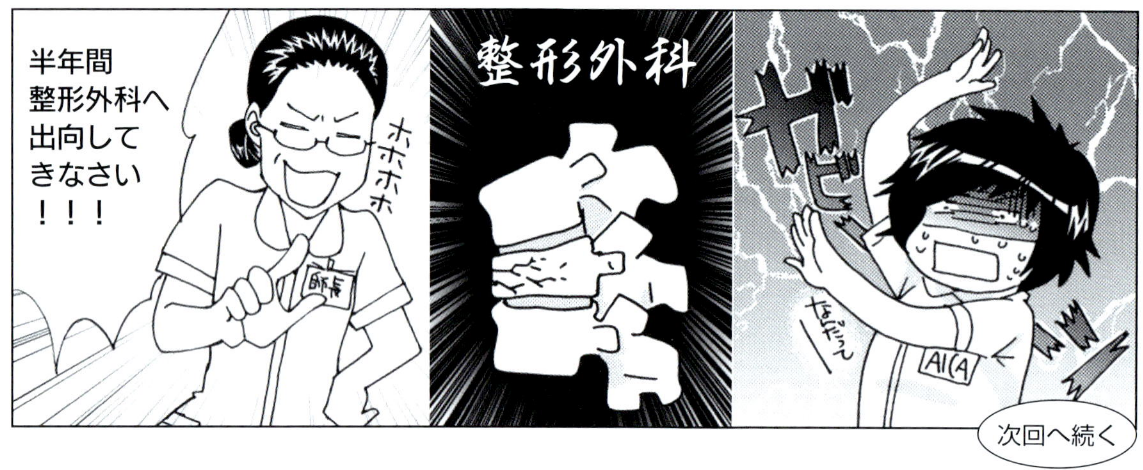
半年間
整形外科へ
出向してきなさい
！！！
ホホホホ
師長
整形外科
ガビ
なんだって
AICA
次回へ続く

参考文献

1) 粳間　剛，他：CT/MRI で白黒つかないモノ：(非器質性) 精神疾患編．地域リハ 10：890-895，2015.
2) 粳間　剛，他：「精神障害(うつ)」と「高次脳機能障害」の脳形態画像・機能画像所見を比較する試み—MRI・SPECT を用いた頭部外傷後の症例における検討．*Jpn J Rehabil Med*　51：662-672，2014.
3) Vuilleumier P, et al：Functional neuroanatomical correlates of hysterical sensorimotor loss. *Brain.*　124：1077-1090, 2001.
4) Deyo RA, et al：What can the history and physical examination tell us about low back pain？*JAMA*　268：760-765, 1992.
5) 日本整形外科学会，他(監)：腰痛診療ガイドライン．南江堂，2012.

登場人物

あいかちゃん：脳外科医の父に，前下小脳動脈（Anterior Inferior Cerebellar Artery）と命名されそうになったが，略語の AICA（あいか）にしましょうと母に助けられた．脳外科ナースを 1 年やってからリハビリ科に異動して 1 年たったところ．**整形外科出向の初期レクチャー修了しました．**

せんせい：脳画像を一日中見ている医者．顔面輪郭詐称の大家．あらゆるデメリットにもかかわらず，髭は絶対に剃らない．今度新しくできる慢性疼痛専門外来の，「慢性疼痛に対する心理療法」の担当に選ばれてしまった．脳ヲタクだから，痛みと心理もわかるだろうと勘違いされての結果である．一緒に出向になるあいかちゃんの洗脳完了しました．

今度の舞台は整形外科です

さて，邪道シリーズの第三弾「~~邪道~~な心理療法養成講座—慢性疼痛編」第 1 回，いかがでしたでしょうか？

邪道シリーズの第一弾である書籍『コメディカルのための~~邪道~~な脳画像診断養成講座』を見て頂いていた方にはわかったと思うのですが，今回のお話の冒頭は，同書の最終話（第 12 回）で解説した，「精神的なモノの話」の続編です．第 12 回では，「高次脳機能（認知機能）に問題があるのに，脳に器質的な問題が見つからないモノは，精神的な問題とされるが，精神的な問題であっても，脳の器質的な問題と同じく，治療・支援が必要」というメッセージを書きました[1]．このお話の続きとして，こういった問題に対して，具体的にどうすればいいのか，今回，第三弾としてまとめました．

★客観的検査で異常がなければ「精神的な問題である」と言えるのか．
★客観的検査で異常があれば「精神的な問題ではない」と言えるのか．

痛みに関しても，画像等の検査で異常がなければ，精神的な問題とされることが，ままありえます．この考え方自体は reasonable でしょう．（検査でわかるような）器質的な問題はなさそうだから，痛みの原因は精神的なモノであろうと．ただし，精神的な問題だから，治療・支援は必要ないという考え方は×です．たとえ，精神的な問題であっても，何らかの症状をきたしているのであれば，相応の治療・支援が必要でしょう．

では，逆の話も考えてみましょう．「検査で異常があれば，その痛みには精神的な問題は関与していない」…と考えてもよいでしょうか？ これも答えはNoだとわかると思います．器質的な問題と精神的な問題を，両方もっている患者さんのことをイメージすれば，客観的検査で異常が出ることは容易に想像できるでしょう．「客観的な検査で異常があれば，精神的な問題ではない」と言うことはできません．画像等の検査でわかることは，（検査でわかるような）器質的な問題があるかないか？ ということだけです．精神的な問題があるのか？ ないのか？ の判断はこういった検査では不可能です．

本編でも例にあげましたが，腰痛の場合，原因が特定できないモノ（非特異的腰痛）は85％程度とされます[4) 5)]．85％の腰痛が，検査で腰痛の原因を見つけられないのです．検査で異常がなければ精神的なモノ，という判断基準を腰痛に当てはめると，85％の人が精神的な問題ということになってしまいます．実際は，これら原因を特定できない腰痛のすべてが精神的な問題というわけではないでしょうが，これほどの比率，相当な数がいるでしょう．

ちなみに，以前連載で例にあげた頭部外傷の研究[2)]では，何らかの社会機能の低下があった64例のうち，器質的な問題だけである（要するに脳外傷による高次脳機能障害である）と判断できたケースはわずか6例でした．そして，器質的な問題は存在せず，精神的な問題だけであると判断できたケースもわずか6例でした．残りの52例（≒81％）は，器質的な問題だけとも精神的な問題だけとも判断できなかったということになります．一般的にも，交通事故による頭部外傷の場合は，脳の器質的な問題と精神の問題（心理社会的問題）の，両方の問題が合併したケースが一番多いと考えられています[2)]．そしてそれは，精神的な問題をもっている人が交通事故にあいやすい…という意味ではなく，あくまで，「どんな人でも心理社会的な問題はある」ということを意味していると，そう捉えるべきでしょう．

こういった数字のデータを知ると，精神的な問題についてのfollowが必要なケースが，いかに多いのかよくわかると思います．そして，精神的な問題を除外しようとすることは，そもそも技術的に不可能であり，そして同時に，あまりに多くのケースの問題の本質を見誤ることにつながるということも，伝わったかと思います．先にあげた腰痛の例でも，腰痛診療ガイドライン（2012年）で，「腰痛の発症と遷延に心理社会的因子が関与する」は，推奨度A（強い根拠に基づいている）とされています[5)]．

今回の連載シリーズで，痛みをテーマに選んだのは，痛みの原因となる器質的な問題の影響と，精神的な問題の影響を明確に見分けることが実質不可能で，合併例も相当多いだろうと考えたからです．私は，痛みのある病気やケガでなくとも，すべてのケースで精神的な問題の影響を考えるべきだと思ってますが，そう思ってない人でも，痛みを扱うときは考えざるを得ないだろうと思ったのです．痛みを伴う病気やケガを例にして勉強すれば，普段，精神的なモノの捉え方や対応が苦手な人でも，勉強しやすいと思います．

そんな思いをこめて，慢性疼痛編スタートです．「心理的な問題が痛みに影響すること」を知っていた人でも，今回の本編みたいに，脳機能画像で証拠が撮れる時があるという話は新鮮だったのではないでしょうか！心理や精神の話を突き詰めると，最終的には脳の話になります．痛みの理解を深めることで，脳の理解も深められたらと思います．

ココロとカラダの痛みのための ~~邪道な~~ 心理療法養成講座

慢性疼痛編

原作：粳間　剛（医師・医学博士，高次脳機能障害支援ネット理事），まんが：仙道ますみ

第２回 プラセボ反応とノセボ反応の話①

私は整形外科ナース１年目*のあいか．
今日も私の職人技が炸裂しますよ！

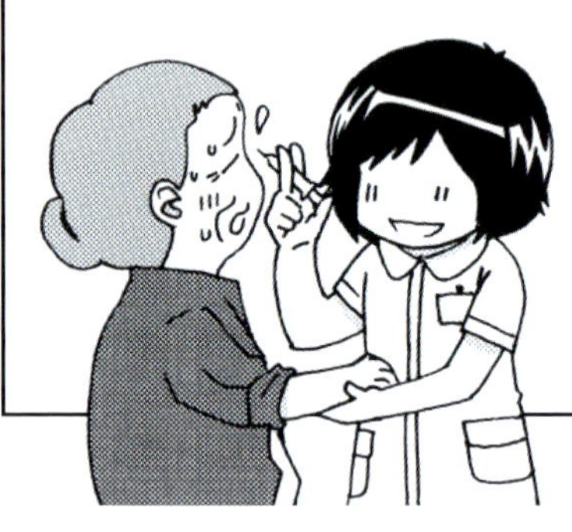

*本当はリハビリ科２年目
整形外科で人手が足りないと言うので助っ人に来ています．
主に外来での注射・点滴・採血などを担当しています．

毎週来院するお米屋のヨネさんは
いつもの注射を
打って痛み軽減
無事帰宅っと．

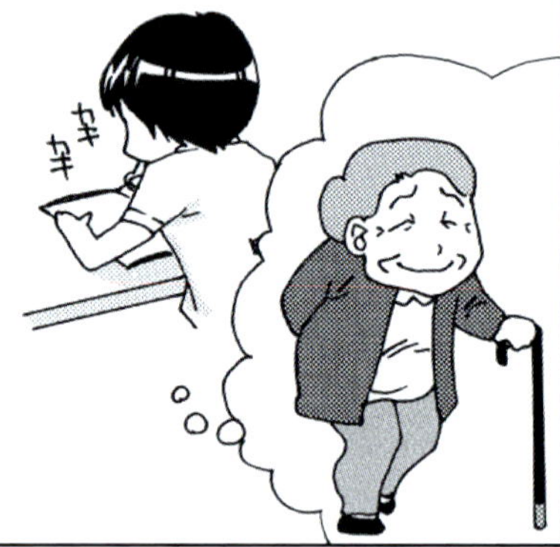

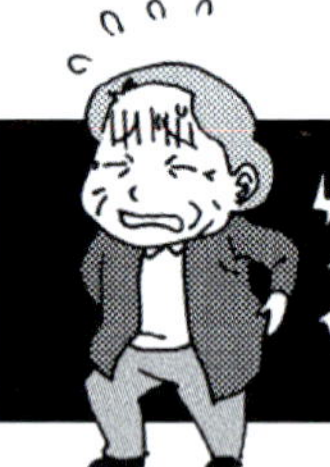

米屋ヨネさん（80）
脊柱管狭窄症の痺れに対して
毎週ノイロトロピン®を注射しに来ている

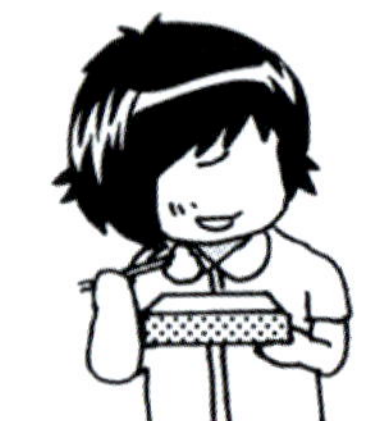

忙しくてゆっくり
ご飯を食べる間も
ありませんね！

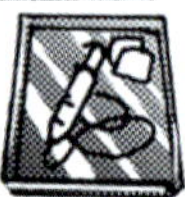

…ん？

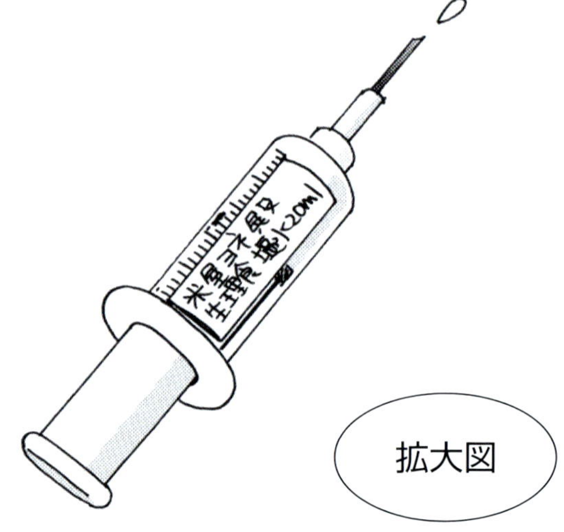

拡大図

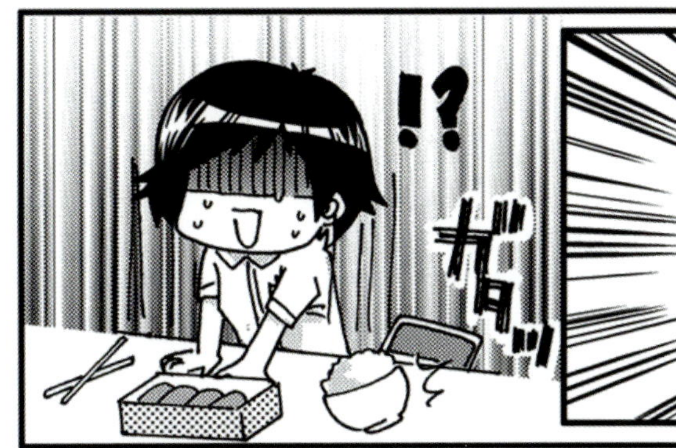

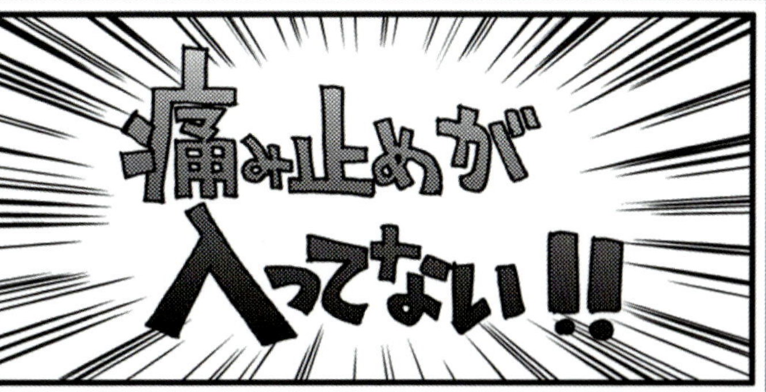

なんで！！！！！！

注射したらすごく楽になったって！
クスリが入ってなかったとは信じられん！

というか渡されたクスリを注射しただけだから，
入れ忘れだとしても私は悪くない！　きっとそう！

なんなん？？
ホラー？？

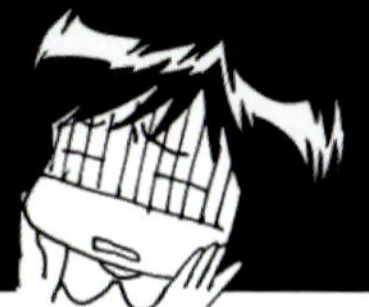

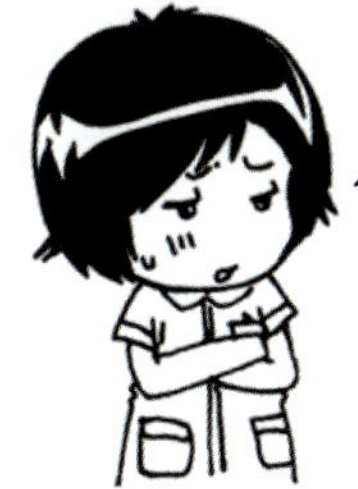

…ってことがあったんですよ．
せんせーが処方し忘れたんですよね？

いや．入れ忘れではない．
生理食塩水を単味で処方したんだよ！

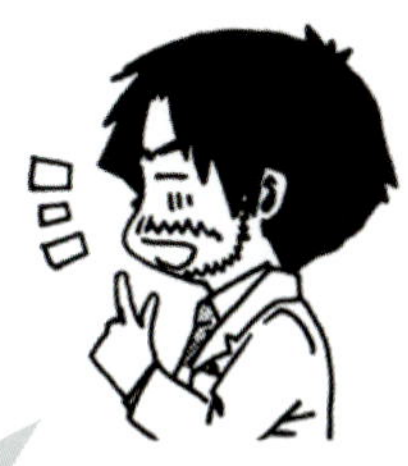

じゃあアレですか？　プラセボ？
事前に言っといてくれなかったら，
ヨネさんにバラしちゃうところでしたよ．

ヨネさんには今日から生食に
変えると伝えておいたから
問題ない！

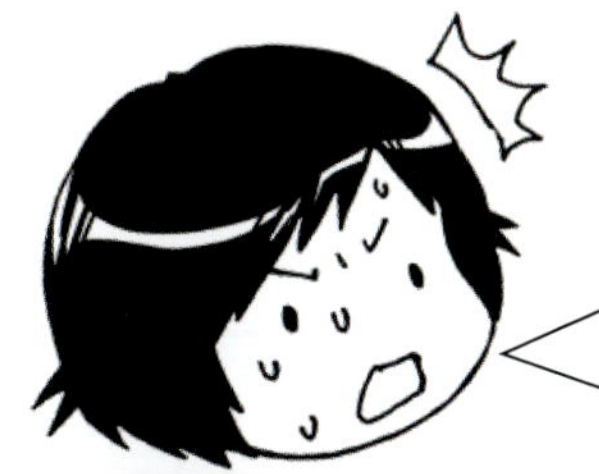

何それ！！！　本人に内緒にしてないから
プラセボ反応じゃないってこと？？？
というかあんなにいいお婆ちゃんを騙して
プラセボ出すとかひどくないですか？？？

アレ！？　でも内緒じゃないからプラセボでない？？　って…
アレアレ？　意味わからん！

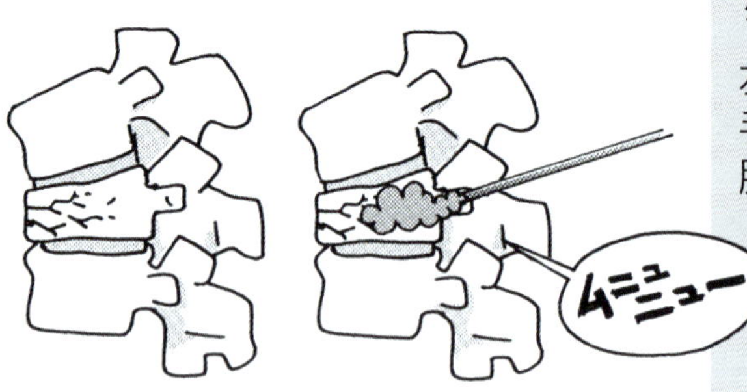

ちょっとここで，別の治療の話をしよう．

左の図は，経皮的椎体形成術という手術の簡単な説明ね．
腰椎圧迫骨折等が対象になります．

要するに，**背中から針を刺して，折れた背骨にセメントを注入する手術です．**

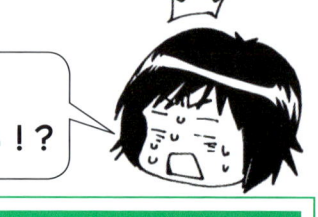

実はこの手術，腰椎圧迫骨折の患者さんを対象に，
①「今からセメントを注入しますよー」と言って針を刺し，本当にセメントを注入する
②「今からセメントを注入しますよー」と言って針だけ刺す（セメントは注入しない）

ふたつのグループに分けて，治療成績を比べるという研究[1]がおこなわれています．

1) Kallmes DF, et al：A randomized trial of vertebroplasty for osteoporotic spinal fractures. N Engl J Med 361：569-579, 2009.

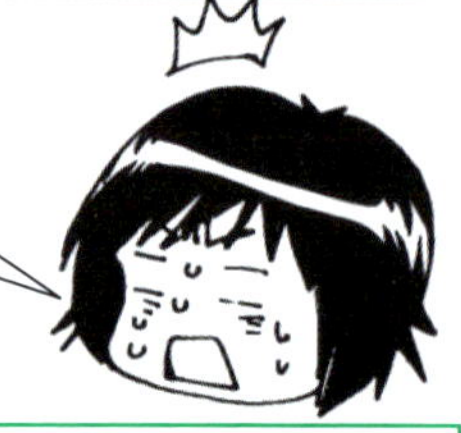

何それ！ ひどいじゃないですか！ 偽手術？？？
セメント入れずに針刺すだけで痛がり損じゃないんかい！？

①本当にセメントを入れる

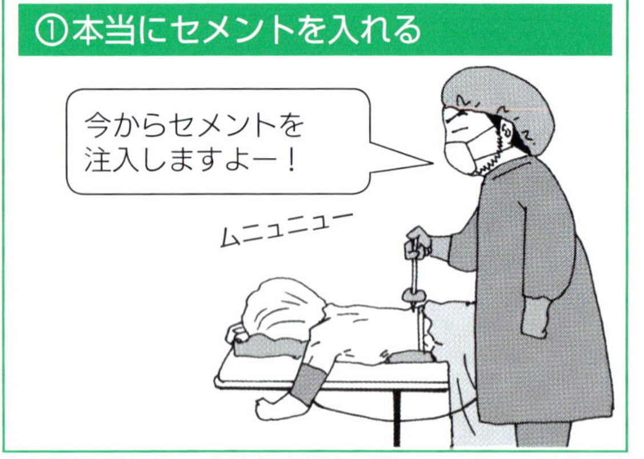

②セメントを入れたと"思わせる"

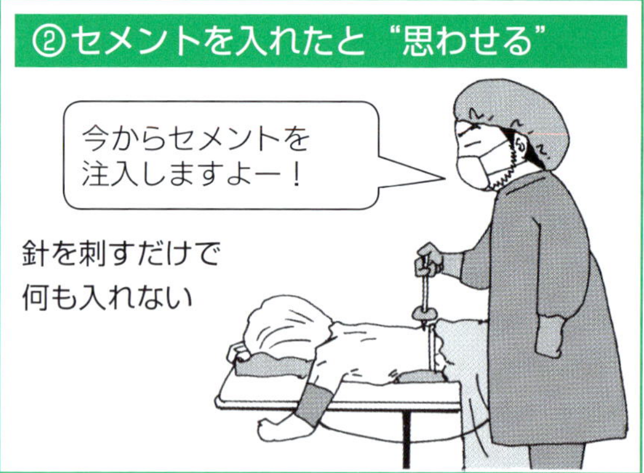

実際はどちらの手技も手術布（ドレープ）で患者さんを覆いますが，わかりやすくするために省いています．

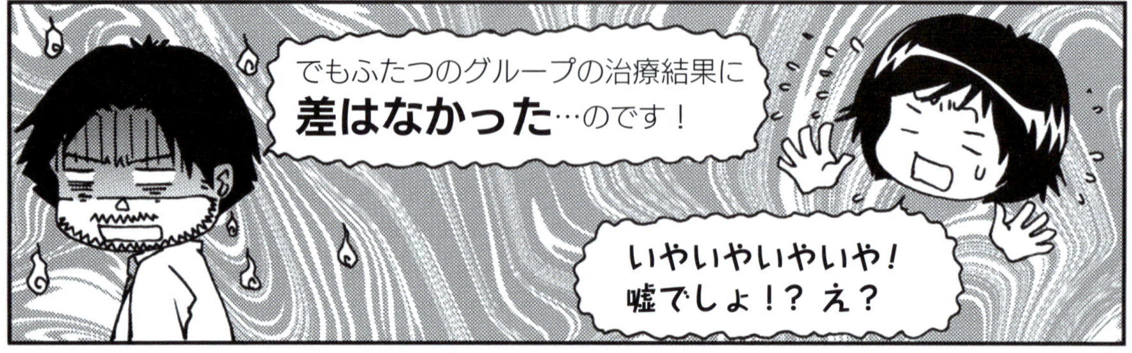

でもふたつのグループの治療結果に
差はなかった…のです！
いやいやいやいや！
嘘でしょ！？ え？

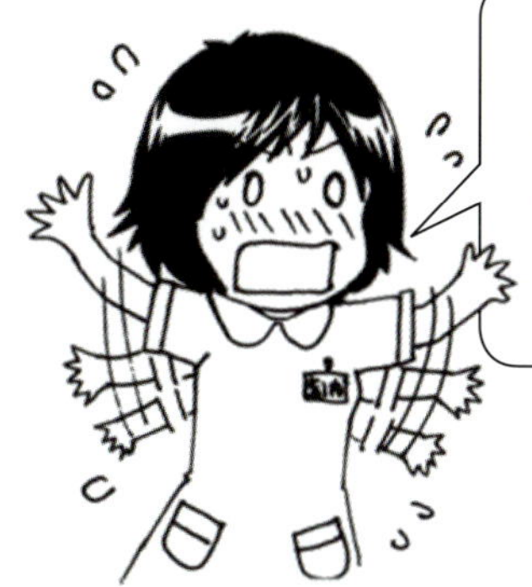

どういうことですか？？？？
本当は治療してないのに痛みが取れた人っていうのは，
たまたま骨折があっただけで，痛みは精神的なモノだった
・・・ってことですか？　というか，手術自体に意味がないの？？？？

それも短絡的な考え方だ.
手術に意味がないと考えるのではない.

「セメントを入れたと“思わせるだけ”の手術」と，
「セメントを入れたと思わせて本当にセメントを入れる手術」は，
受けた人の痛みや機能やQOLが同じくらい改善しました，です.

この論文が世に出た時，「経皮的椎体形成術自体に意味がない！」という反応が
多かったのだけど，セメント入れたグループも入れたふりグループも，
非常に大きな除痛効果・機能改善が得られたのです.

無論どちらも自然経過である可能性は残っているがな.
そこは無治療群を用意してないので真相は闇.

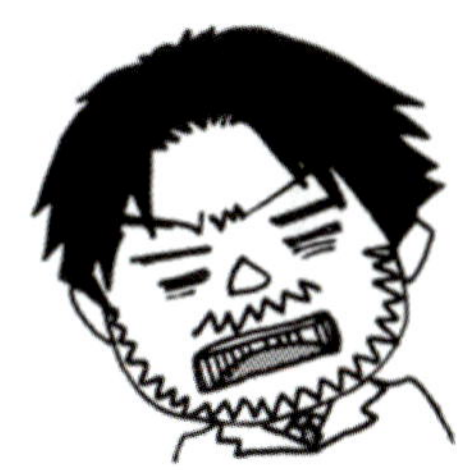

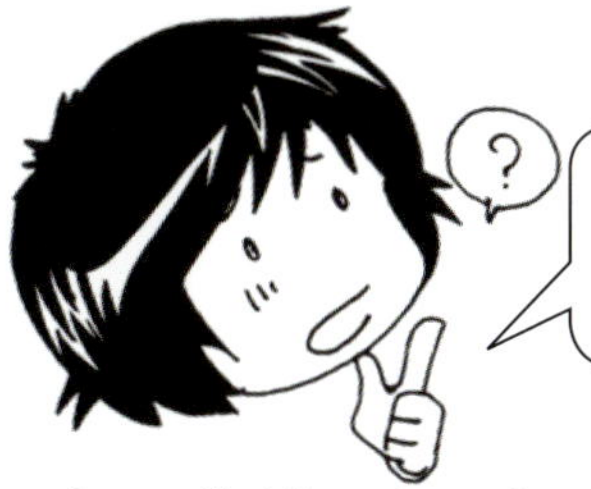

これってあれですか？
プラセボ反応？

そう．手術されたと思わせるだけで，
実際は一部の手技を省略した
意味がないはずのダミー手術は，プラセボ手術ともよばれる.

プラセボ手術によるプラセボ反応は，除痛・機能改善などの効果が偽薬と比べても非常に強いのです.

精神的な問題で痛みがある人に
対してはプラセボ手術で十分ってこと？

違います！

プラセボ反応は，
誰にでも起こることです！
m9(゜Д゜)ドーン

プラセボ反応は，特定の性質を持つ人に限らず，誰にでも起こることです！

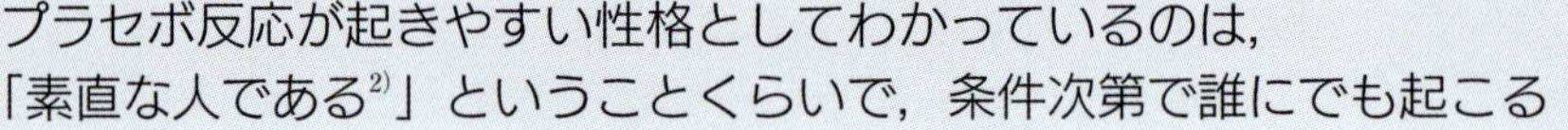

プラセボ反応が起きやすい性格としてわかっているのは，「素直な人である[2)]」ということくらいで，条件次第で誰にでも起こる！

素直な人にプラセボが起きやすい？ 逆でしょ？
お薬のプラセボが使われている人って，どっちかっていうと，「薬〜薬〜っ」て騒ぐ人のイメージですよ．
素直に言うことを聞いてくれない人のイメージ．

「プラセボ薬が使われる典型は，医療者グループの誰かがその患者を強く嫌っている時である」というデータ[3)]がある！！
ようするに，嫌いな人にプラセボ薬を出してるだけで，プラセボ薬が効きやすい人に出しているわけじゃないから，そういう誤解が生まれる．同報告で「**プラセボ反応が見られたら精神的なモノと見なしてよいと誤解してる人が多い**」こともわかっている！

勘違い注意！

3) Goodwin JS, et al：Knowledge and use of placebos by house officers and nurses. Ann Intern Med 91：106-110, 1979.

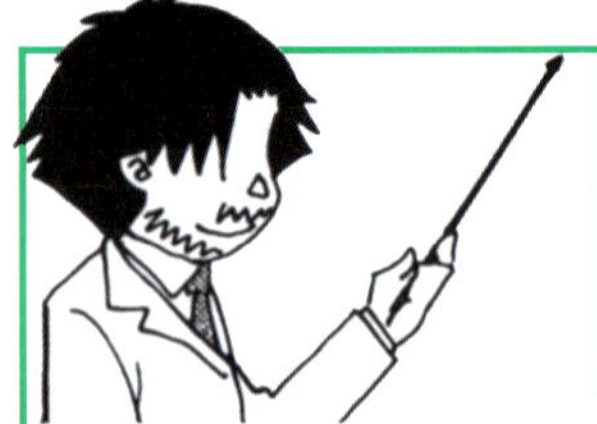

— 患者さんにプラセボ反応が起きやすくなる条件[2)] —
①治療や支援に納得し，その効果を期待している．
②医療者や支援者を信頼している（思いやりを感じている）
③病気を自分でコントロールできる自信がある

実際にプラセボ反応が起きやすい条件は，患者さんが医療者を信じ，納得して，治療の効果に期待をもっている時などです（患者さんの性格ではなく，そういう条件が整った時）．

そして，そういう時の患者さんほど，医療者からも好かれやすく，真薬をスタンダードに使われているといわれています（プラセボ薬が使われない）．結果として，真薬はよく効くなぁ，という印象を医療者に与えますが・・・治療がとてもよく効くように見えている時の多くは，プラセボ反応部分の上乗せが大きいからだと考えられています（下の式に当てはめて考えてみてください）．医療者がプラセボ薬を使いたがらない時（強い信頼関係ができているときなど）こそ，真薬の効果にプラセボ反応が上乗せされやすい条件です．

「治療効果＝治療の持つ真の効果＋プラセボ反応」

二重盲検試験（ダブルブラインドテスト）における治療効果の解釈方法のイメージ

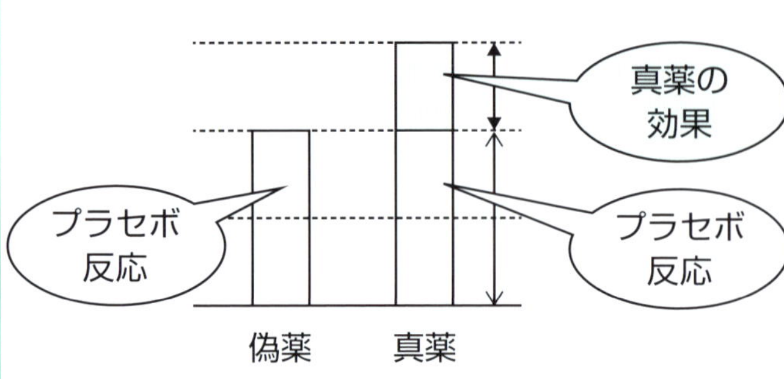

どこまでが真薬の効果でどこまでがプラセボ反応なのかはどんな名医も判断できません．
（むしろ名医ほど患者のプラセボ反応を引き出してしまうので真薬だけの効果を経験しにくいともいわれる）

だから，薬の効果の判定には，二重盲検試験（ダブルブラインドテスト）が必要だといわれるのです．

あくまでも，偽薬と治療効果を比べて，偽薬を上回った治療効果の部分（緑色部分）だけが真薬の効果です．

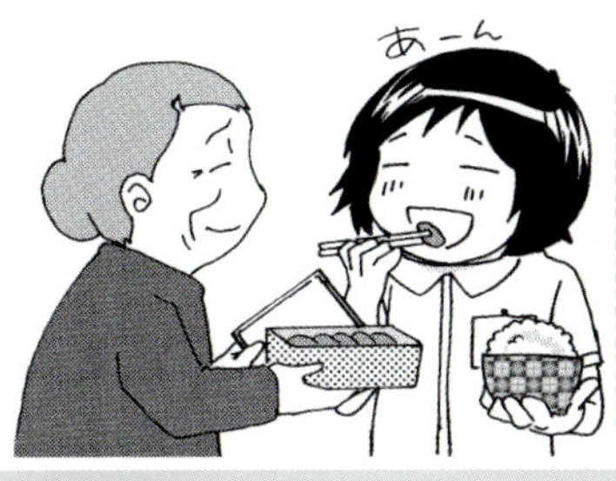

信頼関係（?）のわかる場面

毎週月曜は，ヨネさんの
差し入れ（餌付け）があると信じ
お昼は白米しか持ってこない

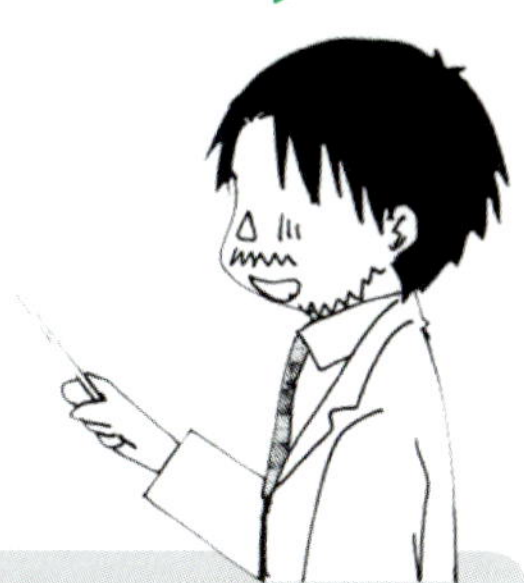

冒頭の例のヨネさんとあいかちゃんは，とてもいい信頼関係ができていた．
ここでプラセボ反応の発動条件である，「医療者に思いやりを感じる」の部分はクリアーしている．
そして，せんせーからも，十分な説明がしてあって，治療に納得して期待してくれていたので，
「治療に納得してその効果に期待している」の部分のプラセボ発動条件も満たしている．

実際にヨネさんに説明した内容は，「痛み止めの注射を続けていると，そのうち，痛み止めを含まない注射を使っただけでも，痛みが和らぐようになる人がいます．ヨネさんはそういう患者さんの条件を満たしているので，痛み止めを含まない注射に変えてみませんか?」です．

そして，それで痛みが十分取れなかったら，痛み止めを含んだ注射に戻しますから，痛みが十分取れなかったと感じたら遠慮なく戻ってきてくださいねと言ってある．
これで「病気を自分でコントロールできる自信がある」の部分のプラセボ発動条件も満たしている．

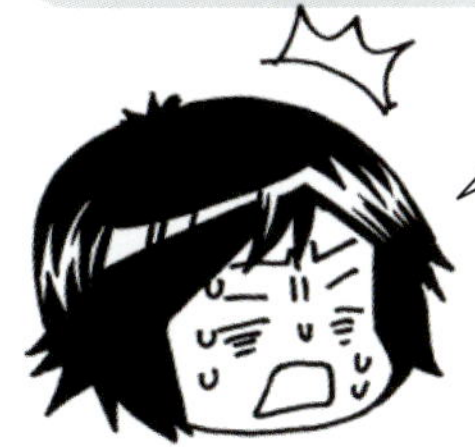

本人に内緒にしないプラセボなんてあるの！?

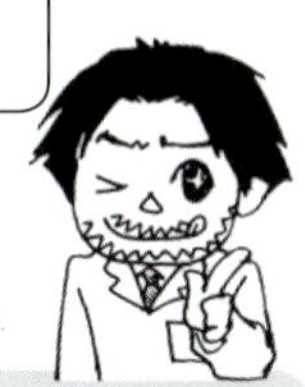

**隠さなくてもプラセボ反応は出ます．
そして偽薬や偽手術などはなくてもいい．**

プラセボ反応というと，実際は効果のないクスリ（偽薬≒プラセボ薬）を使うことを患者さんに伏せて，「効果が本当にあるクスリ（真薬）を飲んでいると思い込ませることによって得られる反応」だと思っている人が多いことには同意します．でも，世の中には，「あなたにはプラセボ薬を使います」と言って，本当にプラセボ薬を使って，その経過を調べている実験（オープンプラセボ研究）や，言葉（suggestion）だけのプラセボ研究もあります．よって，いずれも「期待だけの効果」といえます．

Park と Covi のオープンプラセボ実験：15 人の神経症の患者に砂糖の錠剤を渡し，「これは砂糖の錠剤で，有効な薬剤は含まれていないんです．砂糖の錠剤とは言っても 1 日 3 回 1 週間飲み続けたらたくさんの患者が良くなったんですよ」と説明した．1 週間後に訪れた 14 人のうち 13 人で大きく症状が改善されていた．

4) Park LC, Covi L：Nonblind placebo trial：An exploration of neurotic patients' responses to placebo when its inert content is disclosed. Arch Gen Psychiatry 12：36-45, 1965.

Egbert らのプラセボ薬なしプラセボ実験：腹部の大手術が予定されている 97 例の手術前の麻酔説明に，以下のような丁寧な問診が加えられたグループの鎮痛剤必要量は，そうでないグループの半分だった．

「ご存知だと思いますが，手術のあとは痛みがあります．痛みがあるのは正常なことで，あなたが受けるような手術ならば当然予想されることです．痛みを軽くするために，あなたにできることがいくつかあります．たとえば楽な向きに寝返りをうつとか，咳をするときはわき腹を押さえるとかですね．そういうことを書いたリストをあげましょう．それに医師から強い鎮痛薬の処方が出ています．それが必要だと思ったら，遠慮なく言ってください．ここの看護師たちはいつもあなたに気を配っていますし，あなたが痛みがひどいから何とかしてほしいと言えば，すぐに対応します」

5) Egbert LD,Battit GE, Welch CE, Bartlett MK：Reduction of postoperative pain by encouragement and instruction of patients：A Study of doctor-patient rapport. N Engl J Med 270：825-827, 1964.

「それでよくなる」と期待があればなんであれプラセボ発動条件を満たすと…

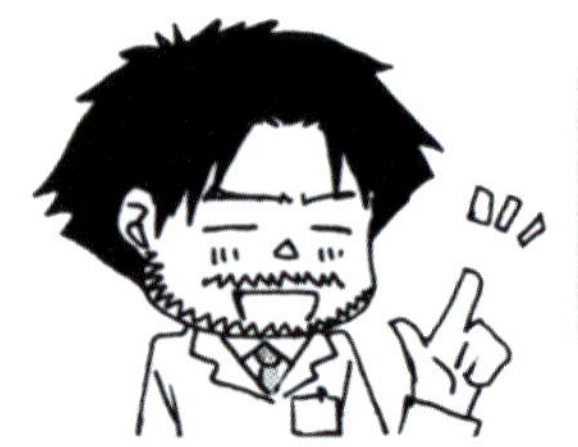

プラセボ反応を，偽の治療が起こすなんだか悪いモノとして捉えているからそうなる．「期待の力と経験によって引き起こされる自然治癒力と捉えるといい」．

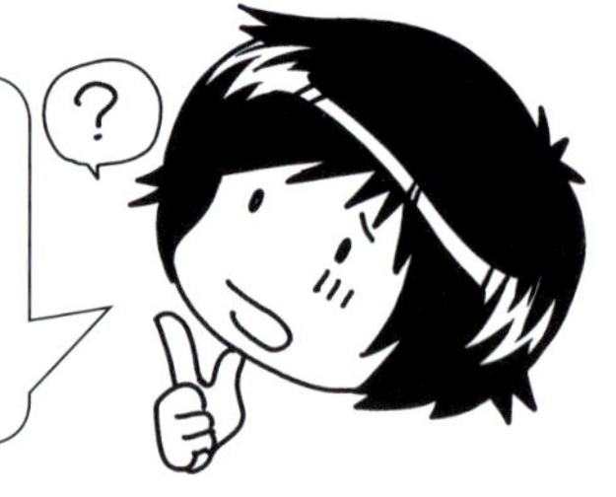

クスリに対してはみんな期待しているから，その「期待の力」が大きくて，プラセボ反応の例として有名になって…みんな知ってるってこと？

手術効果への期待による
プラセボ反応については
知らない人も多いけどね！

経験による
プラセボ反応というのもあるの？

条件反射の話[6]を思い出せば理解できるよ！

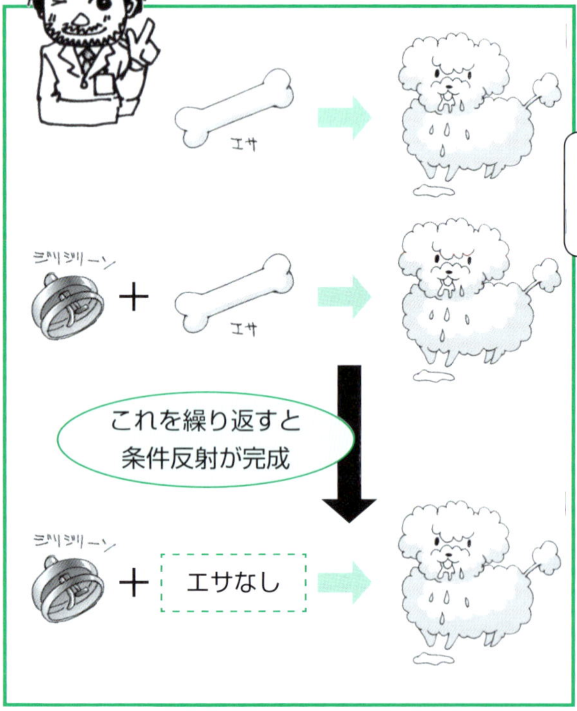

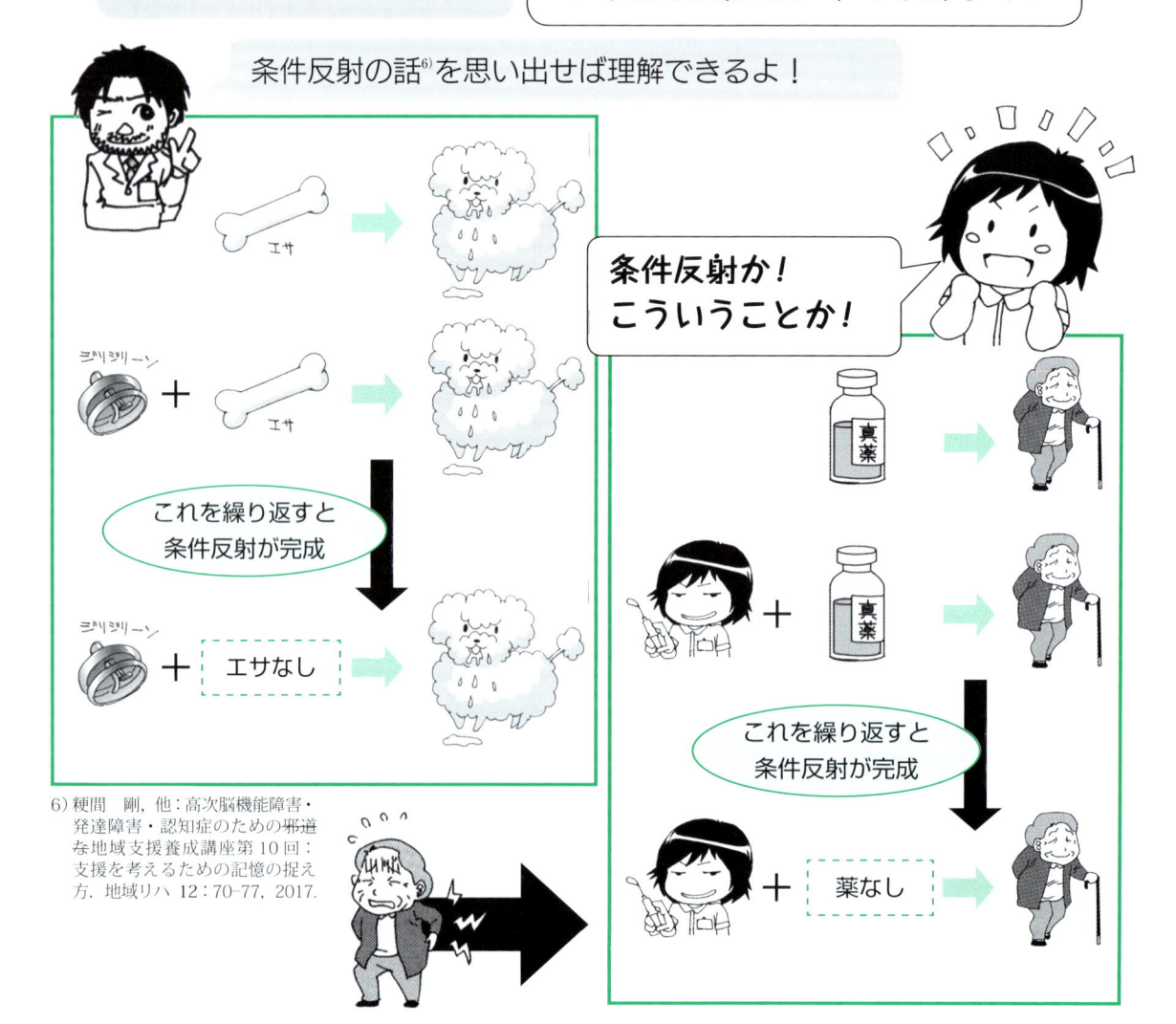

エサ

ミリリーン ＋ エサ

これを繰り返すと
条件反射が完成

ミリリーン ＋ エサなし

条件反射か！
こういうことか！

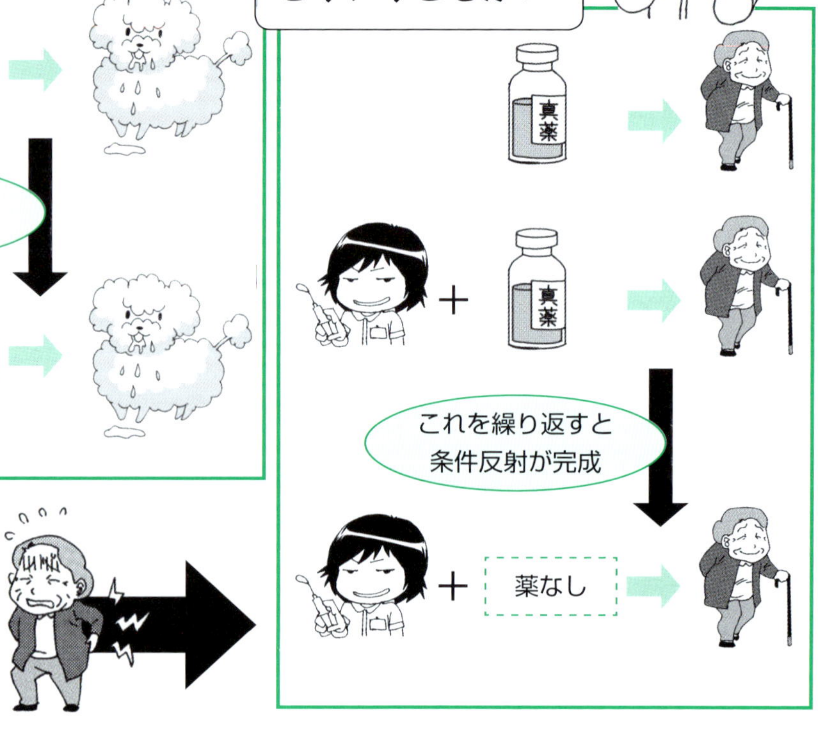

真薬

＋ 真薬

これを繰り返すと
条件反射が完成

＋ 薬なし

6) 粳間　剛，他：高次脳機能障害・発達障害・認知症のための邪道な地域支援養成講座第10回：支援を考えるための記憶の捉え方．地域リハ 12：70-77，2017．

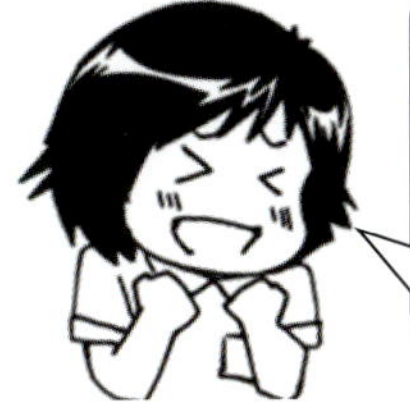

つまり！ヨネさんには私の注射で腰痛が良くなった経験がたくさんあって，その「実績」を身体も頭も覚えていた！ だから，私が注射をするだけで，注射した時と同じようにカラダが反応して腰痛が緩和されたんですね！？ 脳内麻薬？
私への期待も大きかったと！
そういうことです．
ウン
ウン

生理食塩水を注射しても痛みが取れると信じて期待してくれたのでしょう．
そしてそのキモチの礎は，築いた信頼関係と治療実績（よくなった経験）に他ならない．

プラセボ反応の源は
医療への信頼と実績なのです！
m9(゜Д゜) ドーン

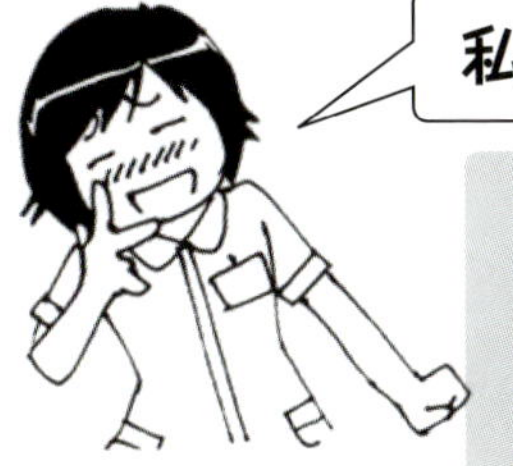

私ゴッドハンドじゃないですか！

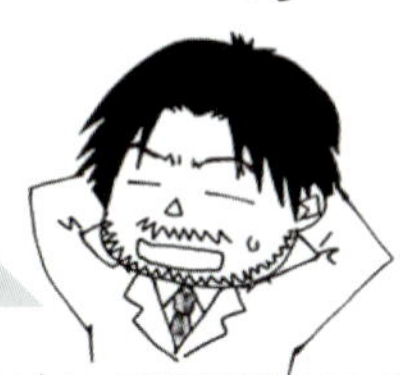

“医療全体”への
信頼と実績です
あいかちゃんだけの力と考えるのは慢心ですよ．
今までの人生の中で，病院で治療を受けた経験とか，
信頼できる医療者に出会えた経験だとか．
そういうものすべてが，自分が受ける治療・支援への
期待や，医療者との信頼関係形成に影響している．

いくつかの研究で，「患者が医師の診察を受けたあと回復するかどうかは，初診の際に医師がよく話を聞いてくれたと患者が感じるかどうかによる」ことが明らかにされています[2]．例えば，初診の頭痛患者の１年間の追跡研究で，初診時に医師と十分話し合うことができ，頭痛についての自分の気持ちをわかってもらえたと感じた患者ほど，頭痛の回復を実感していたという報告があります[7]．また，１か月後に患者さんに同じ病気について尋ねた時，「良くなったと答えるかどうかを一番正確に予測できる要素」は，「初回の診察で病状を説明する自分の話を医師が十分に聞いてくれた，と患者が言ったかどうかだった」，という報告もあります[8]．

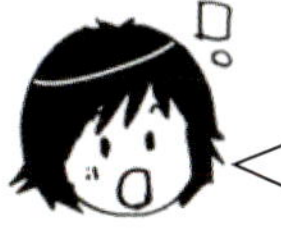

この話，裏を返せば・・・，医療への不信感？と嫌な思い出？があれば，プラセボ反応で良くなることがなくなるとか，逆に，悪くなったりしちゃうってことですか！？

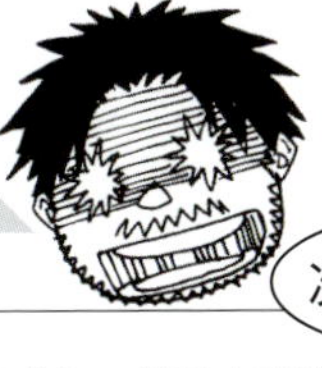

そのとおり！ それがプラセボ反応の逆！
医療への不信感と悪い経験によって，
病態を悪化させる反応,「ノセボ反応」です！

次回へ続く

文中引用以外の参考文献

2) Brody H：The Placebo Response. Caroline Myss, Crown Publishers. 1997（ハワード・ブローディ：プラシーボの治癒力．日本教文社．2004）．
※ 文献 4）5）の脚注の説明内容は，文献 2）に書かれたものを引用．
7) The Headache Study Group of The University of Western Ontario：Predictors of outcome in headache patients presenting to family physicians：A one year prospective study. Headache 26：285-294, 1986.
8) Bass MJ, et al：The physician's actions and the outcome of illness in family practice. J Fam Pract 23：43-47, 1986.

登場人物
あいかちゃん：脳外科医の父に，前下小脳動脈（Anterior Inferior Cerebellar Artery）と命名されそうになったが，略語の AICA（あいか）にしましょうと母に助けられた．整形外科に出向されたばかりでも自信満々．その態度が高いプラセボ反応を引き出す．

せんせい：脳画像を一日中見ている医者．顔面輪郭詐称の大家．あらゆるデメリットにもかかわらず，髭は絶対に剃らない．畑違いであろうと脳の話に絡めればとても詳しい．そのマシンガントークが高いプラセボ反応を引き出す．

ココロとカラダの痛みのための ~~邪道な~~ 心理療法養成講座

慢性疼痛編

原作：糠間　剛（医師・医学博士，高次脳機能障害支援ネット理事），まんが：仙道ますみ

第３回　プラセボ反応とノセボ反応の話②

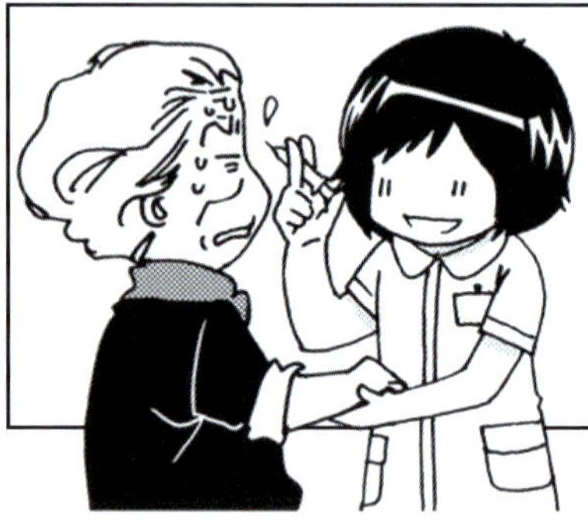

私は整形外科ナース１年目*のあいか．
今日も私の職人技が炸裂しますよ！

*本当はリハビリ科２年目
整形外科で人手が足りないと言うので助っ人に来ています．
主に外来での注射・点滴・採血などを担当しています．

毎週来院するパン屋のコムギさんは
いつもどおり
吐き気を訴えるも
一時的．
無事帰宅っと．

カキ
カキ
うっぷ

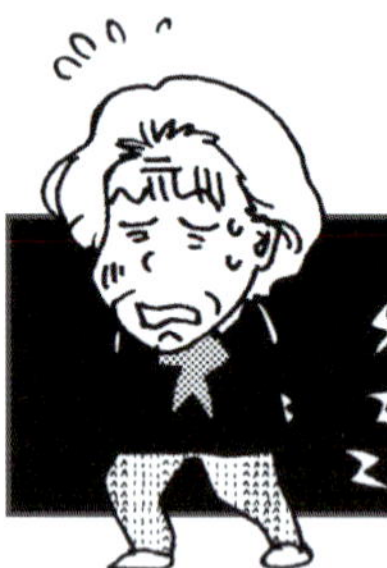

版屋コムギさん（80）
脊柱管狭窄症の痺れに対して
毎週ノイロトロピン® を注射しに来ている

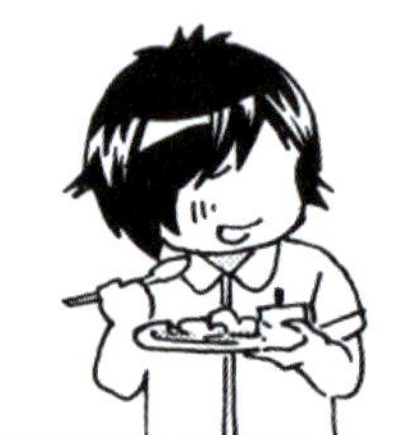

忙しくてゆっくり
ご飯食べる間も
ありませんね！

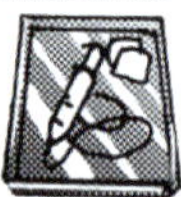

…ん？

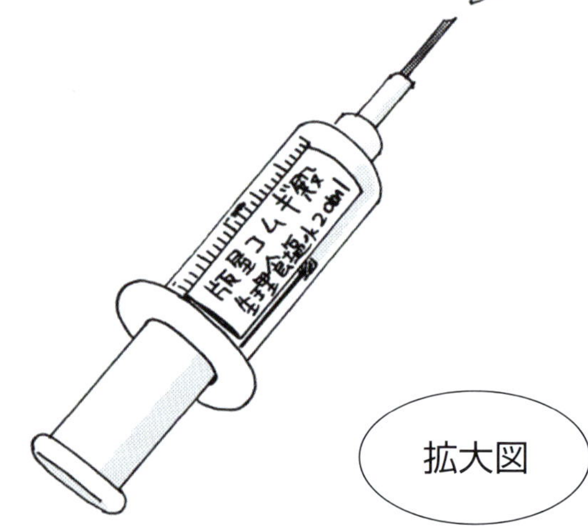

拡大図

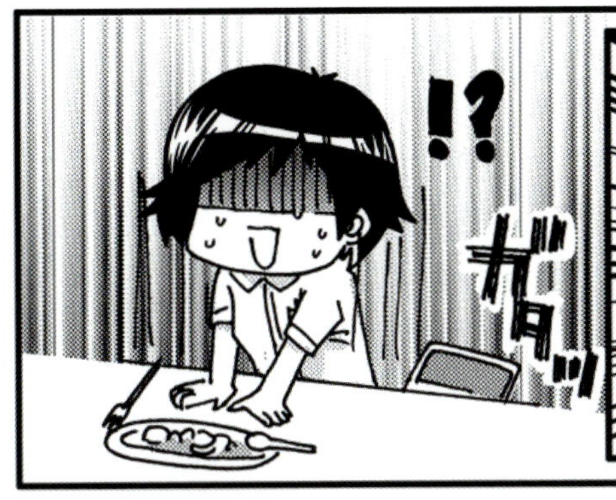
!?
ガタッ

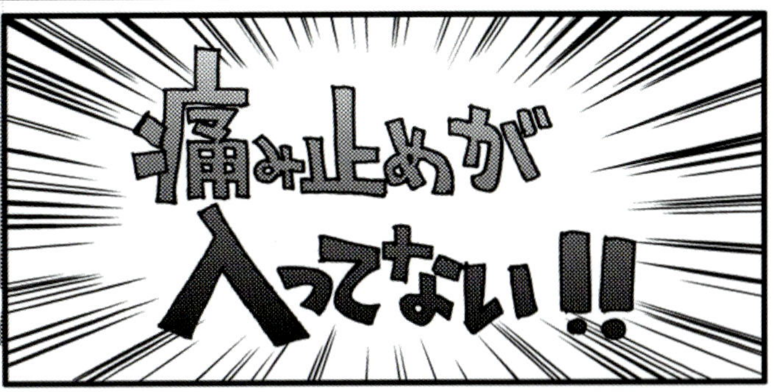
痛み止めが
入ってない!!

なんで！！！！！！

注射したらすごく吐き気がしたって！
クスリが入ってなかったとは信じられん！

というか渡されたクスリを注射しただけだから，
入れ忘れだとしても私は悪くない！ きっとそう！

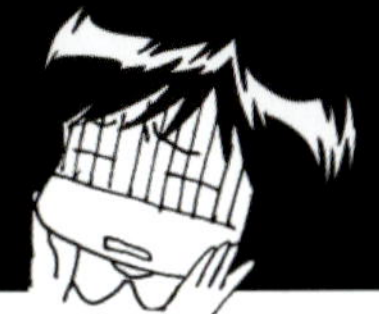
なんなん？？
ホラー？？

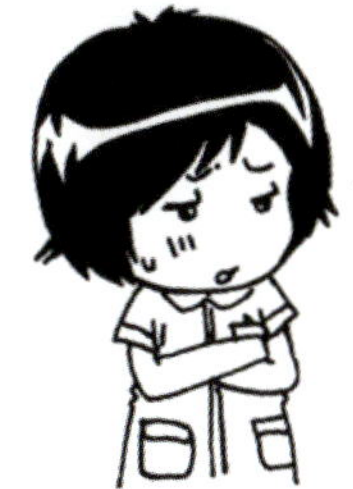

…ってことがあったんですよ．
せんせーが処方し忘れたんですよね？

いや．入れ忘れではない．
生理食塩水を単味で処方したんだよ！

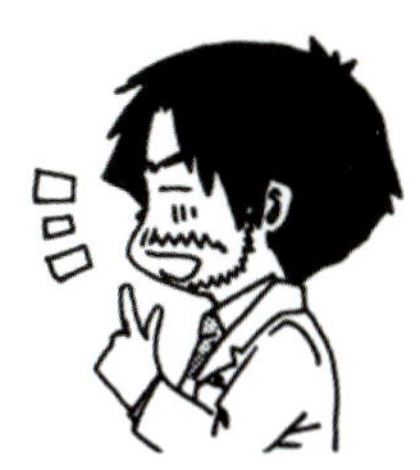

じゃあ，あの人にもプラセボを？
コムギさんって不信感強いし，
プラセボ効かなそうなのに？

そうだけど，コムギさんには
今日からランダムに生食も
混ぜると伝えておいたから！

じゃあ，あれですか？ あーいうのが
プラセボ反応の反対だっていうノセボ反応？

多分そう．１回だけではわからないけどね！

前回も解説したように，プラセボ・ノセボ反応と真薬の効果・副作用は，臨床症状や検査結果では“見分けられない”．調べるためには本来 RCT などのブラインドでの調査が必要だ．だから，本当の副作用か調べるために「ランダムにさせてください」と頼んだ．「毎回の処置内容はその時その時では内緒にしますけど，内容と結果はすべて後日教えます」とも約束してるよ！ 了承済みだ！

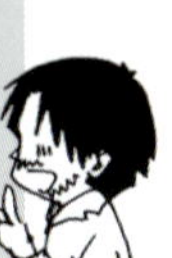

プラセボ反応の源は 医療への信頼と実績なのです！

(°Д°) 復習ドーン！

①自分が受ける治療・支援への期待
②医療者や支援者との良好な信頼関係（思いやりを感じる）
③病気を自分でコントロールできるという自信
（＋）治療・支援を受けて良かったという経験（条件反射）

これらが，治療や支援の効果を改善方向へ上乗せするプラセボ反応が起きやすくなる条件だ[1]という話でした．

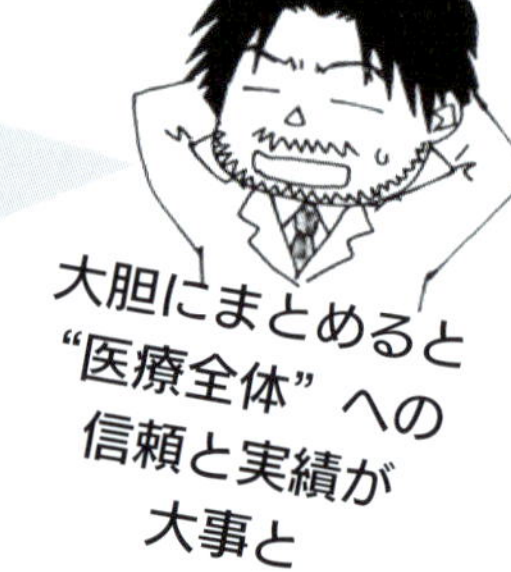

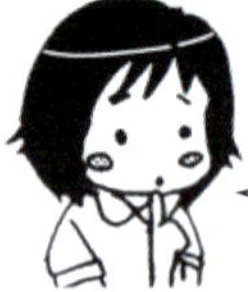

この逆をやっちゃうと，治療の効果を台無しにするという「ノセボ反応」が起きやすくなるというところまでは聞きました．

ノセボ反応が起きると，治療を台無しにするだけじゃなく，乳糖などの本来薬効がないはずの偽薬を飲んでも重篤な副作用（有害反応）を起こしたりします．

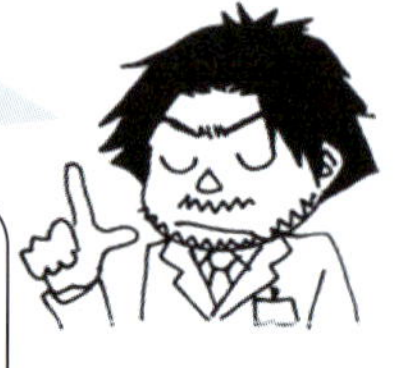

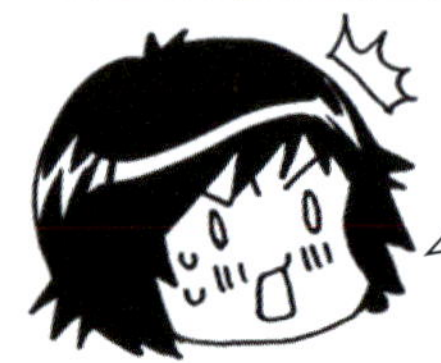

副作用が出るはずがないモノに対して，副作用を起こす？？？

偽薬（プラセボ薬）飲んでいる人には副作用なんて起きないと思うでしょ？
でも，最近の抗うつ薬の治験データのメタアナリシスデータを見てみると…

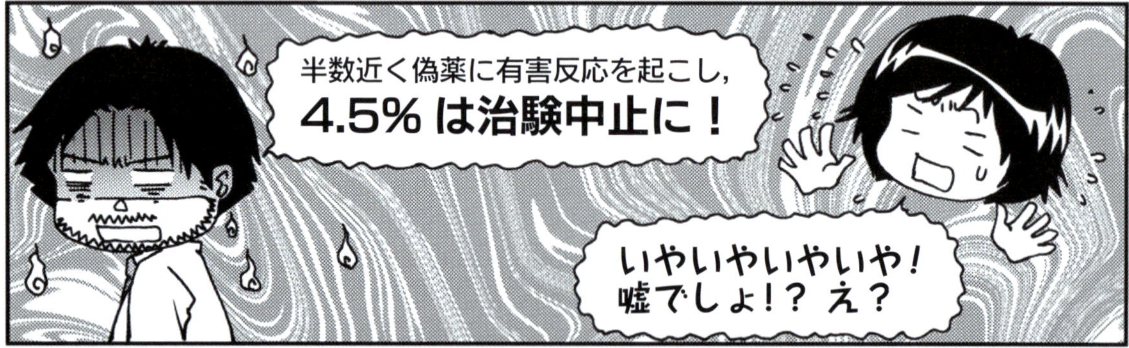

半数近く偽薬に有害反応を起こし，
4.5% は治験中止に！
いやいやいやいや！
嘘でしょ!? え？

抗うつ剤の治験データ[2]のメタアナリシスで，ブラインド（非告知）で偽薬（プラセボ薬）が割り当てられた被験者 3,255 人のうち，44.7%が有害事象を報告していたことが判明した．4.5%は有害事象に耐えれないという理由で治験が中止されていた．

2) Mitsikostas DD, Mantonakis L, Chalarakis N：Nocebo in clinical trials for depression：A meta-analysis. Psychiatry Res 215：82-86, 2014.

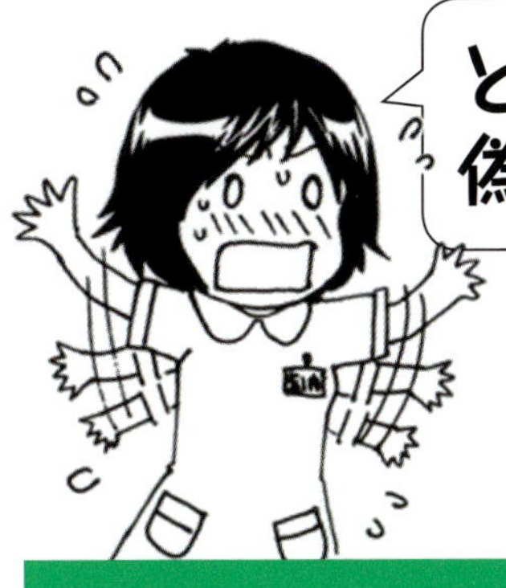

どういうことですか？？？？
偽薬で副作用はありえないですよね？

それも，治験が中止になるほどの副作用？？？？

結構びっくりする話でしょ？

「薬を飲んだと“思わせる”」だけで，薬を飲まなくても，
重篤な副作用（有害反応）を起こす人は少なくないのです．
それで治験が中止になる人も普通にいる．

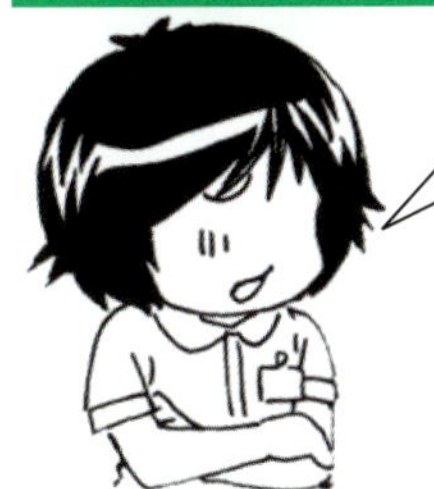

えー？ だって，そのノセボ反応にせよ，プラセボ反応にせよ，
要するに“精神的なモノ”ですよね？

そうだな．俗に“精神的なモノ”といわれる，脳の機能的な問題
なりに起因した生物学的な反応だな（「本編第１回」参照）．

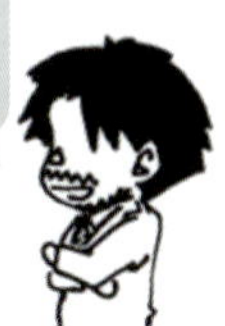

だから，“精神的なモノ”で有害な変化が起きたとしても，
「異常が起きているのは脳の中だけの話」なんでしょ？

身体に変化が起きてないのに治験は中止にならないでしょ？

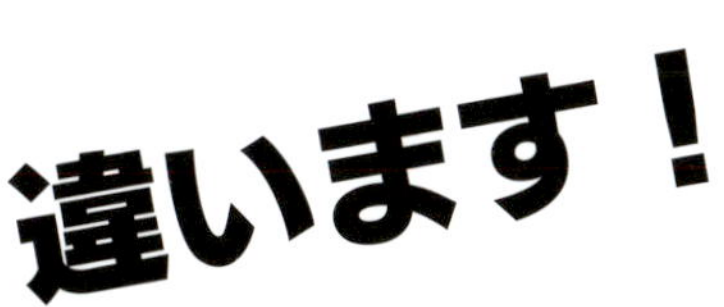

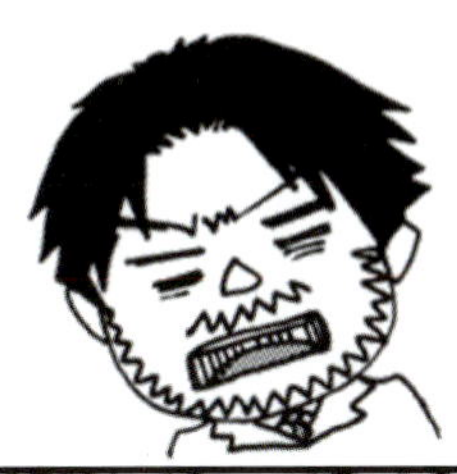

プラセボでもノセボでも，
本当に身体の変化が起きます！
m9(°Д°)ドーン

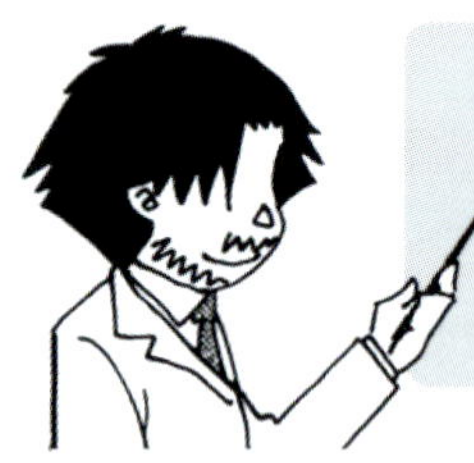

プラセボ反応もノセボ反応も，本当に身体に変化が起こる生物学的な反応です．その証拠はたくさんあります．
例えば，Levine ら[3]は，抜歯後の患者さんに，偽薬（プラセボ薬）を投与した後，以下の二つのグループにランダムに割り振りました．

3）Levine JD, Gordon NC, Fields HL：The mechanism of placebo analgesia. Lancet 2：654-657, 1978.

①偽薬のあとで，さらに麻薬の拮抗薬（ナロキソン）を使うグループ

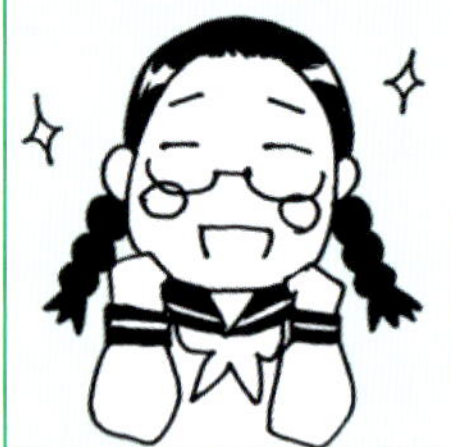

②偽薬だけを使うグループ

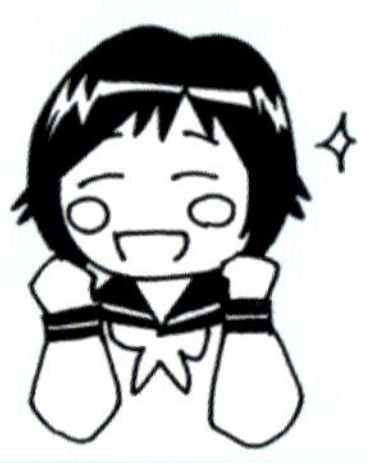

偽薬のみ投与された時点ではどちらのグループにも痛みがとれた対象がいた（以下，反応者）．

どちらのグループにも麻薬は使わない．
（痛み止めは偽薬のみ）
ただし①グループに対してだけ，麻薬の拮抗薬を使う実験

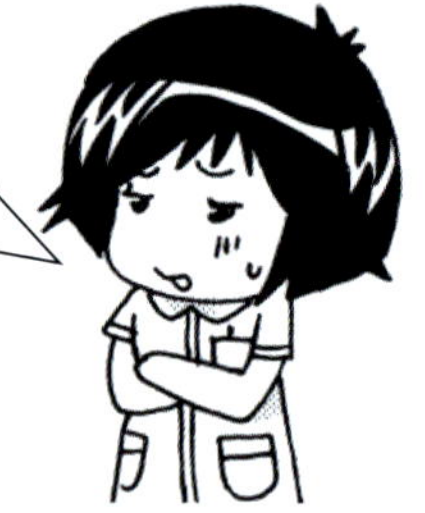

意味がわかりません！何ですか，この実験は？
麻薬の拮抗薬って，麻薬の効果を打ち消す薬ですよね？
拮抗薬だけ使ってどうするのですか？

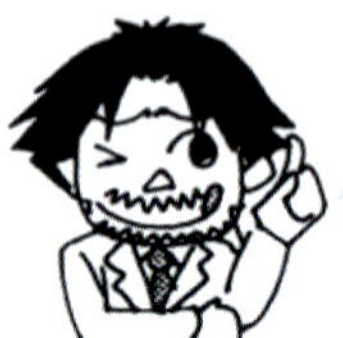

そう思うでしょ？
でも二つのグループの経過は違ったのです！

①偽薬のあとで，さらに麻薬（オピオイド系）の拮抗薬（ナロキソン）を使うグループ

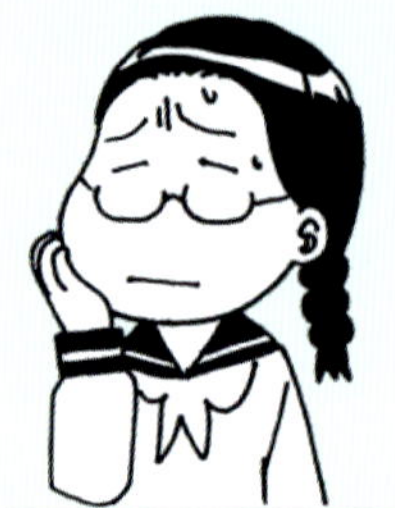

拮抗薬が投与された反応者は，反応しなかった人と同じレベルまで痛みの強さが戻ってしまった．

②偽薬だけを使うグループ

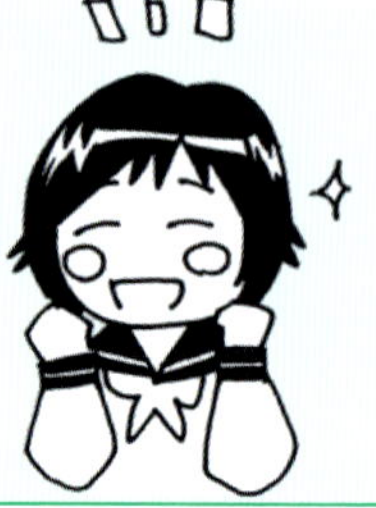

偽薬だけの鎮痛効果は長く続いた．

なんだってー！？ 本当ですか！？
あれですか？脳内麻薬的なモノの効果を，
拮抗薬が打ち消したみたいな感じですか？

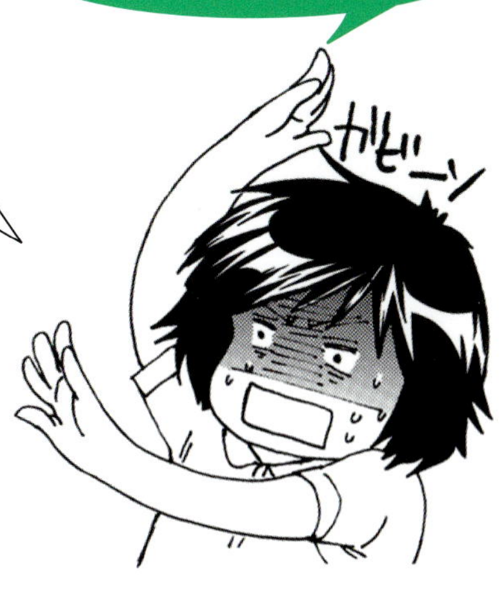

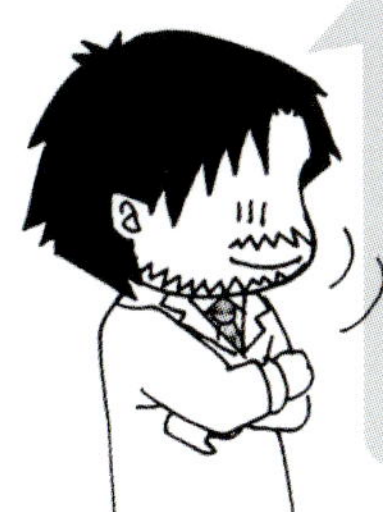

そういうことだろうといわれています．「拮抗薬が効いた」ことが意味しているのは拮抗される物質を自分で分泌してたということだからね．だから，プラセボの効果はココロ（主観的体験）だけの話ではない．本当に麻薬を使った時と同様の変化が身体に起きていたといえるのです．

さらに言うと…「モルヒネ（オピオイド系麻薬）で条件付けされたケースに偽薬を与えた場合のプラセボ鎮痛効果はナロキソンで拮抗できた[4)]」が，「ナロキソンでは拮抗できない鎮痛薬（ケトロラク，麻薬ではない，非ステロイド系抗炎症薬）で条件付けされたケースに偽薬を与えた場合のプラセボ鎮痛効果はナロキソンでは拮抗できなかった[4)]」．なお，薬で条件付けされていない期待だけでのプラセボ鎮痛効果はナロキソンで完全に打ち消せた[4)]そうな．この結果から，期待が賦活する脳内麻薬の経路はオピオイド系であるエンドルフィン系であろうとされ，条件反射が賦活する経路は条件付け次第で異なることがわかった[4)]．

言われてみれば，私もそういうの知ってるかも！
「漆だとだまされたら，普通の木でもかぶれた」ってやつ！

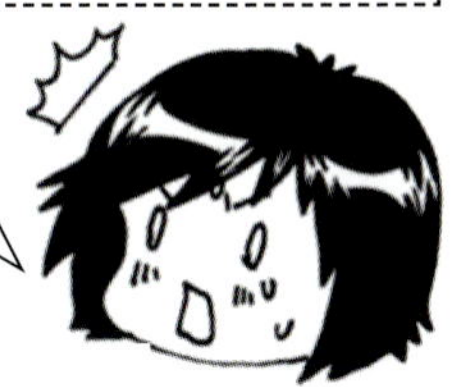

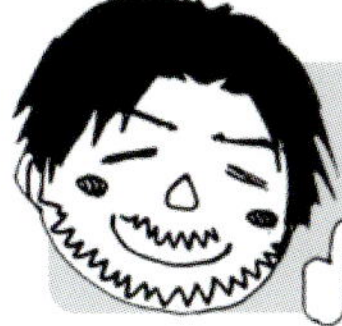

それも実際の報告[5)]であって，ノセボ反応の代表例とされるものです[1)]．アレルギー反応で，皮膚の炎症を起こすのは，漆そのものではなく，自分の免疫系だから，漆がなくても免疫系が誤作動すればかぶれます．

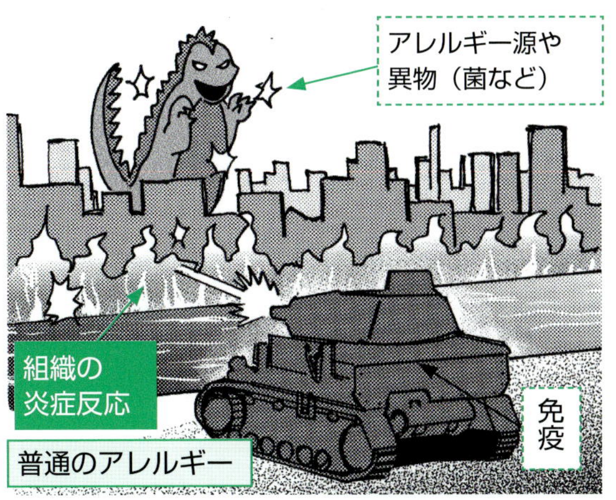
アレルギー源や
異物（菌など）
組織の
炎症反応
免疫
普通のアレルギー

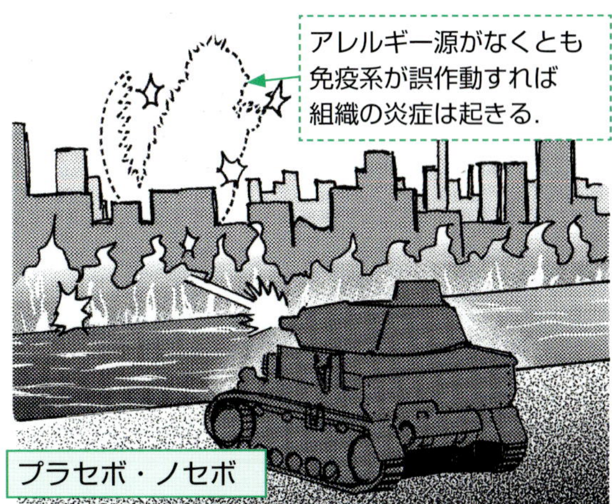
アレルギー源がなくとも
免疫系が誤作動すれば
組織の炎症は起きる．
プラセボ・ノセボ

プラセボ反応・ノセボ反応は脳を介した反応ですが，
脳だけでなく，身体にも生物学的な変化を起こします．

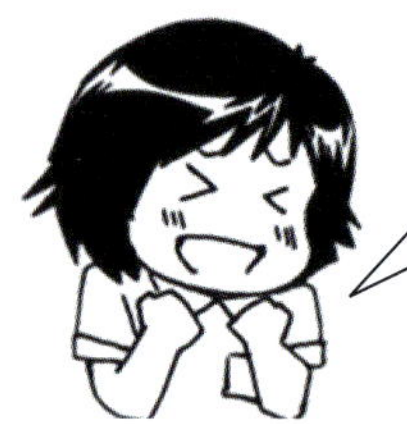

すごいですね，プラセボ！！
あいかクラスの信頼と実績があれば，プラセボ反応だけで治療できちゃうんじゃないですか？？？

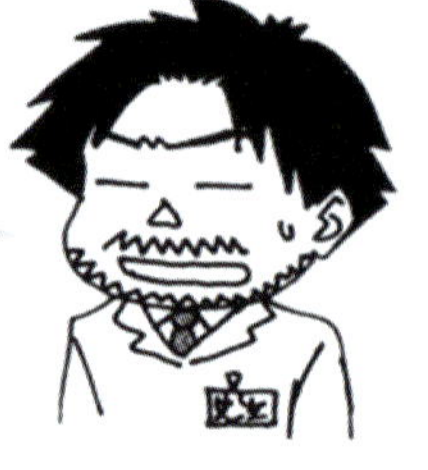

そりゃ言い過ぎだと思うが・・・プラセボ反応とノセボ反応が，大きな影響をきたすことがちゃんと理解できたようでよかったよ．

そして，症状の改善・増悪の程度や，身体の変化だけで，プラセボ（ノセボ）反応かどうか判断するのは難しいこともわかってくれてたらいいと思う．転じて，名医は自分の治療の効果が一体何によるものか判断できなくなるといわれている．
そもそも，真の治療の効果とプラセボ反応を見分けたり，プラセボ反応を取り除くことができるなら，臨床試験や治験でやる，二重盲検でのランダム化比較試験（RCT）なんて必要ないからね．

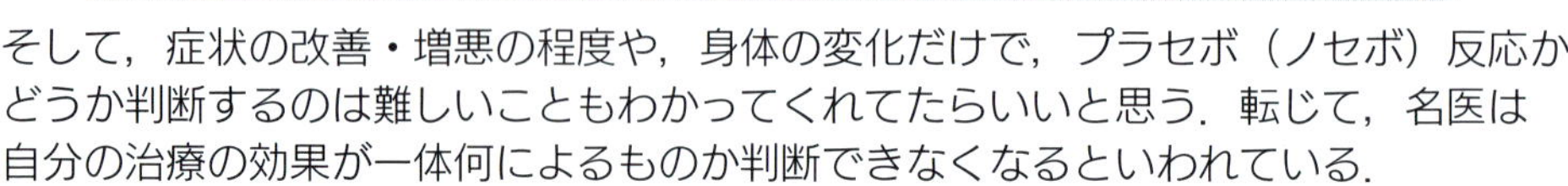

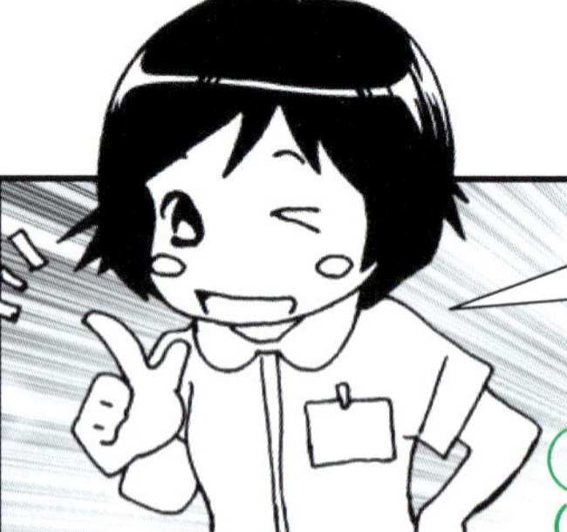

つまりこういうことですね！
痛みの治療と支援のポイント！

①．「精神的なモノの影響*」を必ず考える
（*有益な影響≒プラセボ反応，有害な影響≒ノセボ反応）

②．①の影響は大きく，実際に身体に変化が起きる
（脳の中だけの問題とは限らない．脳を介した神経生物学的な変化）

③．②と真の治療の効果（病態）を見分けることはできない
（1人1人の患者さんの中では見分けられない．見分けるにはブラインド比較試験が必要です）

素晴らしいまとめだね！ 繰り返しますが，

①自分が受ける治療・支援への期待
②医療者や支援者との良好な信頼関係（思いやりを感じる）
③病気を自分でコントロールできるという自信
④治療・支援を受けて良かったという経験（条件反射）

これらが，治療や支援の効果を改善方向へ上乗せするプラセボ反応が起きやすくなる条件です[1]．そして，事態を悪化させるノセボ反応が起きやすくなるのはこの①～④の逆の場合ですので要注意です！

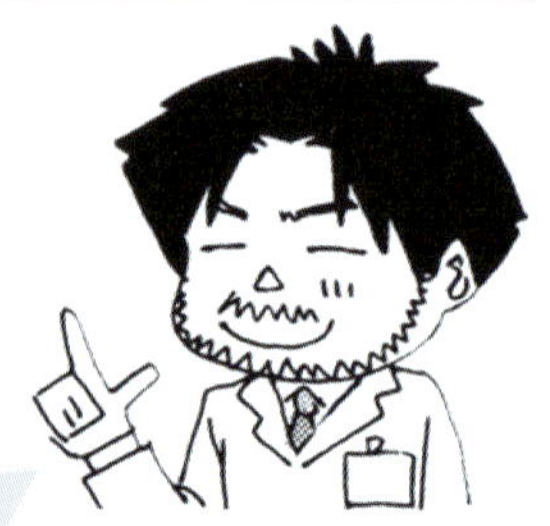

プラセボ反応・ノセボ反応を医療・支援から切り離して考えることはできないから，ちゃんと覚えよう！

あ！でもそれって，治療・支援から“精神的なモノ”を切り離して考えられないってことですね，つまり！？

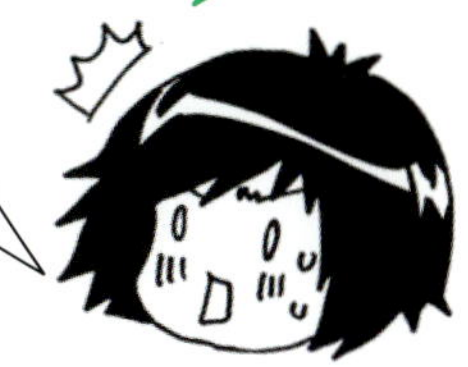

クワッ

その通りです！

どんな治療や支援を行う時でも心理サポートをしなければならないのです

m9(゜Д゜)大変だー！

大丈夫！この心理マスター（？）あいかの生理食塩水でバンバン治しちゃいますよ！あいかの注射にお任せください！

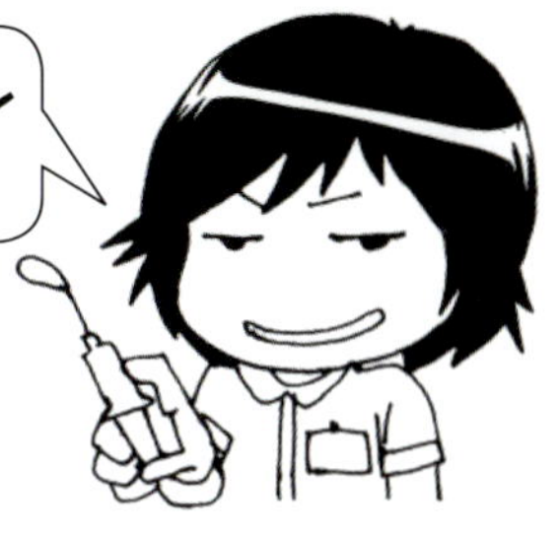

万能じゃないからね？
プラセボ治療を含めて，心理療法はあくまで補助療法だからね？？？

プラセボ治療に万能感をもってしまうのは危険だよ！ あくまで，プラセボ反応による改善効果が確認されているのは，「内因性鎮痛機構」「ストレス―リラックス経路」「精神神経免疫学的経路」など[1]であって，すべてに有効なわけじゃないからね？ プラセボに否定的なイメージを持っている人が多いのは，プラセボですべてなんとかしてしまおうと考える人が出ないようにする啓蒙の成果でもあるんだと思うんだよ！

どんな心理療法を行う時にも，身体への標準的な医療が必要であることも忘れないようにしましょう！ m9(゜Д゜)warning！

本シリーズでは，標準的な医療では手の届かない範囲の心理的な支援のみを解説するつもりなので，標準的な整形外科治療などを~~解説するつもりはありません~~．知りたい方は成書を読みましょう．本書が勧める心理療法は，痛みのあるすべての患者さんを対象にしていますが，心理療法だけで治療しようとは思わないでください．そして，標準的ではない治療しか受けていない方も，その効果はプラセボ反応かもしれませんので気をつけて．必ず，当該身体科の標準治療は続けてください．約束ですよ？

次回へ続く

文中引用以外の参考文献

1) Brody H：The Placebo Response. Caroline Myss, Crown Publishers. 1997（ハワード・ブローディ：プラシーボの治癒力．日本教文社．2004）．

4) Amanzio M, et al：Neuropharmacological dissection of placebo analgesia：Expectation–activated opioid systems versus conditioning–activated specific subsystems. J Neurosci **19**：484–494, 1999.

5) Ikemi Y, et al：A psychosomatic study of contagious dermatitis. Kyushu J Med Sci **15**：335–350, 1962.

登場人物

あいかちゃん：脳外科医の父に，前下小脳動脈（Anterior Inferior Cerebellar Artery）と命名されそうになったが，略語のAICA（あいか）にしましょうと母に助けられた．整形外科に出向されたばかりでも自信満々．経験に裏打ちされていないその態度が，時に強いノセボ反応を引き出す．

せんせい：脳画像を一日中見ている医者．顔面輪郭詐称の大家．あらゆるデメリットにもかかわらず，髭は絶対に剃らない．畑違いであろうと脳の話に絡めればとても詳しいのでマシンガントークで説明をする．趣味を兼ねた仕事なので病態の説明は楽しい．油断するとうっかり態度に滲み出るので，それが時に強いノセボ反応を引き出す．

ココロとカラダの痛みのための ~~邪道な~~ 心理療法養成講座

慢性疼痛編

原作：粳間　剛（医師・医学博士，高次脳機能障害支援ネット理事），まんが：仙道ますみ

第４回 痛みをストレスのセンサーとして使おう

最近不思議に思うことがあります．

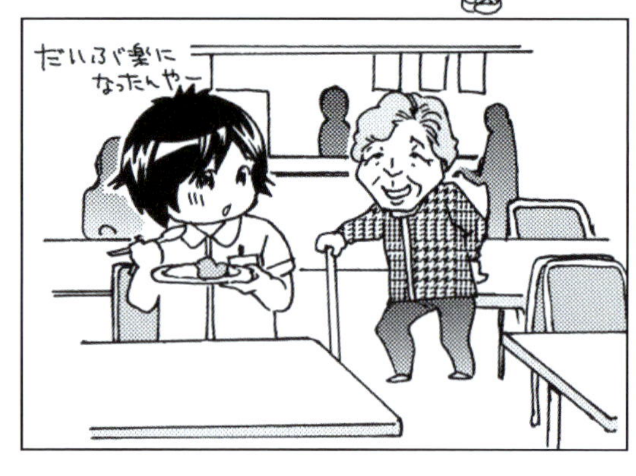

毎週外来に来るパスタ屋のペンネさんは，
普段は注射すれば腰痛が楽になると言って
くれるのですが…

病院食堂で痛くなさそうにしている
ペンネさんの姿をよく見かけるし．

でも，たまーに，注射しても，
楽にならない時があるのです！

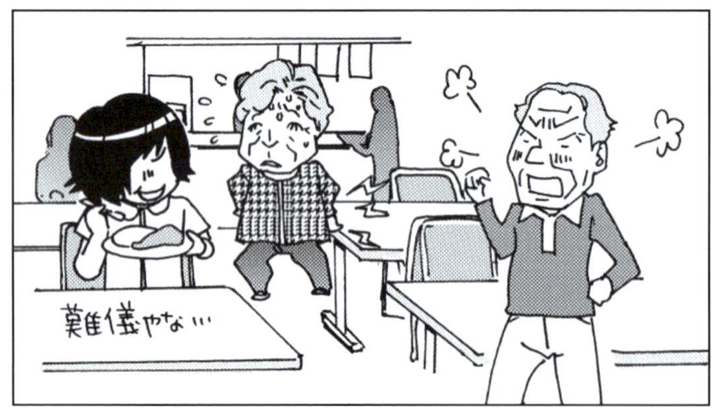

そういう時に限って
旦那さんのナポリ太さんが
ついてきていて，

「治療が効いてないじゃないか！」
「いつになったら治るんだ？」

…って，責められているのです．

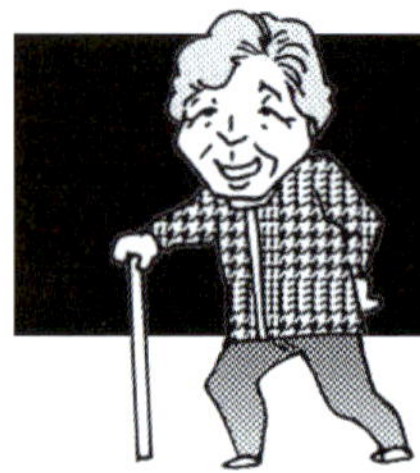

波素田屋ペンネさん（80）
脊柱管狭窄症の痺れに対して
毎週ノイロトロピン® を注射しに来ている

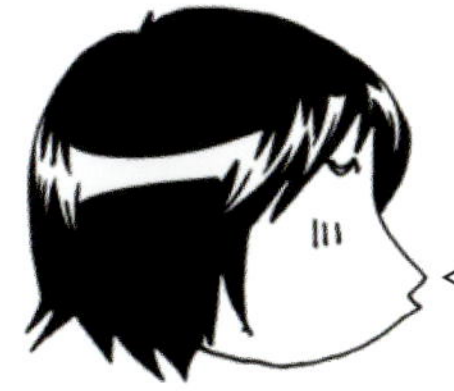

ペンネさんみたいなケースはどう対応したらよいのですか？旦那さんに，痛みはよくなってますよーって説明しても，そういう時に限って，痛みが強くて！！

旦那さんがいない時は痛みが必ず軽く，旦那さんがいる時は痛みが必ず強い，ということでよいかな？

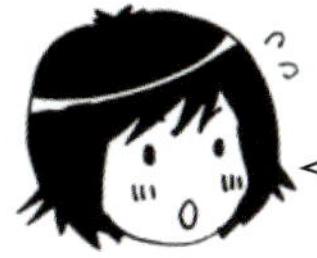

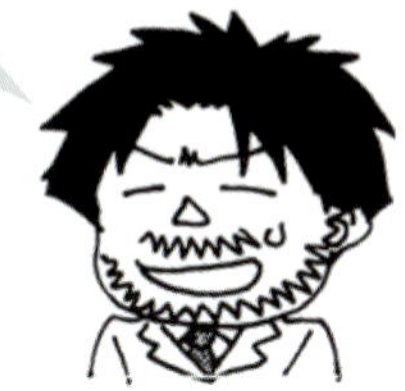

カルテを見る限りそうですね！必ずそうだ！なんで？？？

…だとすると，痛みを悪化させるストレス源が旦那さんなのかもしれんねぇ．

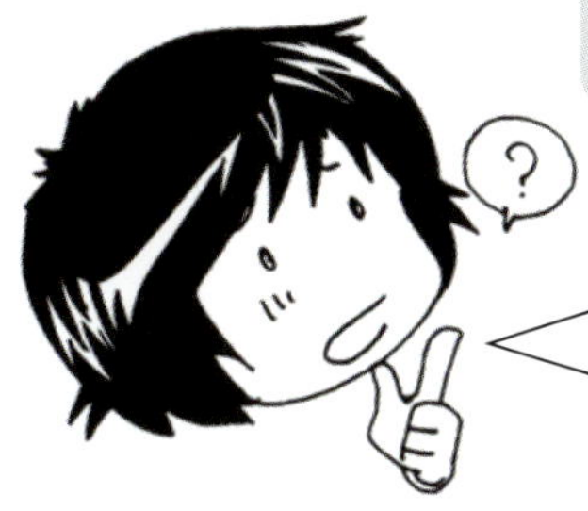

旦那アレルギー？それとも，なにか痛みを感じさせる物質でも旦那さんが放出しておるのですか？

ダンナイタイニウム？

ダンナイタイニウムって何？

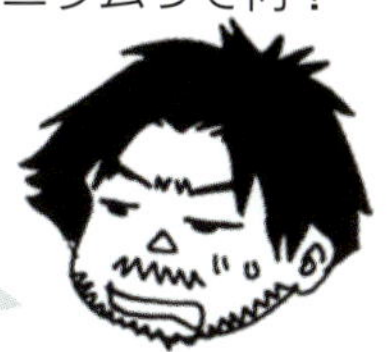

精神的なストレスが痛みを悪化させるのは知ってると思う．そしてそれは本当の話だ．前回説明したノセボ反応の話と絡めると，精神的ストレスがどのように痛みを惹起するのかというところまでかなりわかってきている[1)]．

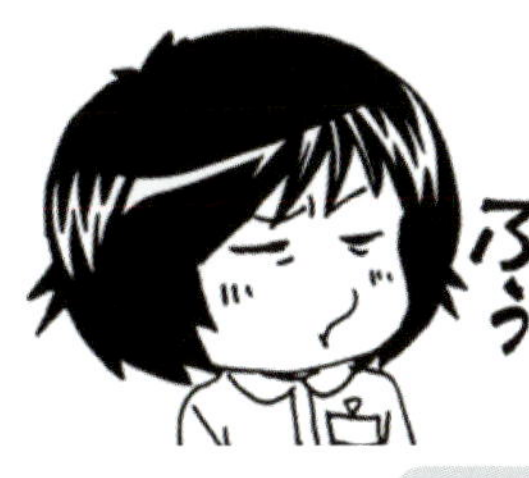

難しい話はやめてください！

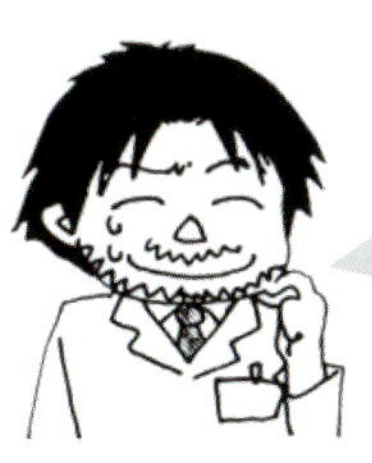

じゃあとりあえず，痛みを悪化させているストレスをどう特定するかの話を先にしましょうかね．**痛みをセンサーとして使いましょうという話ね．**

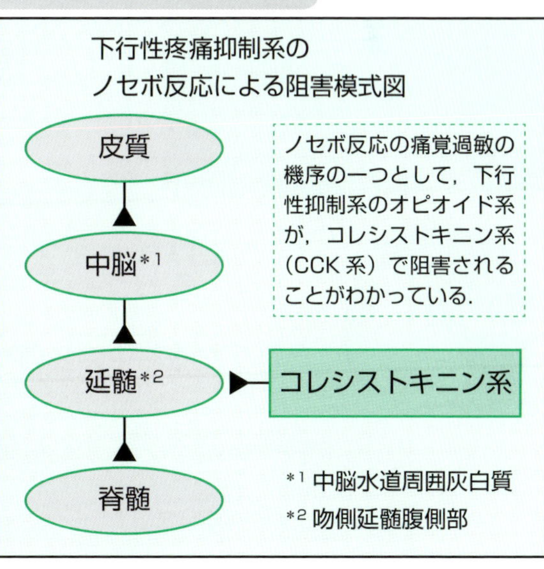

痛みはストレスのセンサー！ m9(゜Д゜) 例を見てみよう！

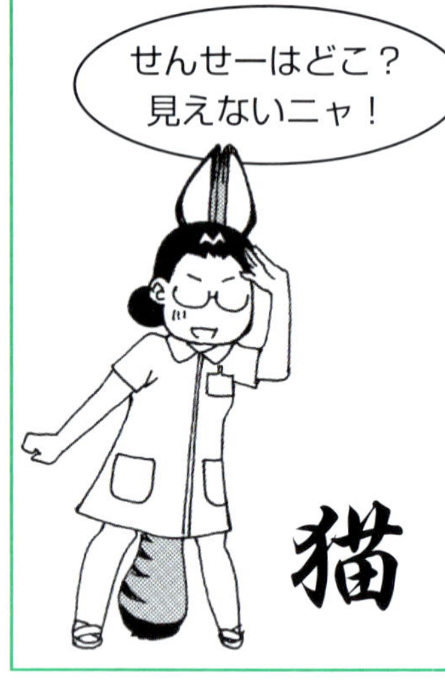
せんせーはどこ？
見えないニャ！
猫

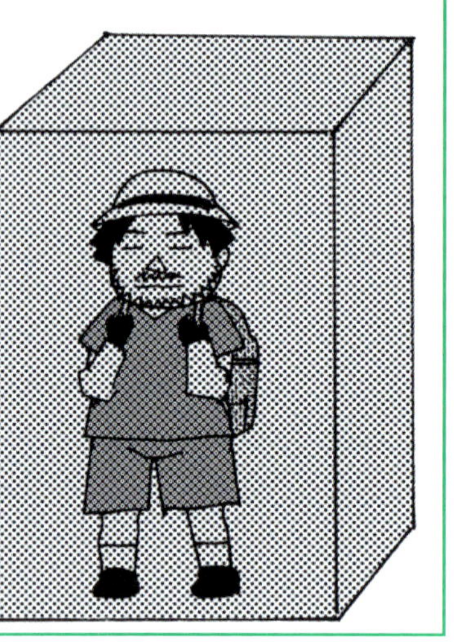

普通の生物は
五感的に遮断された
獲物を認識できない

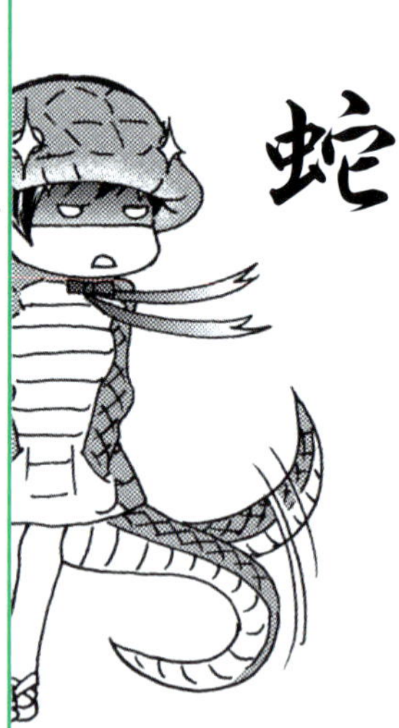
なに隠れてん
ですか！
蛇

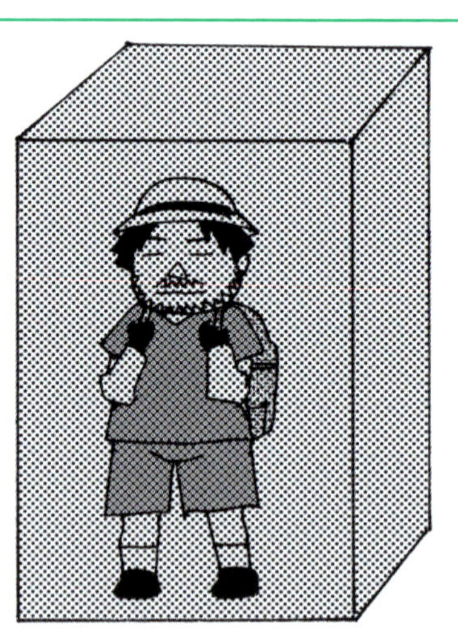

ピット器官を持つ
一部のヘビは
五感的に遮断された
獲物でも，
熱を感知して
認識できる

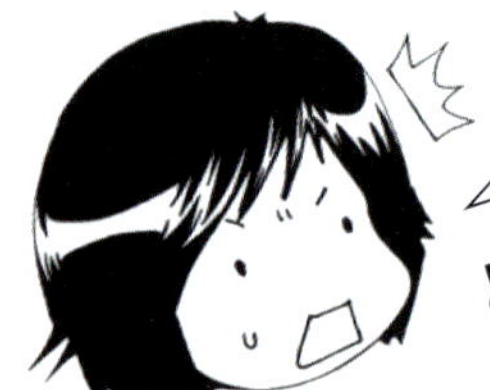
ヘビはサーモグラフィーみたいに，獲物の体温が
見えるっていうのは聞いたことがある！
というか痛みの話と何の関係が？

温痛覚の話なので関係ある！

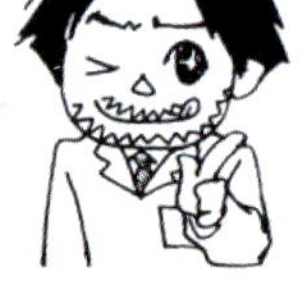
ピット器官で「熱を見てる」と昔は言われていたけど，今は，
「熱を痛覚として感じている」と考えられるようになりました[2)].
ヘビは，闘争用のセンサーとして温痛覚を使う生き物の代表だな.

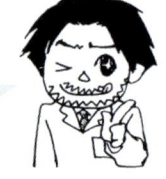

人間でも，痛みの不快感は闘争逃走反応を惹起します[3]．ただ，人間は，温痛覚を，「闘争の補助」に使うよりも，「逃走の補助」として，ようするに，ストレス源から距離をとるための直感として使うほうが多いようで，左様なケースはたくさんみかけます．

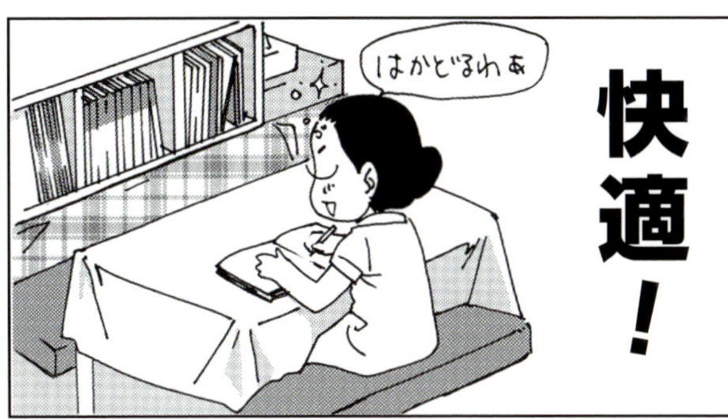

ストレスがもとの痛みの場合，ストレス源がない時は，痛みがなかったり，あっても，快適に過ごせる時間がある場合が多い．

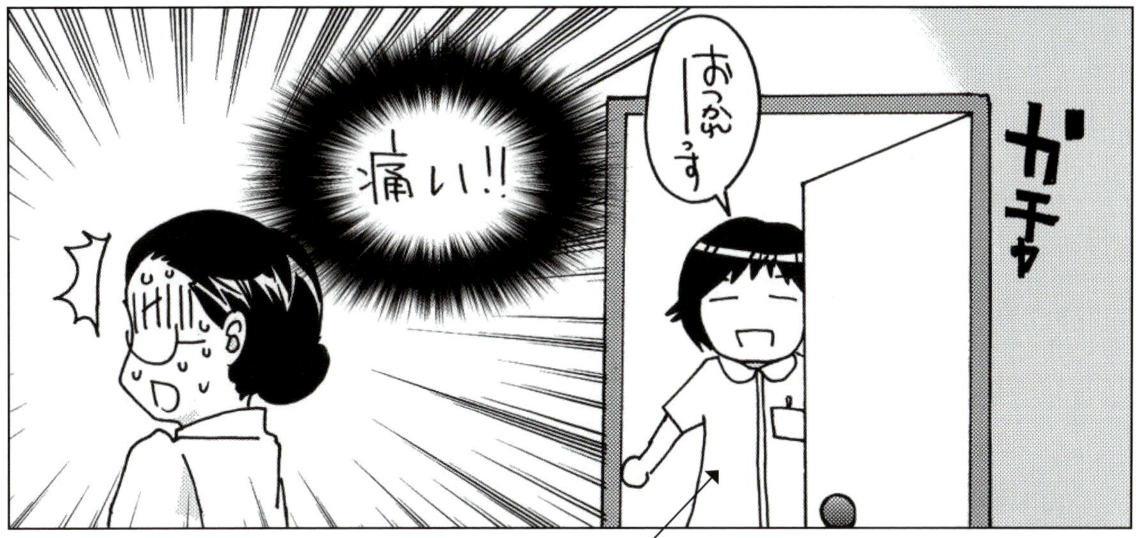

ストレス源

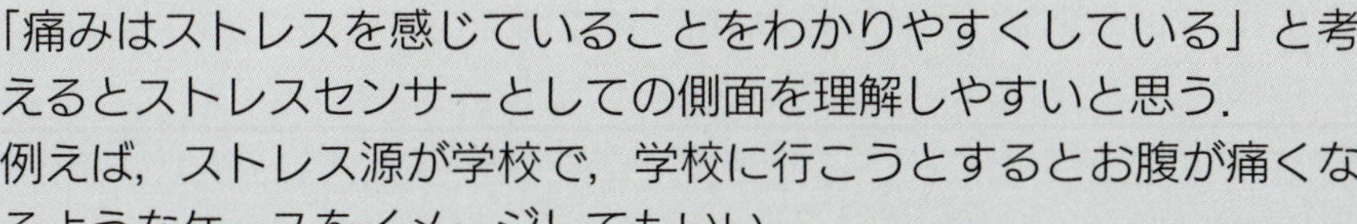

こんなんまるでエスパーじゃないですか！

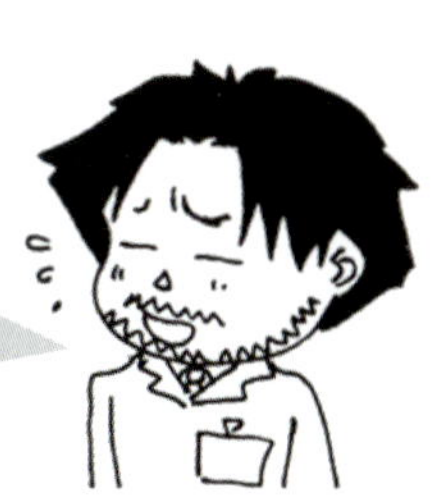

「痛みはストレスを感じていることをわかりやすくしている」と考えるとストレスセンサーとしての側面を理解しやすいと思う．
例えば，ストレス源が学校で，学校に行こうとするとお腹が痛くなるようなケースをイメージしてもいい．
何がストレス源か意識できなくても，おなかが痛くなるほうがストレス源に近づきにくくなるし，周りから見てもわかりやすいでしょ．

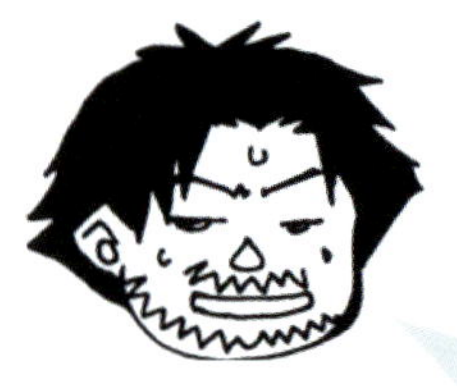

夫が痛みのもと（ストレス源）であるケースは少なからずいる＊注

どこの病院でも慢性疼痛の原因が不明で，痛み止めや抗うつ薬をいくら投薬されても全然効かなかったケースでも，ヘビの例を説明して，「痛みをセンサーとして使ってみたらどうですか？」と言ってみたら，夫の存在を感知して痛みを感じているとわかったケースが少なくない．

例えば，記録をつけてもらったりすると，わかりやすい．「物音がしても痛みが増す時がある」と言っていたケースで生活を振り返った結果，「物音で痛みが増すのは，夫が動いているとわかるような物音だった場合に限る」とわかったケースがいたね．

でもそれだけじゃ，痛みの原因かどうかなんて言えないんじゃないですか？

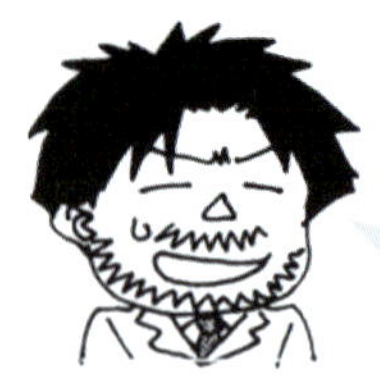

まぁ，そのとおり．そういう話を聞くだけではなんとも言えない．

ただ，こうやってわかった心当たりを除いてみると，痛みが劇的に軽減するようなケースも多くいるわけだ．

先の例では，夫との離婚の話が進むにつれて，どんどん痛みが改善して，関係が清算されたら痛みが完全に消えていたね．

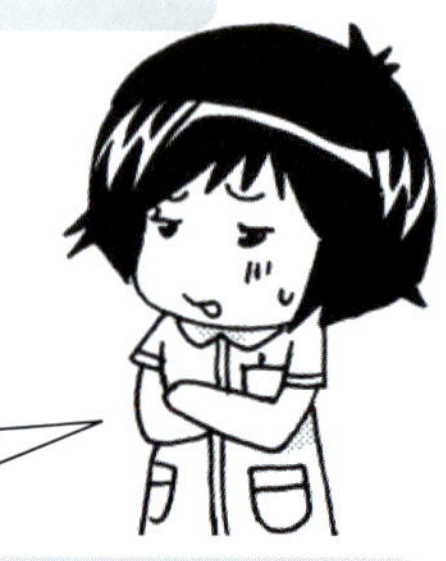

痛みはストレスのセンサーになるのかぁ．というか，そういう考え方を持ってないと，夫が痛みの原因のケースなどでは，原因も対処法も見つけられないですね．

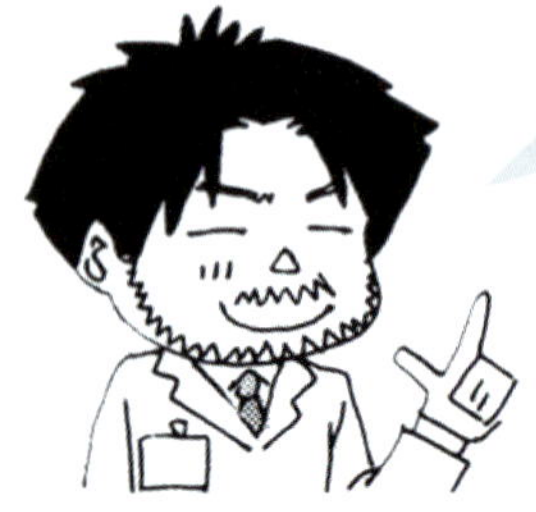

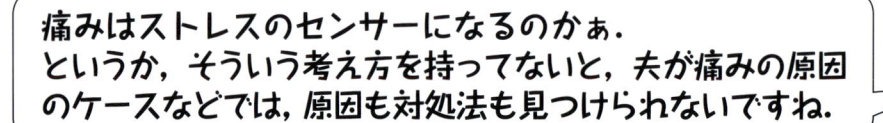

「どんな時に痛みが増して，どんな時に楽になるのか」を，患者さんに，気にして振り返ってもらうことがまずは大事．

精神的な要因に対して懐疑的な患者さんだと，ストレス源をストレートに聞こうとすると協力してくれなかったり，不審に思われることも多い．あくまで，「いつ痛みが増して，いつ楽になるのか」を詳しく聞く．ストレスの心当たりはありますか？ とは聞かないほうがいい時もある．

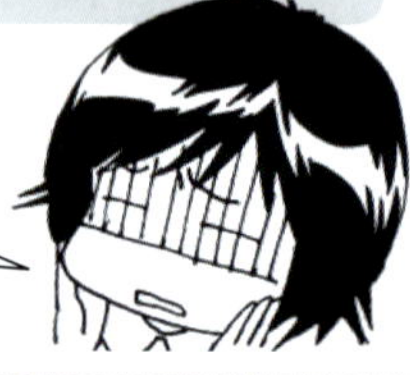

なんとなくわかる！「ストレスの心当たりはありますか？」って，ストレートに聞くと，怒る人いますよね．

＊注：
ストレス源として夫が怪しいというケースでヘビの話以外にもうひとつ説明に用いることが多いのは，高齢者の死亡につながるハイリスク因子として，男性では「妻がいない」と死亡リスクは上がり，女性では「夫がいる」と死亡リスクは上がる，という日本人データの報告の話です[4)]．

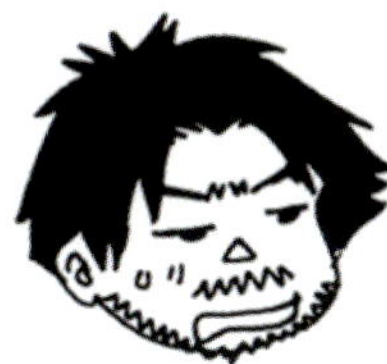

怒る人は多いね.「“痛みの原因はストレス”と言われること」自体が，それはそれでストレスという人が多いようです.

というか，「原因」という言い方はあまりふさわしくない.

どういうこと？
「ストレスが痛みの原因」のケースの話をしているんですよね？

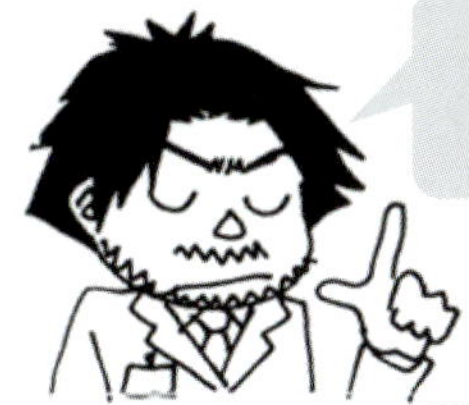

「なぜ痛いのか？」の問いの答えは，「原因」だけとは限らない.「目的」が答えの時もある.

痛みの原因ではなく痛みの目的の話？

その痛みは何のためにあるんだ？ という，痛みの捉え方です.

表　生物の機能を考えるための Tinbergen の４つのなぜ？[5)]

	機能	プロセス
究極要因（目的論）	（1）適応 何のためにある？	（2）系統発生 どのように進化した？
至近要因（原因論）	（3）メカニズム どんな仕組み？	（4）成長 どのように成長した？

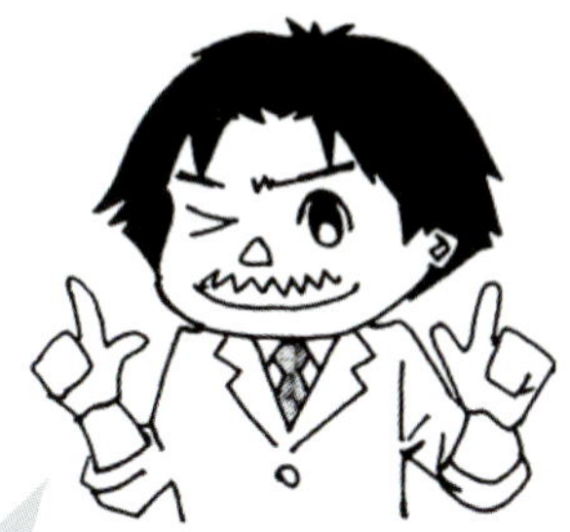

「なぜ痛いのか？」という質問には，大別して４種類の答え方があります.

あいかちゃんの「痛みの原因」を考えるやり方は，表の（3）「メカニズム」にあたります.
どのようなメカニズム（の異常）で痛みを生じているのか？ という捉え方ね.
それに対して，先生の言う「痛みの目的」という捉え方は，（1）「適応」にあたります.

そもそもなぜ人間に痛みはあるのか？って捉え方の話？

そういう感じ！「人間にはなぜ痛みがあるのか？」と質問すると，「身体の危険を知らせるため」とか，目的の視点で答える人は多い.一方で，「“あなたの”痛みはなぜあるのだと思います？」と問うと，目的の視点で回答する人は少ないから，出にくい発想なんだけど…

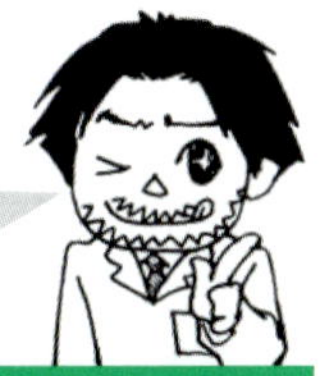

「あなたの痛みは何のためにあるのだと思います？」
この答えを考えてみましょう.

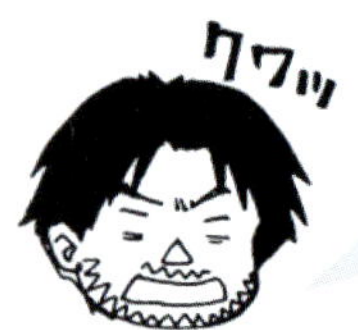

繰り返すが，痛みはストレスのセンサーだ．
そしてそれこそが，「人間にはなぜ痛みがあるのか？」という問いへの，
目的の視点からの回答になる．

最初から目的の視点で回答させたかったら，「人には何のために痛みがあるのか？」と聞いたり，
「あなたの痛みは何のためにあるのだと思います？」という聞き方をするといい．

え？ じゃあ，痛みの目的は…病気を早く見つけるため！？

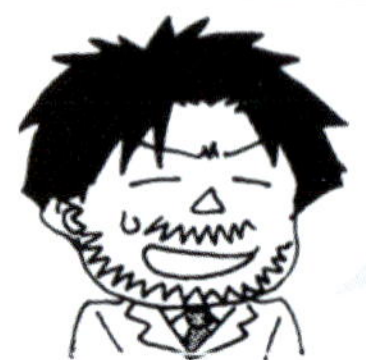

悪くないが・・・それはとても医療従事者的なものの捉え方だな．
そもそも人間に痛みのシステムが備わったのは医療が発展するよりも
前の話なのだから，その考え方はおかしいのですよ．

（前頁の表の「(2) 系統発生（進化)」の視点からなぜ？ を捉えた場合の回答に反する）

痛みの原因が病気かどうか判断できなくても，痛い動作を避けるのは自然とできるハズで，
余計に痛くならないように行動することは大昔からできていたハズなのです．
そして，痛くならないように行動することは痛みの原因が病気であったとしても，
ほとんどの場合は正解です．だから，そういう，「やってはいけない行動を避けさせる」
ためのセンサーとしての働きは，痛みの目的の一つであると考えられるわけです．

たしかに！ 骨折の後のリハビリとかは痛みに応じてやりますもんね！
痛みを危険のセンサー代わりにしてますね！

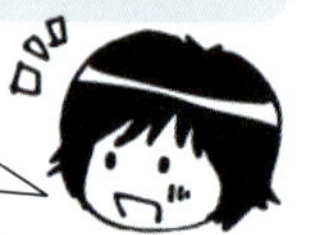

「ストレス源に対して痛みを生じ，ストレス源を避ける行動につなげる一連のシステム」と，このように，痛みの役割を理解しておくといいよ．

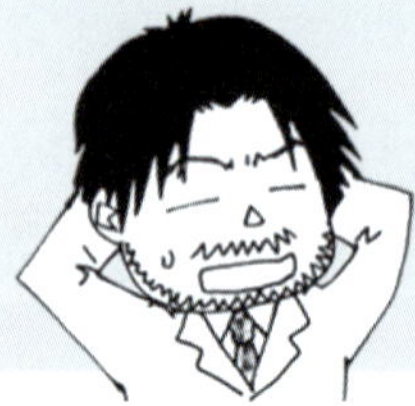

このストレス源というのは，身体の病気やケガなどに関連する
物理的な侵害刺激でもいいし，精神的なストレスでもいい．

「ストレス源を避ける行動をとる」というのが痛みの目的であると．
そういう捉え方をするのが目的の視点からの考え方です．

慢性的な侵害受容性疼痛例は，物理的・精神的を問わず，ストレス源を避ける行動を繰り返しとっていて，やってはいけない，あるいは，やったら楽になる動作・行動を，自然と知っていることがほとんどです．逆に，慢性疼痛で，自分の痛みがひどくなったり軽くなったりするきっかけに気づいていない人の痛みシステムは適応的ではない（maladaptive という）．最も痛いとされる癌の痛みでさえ，こうしたら余計に痛いとか，自覚できていることが多い．結果として，「ストレス源を避ける行動をとること」，それ自体は障害されにくいのです．痛みのシステムが正常であれば，痛みの目的にかなった行動が，自然ととれるものなのです．

何それ怖い．原因不明な痛みもよくわからないけど，
目的不明な痛みのほうが，もっと意味がわからないかもしれない．

そう考えると，原因不明な痛みのケースって，目的も不明なケースが多くありませんか？ その痛みの一連のシステムそのものが壊れてるの？

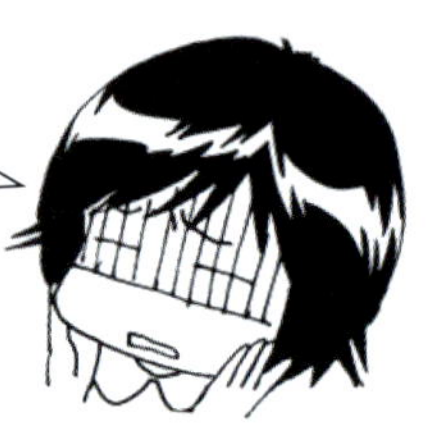

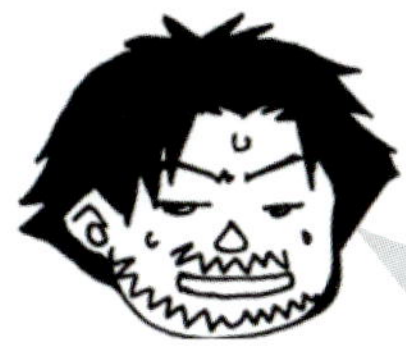

同じきっかけでも，痛みがひどくなったりならなかったりと，再現性のない症状であるケースも多くいます．そういう場合は，避けるべき行動が見つけられてなくてもおかしくないのだけど．目的不明だよね．
こういう痛みの"再現性のなさ"こそが，精神的なモノである証拠だ！なんていわれたりもしますね．God Knowsですが．

(筆者の実体験ぼやき：**読み飛ばし可**) 精神的な痛みとみなされる代表である身体表現性障害（俗に，ヒステリー）では，古典的には「疾病利得」の見極めが診断に重要とされます．疾病利得というのは，「病気であることによって得すること」のこと．言いかえれば，「その症状がある目的は何？」という見方で診ると．「病気だと周りから関心を集められる」とかが疾病利得の例です．この場合は，本来の痛みの目的であるはずの，ストレス源を避ける行動を起こすこととは，目的が違いますよね？「痛みがあると言う割には"痛みの本来の目的（≒逃走）"に適った行動が足りない」といえる場合，疾病利得が特定できる時があります．難しいのは，疾病利得自体がストレスからの逃走であった場合．これ，第三者から見ても合目的に見えますよね？身体的な痛みは「お腹が痛いから学校に行けない」，精神的な痛みは「学校に行かせないためにココロがお腹を痛くしている」という点で違うからそこで見分けろとか私も授業で習いましたが，前者だって学校に行かないほうが楽になるだろうから，第三者から見て両者の違いがわかるわけないし本人にもわかるわけないと思って聞いてました．さらにいうと，後者の場合も，腹痛の原因が検査で見つかるなら心身症とよび（代表例はストレス→胃炎），身体表現性障害とは区別すると習いましたが，脳→体に影響というメカニズム部分は同様であり本当に違う疾患なのか？という疑問が当時から（今は前部帯状回や島回などに病変がある点で，ある程度共通であることがわかっています[6]）．そして，自分が慢性前立腺炎になって激痛があった時に，原因はストレスと言われ，じゃあ身体表現性障害？でも前立腺にも器質病変があり，じゃあ心身症？そして脳を調べたら前述の前部帯状回が「異様に大きく」私は何！？となったことがあり文字数（以下ry→もっと詳しく知りたい方は本編第4.5回，第4.75回をご覧ください）

つまりこういうことですね！
痛みの原因と目的の捉え方！

話長い！簡潔に！

①．痛みをストレスのセンサーだと心得る

②．痛みの目的を見極める

（ストレス源*［原因］⇒痛み［センサー］⇒痛みを避ける行動［目的］）
（痛みを避ける行動を導くのが本来の痛みの"目的"）

③．「痛みを避ける行動」を振り返ろう

（痛みを避ける行動を振り返ると，ストレス源が特定できることがある）
（精神的なストレスが"原因"の場合はこの方法でしか特定できない）
（仮に，未知の病気が"原因"だとしても，行動の振り返りは痛みを軽減する方法の発見につながる）

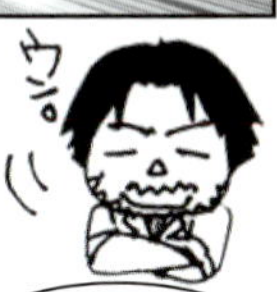

*身体の病気やケガに関連する物理的な侵害刺激だけでなく，精神的なストレスであっても，ストレス源になりえます．
危険を避けるためのアラームを無視すると余計にアラームは強まりますよ！

次回へ続く

参考文献

1) Benedetti F, et al：How placebos change the patient's brain. Neuropsychopharmacology 36：339-354, 2011.
2) Gracheva EO, et al：Molecular basis of infrared detection by snakes. Nature 464：1006-1011, 2010.
3) Bushnell MC, et al：Cognitive and emotional control of pain and its disruption in chronic pain. Nat Rev Neurosci 14：502-511, 2013.
4) 藤本弘一郎：地域在住の高齢者における配偶者の有無と生命予後との関連についての研究．愛媛医学 24：125-135，2005.
5) Tinbergen N：On aims and methods in ethology. Zeitschrift für Tierpsychologie 20：410-433, 1963.
6) Boeckle M, et al：Neural correlates of somatoform disorders from a meta-analytic perspective on neuroimaging studies. Neuroimage Clin 11：606-613, 2016.

登場人物
あいかちゃん：脳外科医の父に，前下小脳動脈（Anterior Inferior Cerebellar Artery）と命名されそうになったが，略語のAICA（あいか）にしましょうと母に助けられた．今回のコスプレは「ツチノコ」です．ツチノコにピット器官が存在しているのかは不明．ツチノコのフ○ンズにはあるらしい．

せんせい：脳画像を一日中見ている医者．顔面輪郭詐称の大家．あらゆるデメリットにもかかわらず，髭は絶対に剃らない．今回のコスプレはヒトのフレ○ズこと，「カバソちゃん」です．かばそ（ン，じゃなくて，ソ）．なお師長のコスプレは「サーバルちゃん」です．さーばのれ（ル，じゃなくて，ル）．

ココロとカラダの痛みのための ~~邪道な~~ 心理療法養成講座

慢性疼痛編

原作：糠間　剛（医師・医学博士，高次脳機能障害支援ネット理事），まんが：仙道ますみ

第4.5回 注意の方向づけによる痛みの心理療法 ―Stress-induced analgesia の話と心身症の話

ストレスが痛みを悪化させることは有名ですが，逆に，軽快させることもあります．
その運命を分けるのは「注意機能」です．ストレスが関連した痛みの場合は・・・

痛みそのものに注意が向いている時は痛みは増強し
ストレス要因に注意が向いている時は強力に鎮痛されます m9(゜Д゜)

平たくいえば，ストレスに目を向けずに痛みばかり気にする人は余計に痛くなり，逆に，ストレスそのものに気を向けることができれば，それが痛みを減らすことにつながります．
<u>注意の方向づけ（ストレスに注意を向けさせること）には強力な鎮痛効果があります．</u>

単行本だけの書き下ろし，第 4.5 回では，第 4 回での筆者のぼやき（33 頁）の続きとしての「心身症」の説明と，その逆の話である，「ストレス誘発性鎮痛」の話をしていきます．

心身症とは，1991 年の日本心身医学会による定義[1]では，「身体疾患の中で，その発症や経過に心理社会的な因子が密接に関与し，器質的ないし機能的障害がみとめられる病態をいう．神経症やうつ病など他の精神障害にともなう身体症状は除外する」とされます．

しばしば身体表現性障害と混同されることがあるといわれますが，上記定義に照らし合わせれば，心身症は身体疾患の診断が確定していることが必要条件であり，異なる概念であることがわかります．これらの説明をフローチャート風にまとめると，以下のようになります．

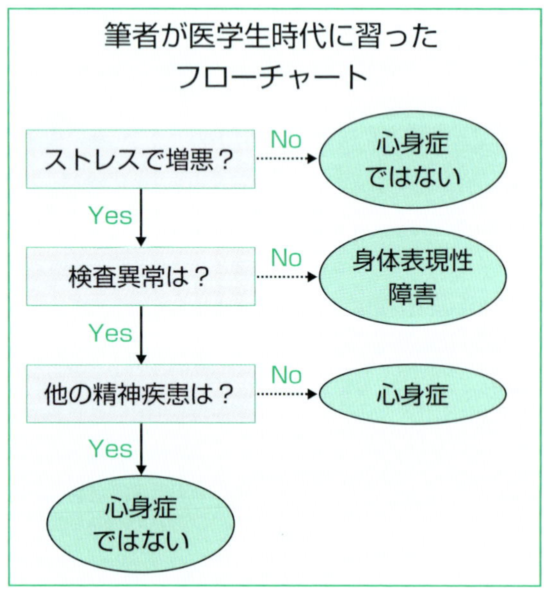

ストレスで悪化しない病気なんてあります?

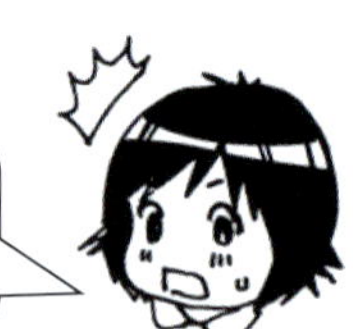

多かれ少なかれ…
病気はストレスで増悪すると思う．
今，こういう説明はしないよね．
ほとんどの病気が心身症になるわ…

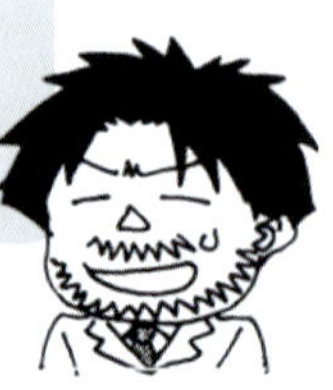

なお，世界保健機関の『疾病及び関連保健問題の国際統計分類（ICD）やアメリカ精神医学会の『精神障害の診断と統計マニュアル』（DSM）では「心身症」の病名は存在しません．

ちなみにこちらは，日本線維筋痛症学会の「線維筋痛症診療ガイドライン 2013」に記載されていた心身症のまとめの表です[2]．よく見ると，心因性痙攣や失声など，身体表現性障害の代表的な症状が含まれていたり，心因性多飲症のような，身体疾患？…なモノも含まれていたりして，とても定義が混乱しているのがよくわかると思います．なお，この表では，線維筋痛症も心身症に含まれています．

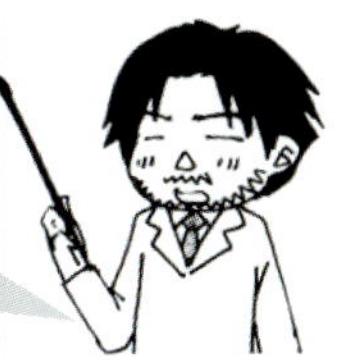

	器質的疾患	機能的疾患	神経症性・一過性心身反応
呼吸器系	気管支喘息，慢性閉塞性肺疾患	過換気症候群，喉頭痙攣	神経性咳嗽
循環器系	本態性高血圧症，冠動脈疾患（狭心症，心筋梗塞）	本態性低血圧症（特発性），起立性低血圧症，一部の不整脈，レイノー病	神経循環無力症
消化器系	胃十二指腸潰瘍，急性胃粘膜病変，慢性胃炎，潰瘍性大腸炎，慢性肝炎，慢性膵炎	過敏性腸症候群，機能性ディスペプシア，胆道ジスキネジー，神経性腹部緊満症，びまん性食道痙攣，食道アカラシア	反すう，呑気症（空気嚥下症），ガス貯留症候群，心因性嘔吐
内分泌・代謝系	神経性食欲不振症，甲状腺機能亢進症・低下症，糖尿病	（神経性）過食症，Pseudo-Bartter 症候群，愛情遮断性低身長症，腎性糖尿	心因性多飲症
神経・筋肉系	痙症斜頸，パーキンソン症候群，多発性硬化症	筋収縮性頭痛，偏頭痛，書痙，眼瞼疲労，味覚脱失，自律神経失調症，舌の異常運動，振戦，チック，舞踏病様運動，ジストニア，線維筋痛症	その他の慢性疼痛，自律神経失調症，めまい，冷え性，しびれ感，異常知覚，運動麻痺，失立失歩，失声，失神，痙攣
小児科領域	気管支喘息，消化性潰瘍，神経性食欲不振症，バセドウ病，糖尿病，アトピー性皮膚炎	過換気症候群，憤怒痙攣，過敏性腸症候群，反復性腹痛，（神経性）過食症，周期性嘔吐症，遺糞症，起立性調節障害（OD），夜尿症，頭痛，偏頭痛，乗物酔い，チック，心因性痙攣，愛情遮断性低身長症，慢性蕁麻疹，吃音	呑気症，めまい，夜驚症，心因性発熱
皮膚科領域	アトピー性皮膚炎，円形脱毛症，汎発性脱毛症，接触皮膚炎	慢性蕁麻疹，多汗症，日光皮膚炎，湿疹，皮膚瘙痒症（陰部，肛囲，外耳道など）	抜毛症，醜形恐怖症
外科領域	腹部手術後愁訴（腸管癒着症，ダンピング症候群），頻回手術症	術後の慢性疼痛，神経性腹部膨満感	形成術後神経症
整形外科領域	椎間板ヘルニア，関節リウマチ，頸肩腕症候群，痛風，脊柱管狭窄症	腰痛症，肩こり，外傷性頸部症候群（むち打ち症を含む），他の慢性疼痛性疾患	
産婦人科領域	老人性膣炎，外陰潰瘍	更年期障害，機能性子宮出血，月経痛，月経前症候群，月経異常，不妊症（卵管攣縮，無排卵周期症を含む），外陰瘙痒症，性交痛	マタニティーブルー
耳鼻咽頭科領域	アレルギー性鼻炎，突発性難聴，慢性副鼻腔炎，口内炎	眩暈症（メニエール病，動揺病），嗅覚障害	耳鳴，心因性難聴，咽喉頭異常感症，嗄声，心因性失声症，吃音
歯科・口腔外科領域	顎関節症，歯肉炎，歯周病	牙関緊急症，口腔乾燥症，三叉神経痛，舌咽神経痛，特発性舌痛症	義歯不適応症，補綴後神経症，口腔・咽頭過敏症

絶対に覚えられない！
分類の基準も想像つかない！！！

違和感があるなら，あえて心身症の括りで病気を捉えなくていいと思う．「ストレスが病気を悪化させることが常識でなかった時代」には必要だった括りなのは確か．でも今は，あえてこの括りで考える必要はないし，むしろ，人によっては混乱のもとになることも多いんじゃないかとも思う．

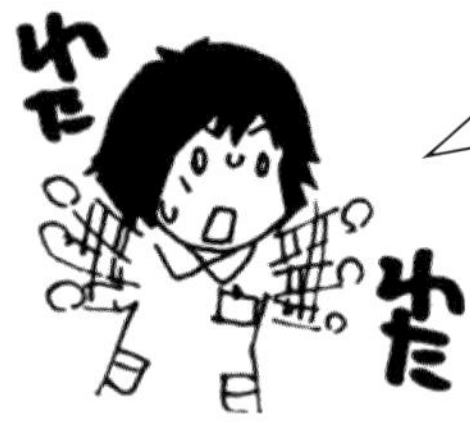

じゃあなんであえてこんな説明したんですか！！！

ようするにほとんどの病気は
ストレスで悪化するんでしょ？

その認識ができている人は
心身症は知らなくてよいのだけど…

「その病気はストレスで悪化するのか？」をどんどん調べていったら，あまりにも該当するものが多すぎて，ストレスが病気を悪化させることはもはや常識になった．そして現在，あえて，心身症は特別視されなくなった．そういう歴史があったことを，知っておいてほしかったのです．

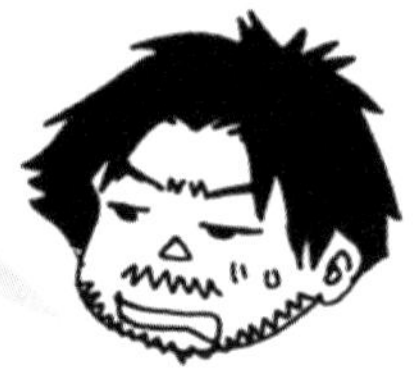

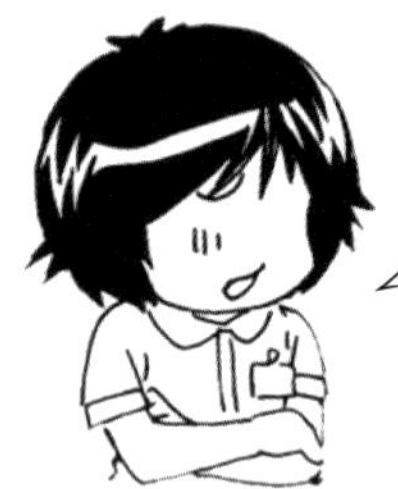

どういうこと？ じゃあアレですか？
ストレスで悪化するような病気になる人はオカシイ！
…なんて言われていた歴史でもあるのですか？？？

そんなん誰だってなるでしょー？？

ビンゴだよあいかちゃん．ストレスがあれば誰だってなるような病気が，
「精神が軟弱な輩がなる病気」みたいにいわれていた歴史が…
…というか今でもそう考えている人はたくさんおる．

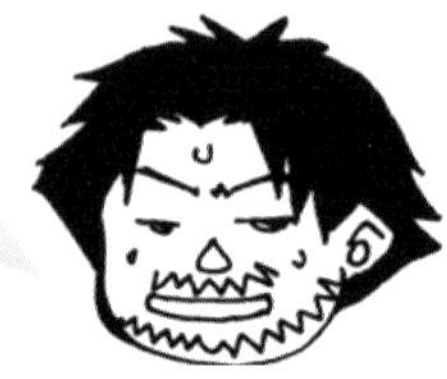

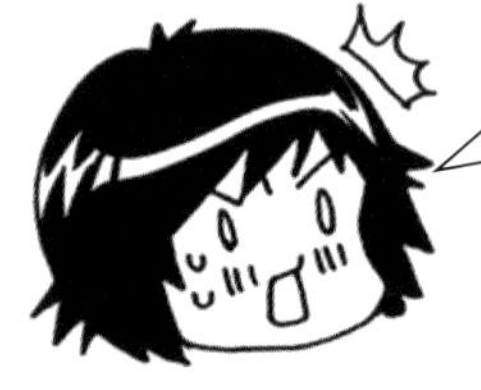

えッ？？？ 本当にソコ？？

本当にソコ

「患者は精神疾患よりは身体疾患の病名を受け入れやすいが，いったん身体疾患であると告知された患者に新たに精神面の治療を実施するのは非常に難しい[2]」といわれ，そのとおりだと思う．
先の，線維筋痛症では，認知行動療法は最も強いエビデンスをもつ治療の一つだけど，通常精神科でなければできない治療だよね？ でも線維筋痛症の専門医に精神科受診を勧められても，「私は線維筋痛症で，その専門医にかかってるから精神科にかかる必要はない」と主張することが多いそうだ[2]．

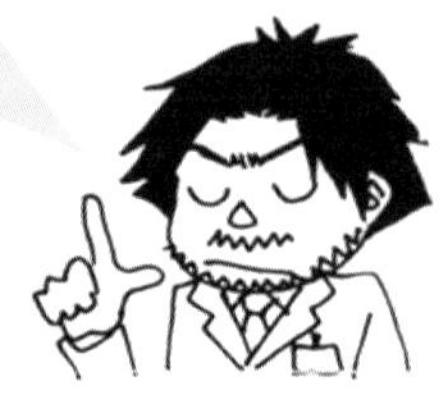

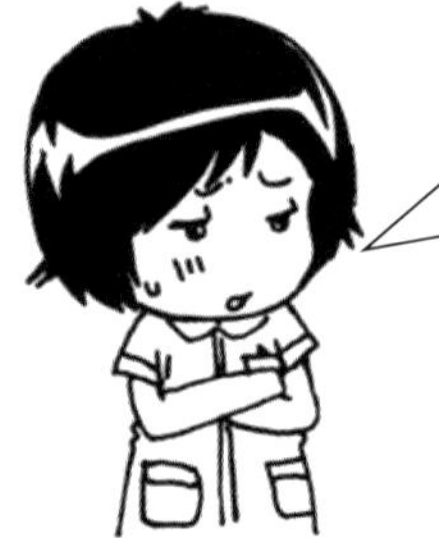

確かに，精神科受診を勧めると，
レッテルが貼られた気分だ！
みたいに言う人や，怒る人いますよね．

その背景には精神疾患に対する
偏見がある…みたいな？

やはりそういった偏見が
最も大きいそうだ[2]．

心身症という括りにはね，それまでは「精神的なモノ」とバッサリ切られてきた種々の機能性疾患の患者さんも，「身体科の治療対象である」と，医療者にも患者さんにも，そう思わせる役割があったと思う．

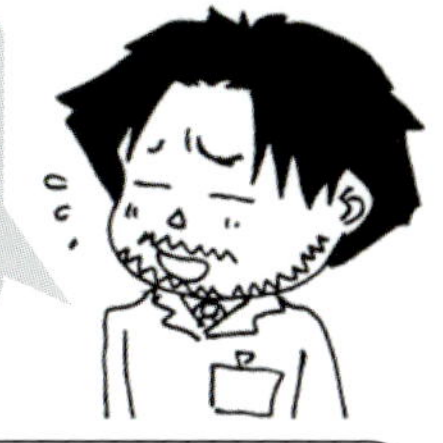

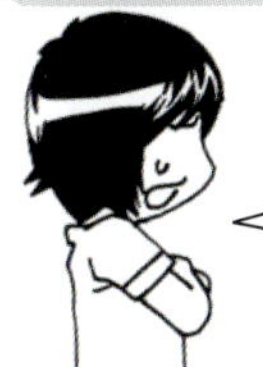

オブラートみたいな意味合いもあったのかぁ…

でもそのオブラートが分厚すぎて，「精神的なモノ」自体にも治療が必要になるケースでは，逆に邪魔になる…みたいな？

身体疾患“だけ”だと思ってしまうと，ストレスに目を向けにくくなるからね．そして，ストレスに目を向けることは，原因云々だけでなく，「痛みの up down」そのものにも関わってくることだから，「ストレス⇒病気」という理解は大切なんだよ．

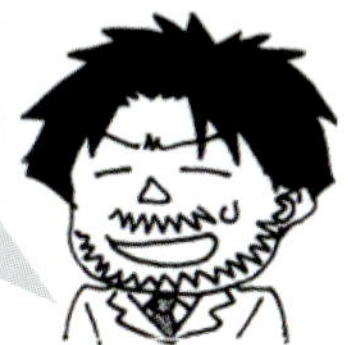

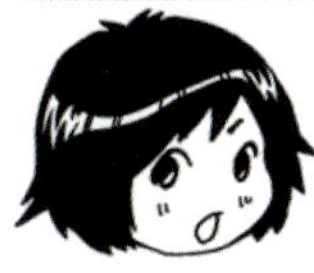

ストレスに気づいて距離をとるのが大事なんですもんね！

いや，それだけじゃない．
距離をとらなくても，「ストレスに注意を向ける」だけで，鎮痛効果がある．
むしろ，stress-induced analgesia（ストレス誘発性鎮痛）なんて言葉があるくらいで．正しくストレスに目を向けることそのものに，実は鎮痛効果がある．

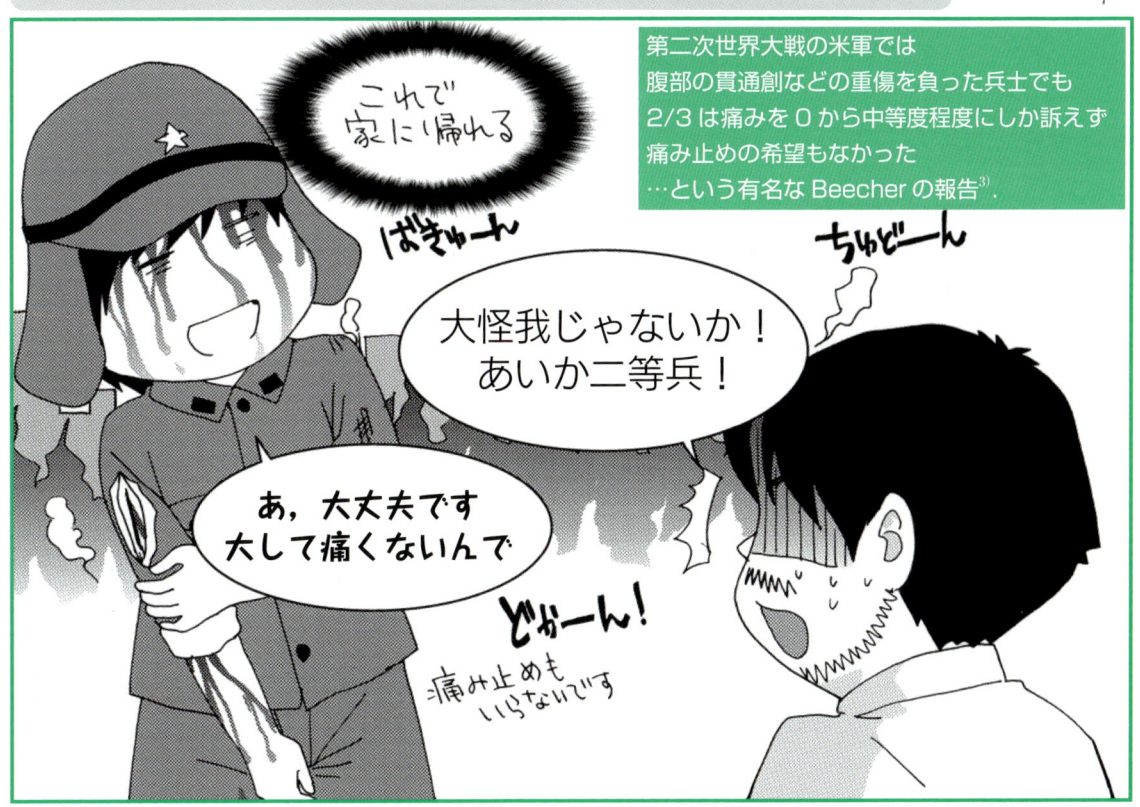

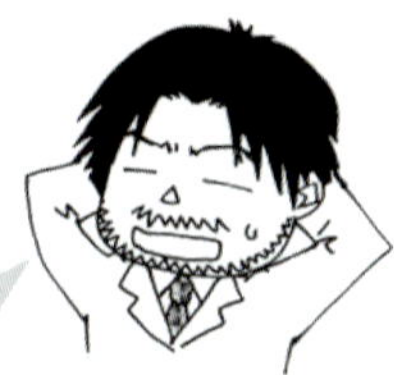

第二次世界大戦の米軍では
腹部の貫通創などの重傷を負った兵士でも
2/3 は痛みを 0 から中等度程度にしか訴えず
痛み止めの希望もなかった
…という有名な Beecher の報告[3]．

これで
家に帰れる

ばきゅーん

ちゅどーん

大怪我じゃないか！
あいか二等兵！

あ，大丈夫です
大して痛くないんで

どかーん！

痛み止めも
いらないです

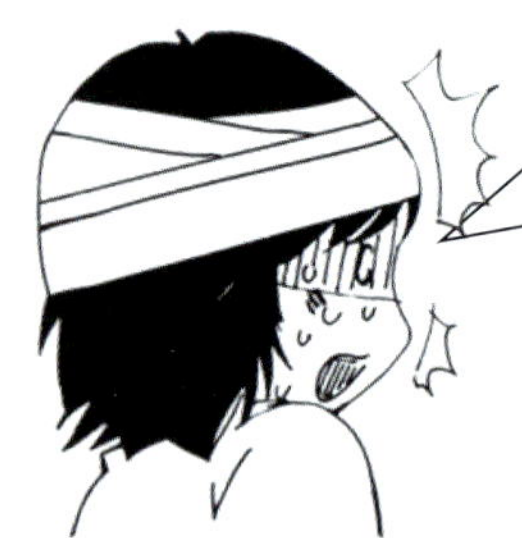

頭をぶつけたから
意識が混濁しているわけではなく？？

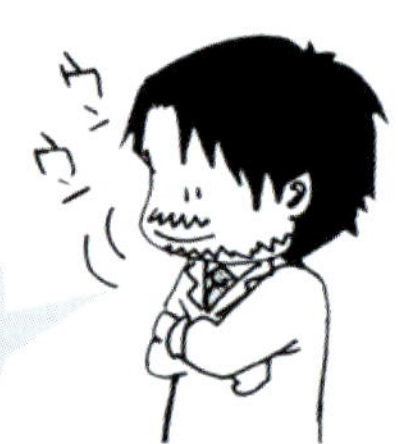

そういうわけではなく[3]．驚きでしょ？

stress-induced analgesia（ストレス誘発鎮痛）とはッ！

気になる（注意を引く）
ストレスがある状況下では，
右図の点線矢印部分の経路が賦活され，
鎮痛に働くことがわかっています[4)5)]

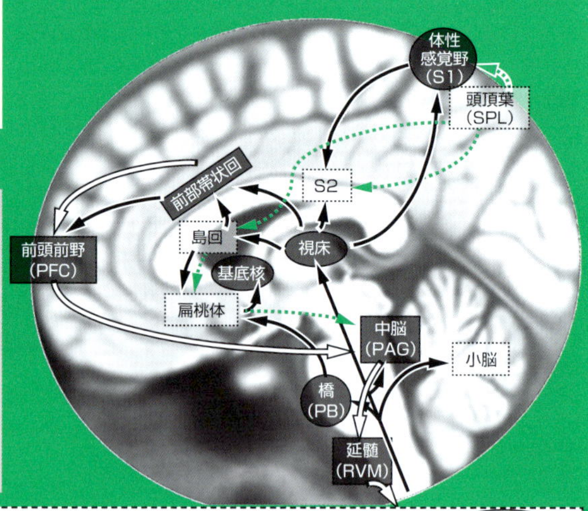

ストレス誘発鎮痛の神経基盤は
注意による疼痛の調整系と
共通部分が多く，当然，
内因性オピオイドが関わっています[4)5)]

本編
第6回参照

注意による痛みの調節システム
（一部は下行性疼痛抑制系と共通）

頭頂葉→ S1（一次体性感覚野），S2（二次体性感覚野）
頭頂葉→島回→扁桃体→中脳→延髄…

ストレス誘発鎮痛の神経基盤は注意による調節系と共通点が多いので，
distraction（痛みから注意をそらすこと）が強力な鎮痛効果をもっていると
想定されている[5]．「注意が痛みそのものに向いている時」は痛みは増強する[5]．
一方で，「注意が環境の中のストレス要因に向いている時」は強力に鎮痛される[5]．

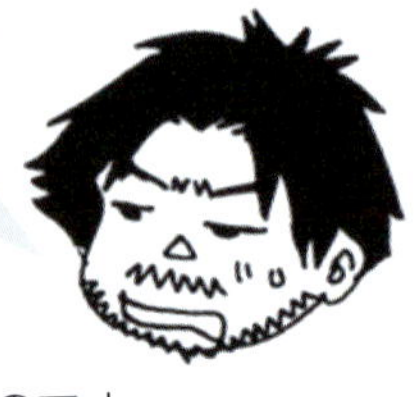

ストレス誘発鎮痛の背景は，内因性オピオイドシステム活性化なので，鎮痛効果は非常に強いのです．

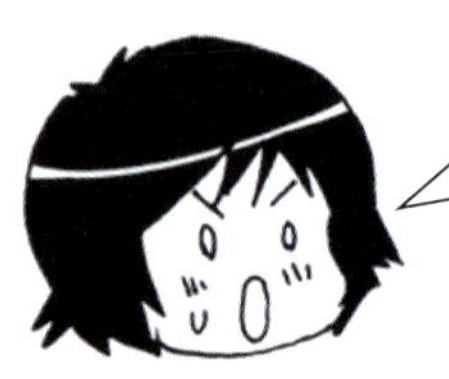

そうか・・・，つまり，ストレスで痛みが悪くなるケースで，
「ストレスに目を向けずに痛みだけを気にする」人は，
余計に痛くなるばかりなんですね！

そのとおりです！[3]

代わりに，ストレスそのものに気を向けることができれば，
それが痛みを減らすことに直結すると！！

ザッツライト！

一応補足しておくと，Beecher の例[3] みたいな，生死に関わるようなストレスでしかストレス誘発鎮痛が起きないわけではないからね（無論，ストレスが大きく，わかりやすいほうが強力に鎮痛されるようですが）．ストレス誘発鎮痛の多くは，雑音で痛み刺激から気をそらす程度のストレス負荷で調べられています[4]．

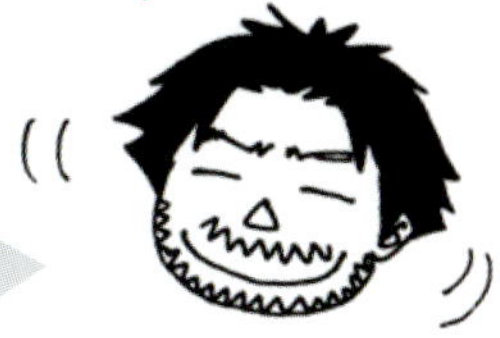

つまりこういうことですね！
痛みとストレスの話の補足！

① ほとんどの病気でストレスが関わる

(1)「慢性疼痛なら必ず関わる」くらいの認識をもつ
(2) 自分とは無関係と思わないように注意

②ストレスに注意を向けるのが大事

(1) 痛みからストレスへと，注意・関心をシフトさせよう（≒ distraction）
(2) (1) による鎮痛効果は非常に大きい（ストレス誘発鎮痛）

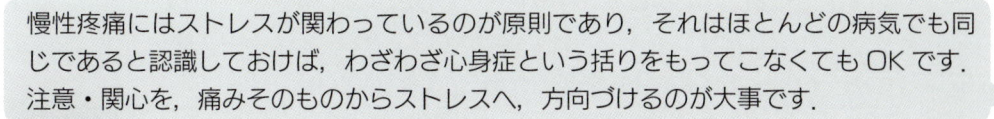

慢性疼痛にはストレスが関わっているのが原則であり，それはほとんどの病気でも同じであると認識しておけば，わざわざ心身症という括りをもってこなくても OK です．注意・関心を，痛みそのものからストレスへ，方向づけるのが大事です．

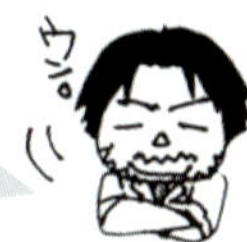

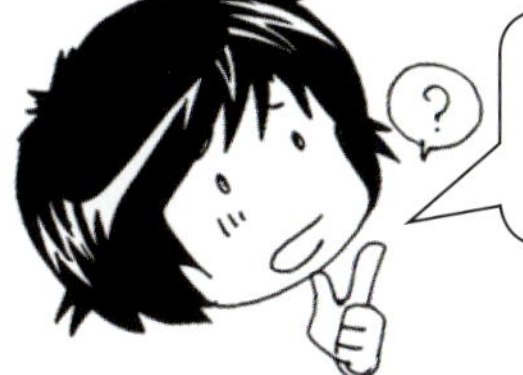

…とすると．仕事がストレスで痛みが悪化してる！という人は，仕事を休まないほうがストレスに目を向けられるんですかね？

休まないほうが痛みは軽減する？？

するどい指摘だね！そういう人もおるのです．Beecher の報告[3]でも，帰還後の兵士はむしろささいなことで痛がることが指摘されています．ストレス誘発性鎮痛を最優先するなら，ストレスに曝すほうがいい時もあるかもしれないが・・・原病自体は悪化しそうだからなぁ・・・

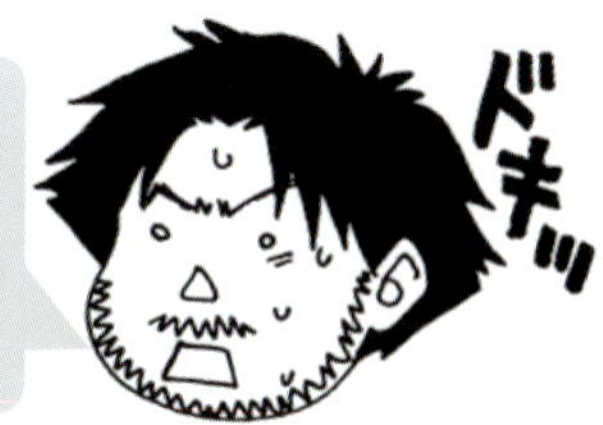

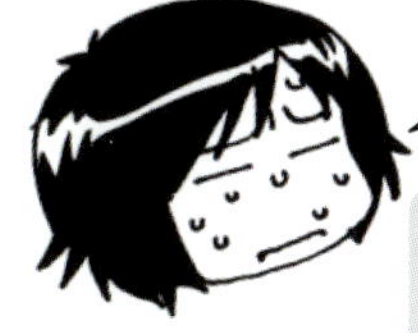

ストレスに曝して痛みが減っても，病気自体は悪くなる？

そういうリスクもあると思うので・・・．基本的には注意・関心は，痛みそのものよりはストレスに向けさせつつも，ストレスからは距離をとらせるようなさじ加減が大事なんだけど，難しいよねー．

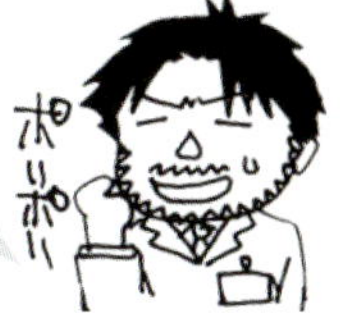

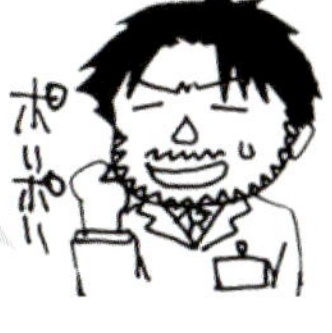

参考文献

1) 日本心身医学会教育研修委員会・編：心身医学の新しい診療指針．心身医学 **31**：537-576, 1991.
2) 日本線維筋痛症学会「線維筋痛症診療ガイドライン」作成委員会：線維筋痛症診療ガイドライン 2013．日本医事新報社．2013.
3) Beecher HK：Pain in men wounded in battle. Ann Surg **123**：96-105, 1946.
4) Yilmaz P, et al：Brain correlates of stress：Induced analgesia. Pain **151**：522-529, 2010.
5) Benedetti F, et al：How placebos change the patient's brain. Neuropsychopharmacology **36**：339-354, 2011.
こちらのサイトもお勧めです→守口善也：心身症．脳科学辞典． http://bsd.neuroinf.jp/wiki/ 心身症

ココロとカラダの痛みのための ~~邪道な~~ 心理療法養成講座

慢性疼痛編

原作：粳間　剛（医師・医学博士，高次脳機能障害支援ネット理事），まんが：仙道ますみ

第4.75回 ストレスに鈍い病態（アレキシサイミアとアレキソミア）

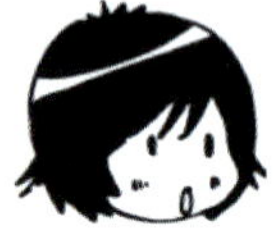

ストレスの大きさの目安はあるのですか？

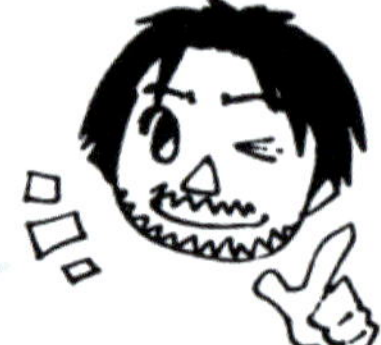

ライフイベントによるストレスモデルの尺度が有名です[1)2)]．

出来事とストレス値

出来事	ストレス値	出来事	ストレス値	出来事	ストレス値
配偶者の死	100	経済状態の変化	38	上司とのトラブル	23
離婚	73	親友の死	37	労働時間や労働条件の変化	20
夫婦の別居	65	職場の配置転換	36	転居・転校	20
留置所などへの拘留	63	夫婦ゲンカ	35	趣味やレジャーの変化	19
家族の死	63	1万ドル以上の抵当か借金	31	宗教活動の変化	19
ケガや病気	53	担保・貸付金の損失	30	社会活動の変化	18
結婚	50	職場での責任の変化	29	1万ドル以下の抵当か借金	17
失業	47	子どもの独立	29	睡眠習慣の変化	16
夫婦の和解	45	親戚とのトラブル	29	家族だんらんの変化	15
退職	45	自分の輝かしい成功	28	食習慣の変化	15
家族の病気	44	妻の転職や離職	26	長期休暇	13
妊娠	40	入学・卒業・退学	26	クリスマス	12
性の悩み	39	生活の変化	25	軽度な法律違反	11
新しい家族が増える	39	習慣の変化	23		
転職	39				

内容的には，家族，特に夫婦問題と，
仕事関係が多いんですかね？

悪いことばかりがストレスじゃなくて，
良いことのストレスも大きい？ クリスマス？？

大きな出来事だけじゃなくて，
日常の些細なストレスを訴える人も多くないですか？

クワッ

そのとおり！ このライフイベント尺度に異議を唱えて，
「日常のささいなストレス」の重要性も指摘されています[1)3)]．

Daily Hassles（日常いらだちごと）－抜粋－[1)3)]

- 自分（家族）の将来のことについて
- 自分（家族）の健康のことについて
- 出費がかさんで負担であることについて
- 借金やローンをかかえて苦しいことについて
- 家族に対する責任が重すぎることについて
- 仕事（家事・勉強等を含む）の量が多すぎて負担であることについて
- 異性関係について
- 職場（学生の場合学校）や取引先の人とうまくやっていけないことについて
- 家族・親戚や友人とうまくやっていけないことについて
- 近所とうまくやっていけないことについて
- 家事や育児が大変であることについて
- いつ解雇（学生なら退学）させられるかということについて
- 退職後の生活について
- 今の仕事（家事・勉学等を含む）が好きでないことについて
- 他人に妨害されたり，足をひっぱられることについて
- 義理のつき合いで負担であることについて
- 暇をもてあましがちであることについて
- どうしてもやり遂げなければならないことをひかえていることについて
- 自分の外見や容姿に自信がもてないことについて
- 生活していくうえで性差別を感じることについて
- 不規則な生活が続いていることについて
- まわりからの期待が高すぎて負担を感じることについて
- 陰口をたたかれたり，うわさ話をされるのが辛いことについて
- 過去のことで深く後悔しつづけていることについて
- 公害（大気汚染や近隣騒音など）があることについて
- コンピューターなどの新しい機械についていけないことについて
- 朝夕のラッシュや遠距離通勤（通学を含む）に負担を感じることについて

めっちゃ
当てはまる！

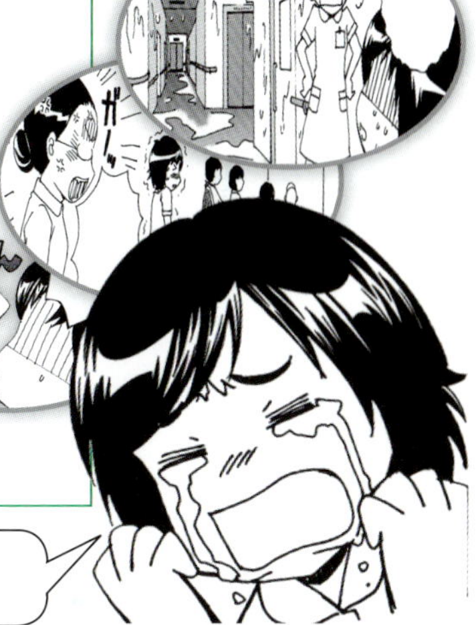

こんなん日常生活そのものじゃないですか！

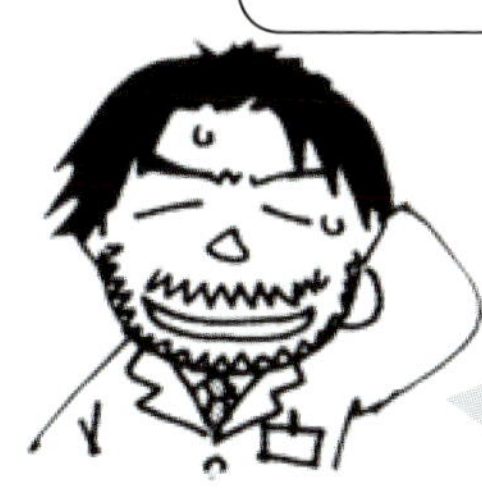

そうだよねー．でも，心身症のケースにこの表を見せても，
「私には心当たりがない」と
そんな感じに言われることが多いんだよ．

普通は心当たりありまくりなハズの
ストレスに鈍いことが心身症の背景です
m9(ﾟДﾟ)

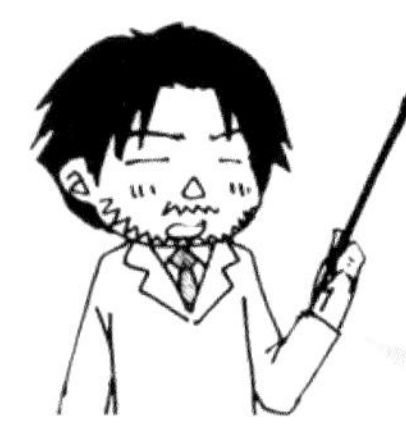

心身症という括りはあまり意識しなくてもいいとは書きましたが，心身症になりやすい人の特徴は知っていたほうがいい．

心身症になりやすい人は，身体症状を呈しやすい傾向がある代わりに，自己の情動・感情を同定し言語化することができず，感情表現がフラットで共感性に欠け，自己の内面に焦点が向かず，外界の事物事象へ注意が向きがちで，他人との生き生きとした社会的なつながりに欠けるということが指摘されています[1]．
こういった心身症になりやすい人の特徴は，アレキシサイミア（alexithymia/失感情症）とよばれます[1]．

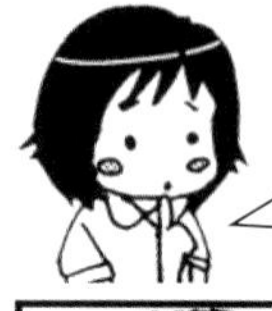

それって，注意障害だとか，直感的 feeling に鈍い人の説明[4]で出てきた話？ 高次脳機能障害や発達障害や認知症の特徴では？

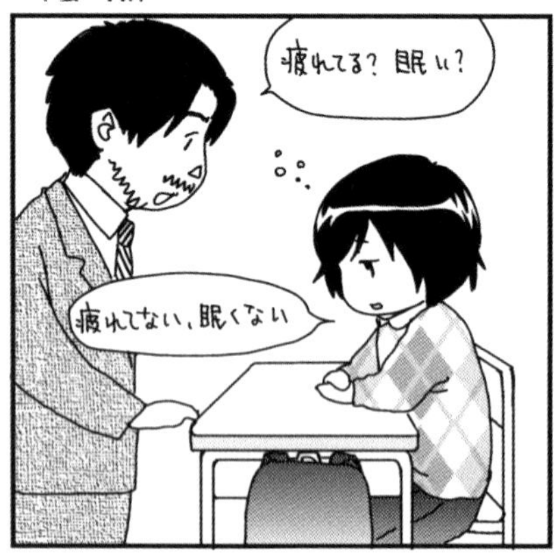

疲れてる？ 眠い？
疲れてない，眠くない

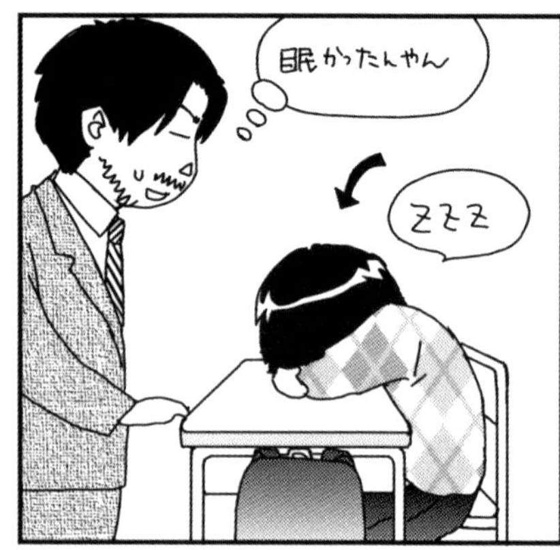

眠かったんやん
zzz

前書『高次脳機能障害・発達障害・認知症のための~~邪道な~~地域支援養成講座』2017．三輪書店より転載

よい指摘ですね！
そういうのです！

ウン ウン

確かにまんがの例のような自分自身への体調変化への鈍さは，高次脳機能障害・発達障害・認知症でよく見かける特徴的な症状です[4]．アレキシサイミアが，比較的高度な認知機能である，自己の感情の同定やカテゴリー化などの障害である[1]のに対して，まんがのような，身体状態（＝内受容感覚[4)5)]）への気づきの障害は，アレキソミア（alexisomia/失体感症）とよばれます[6]．アレキソミアがあるとアレキシサイミアはまず合併していると考えてよいでしょう．

内受容感覚への気づき（interoceptive awareness）は自己の情動状態および感情や意識の生成の基礎を構築しているとされます[1)5)]．この神経基盤としては島回（特に前島皮質）[5]が考えられており，島回は痛みの脳内情報処理システムである pain matrix にも含まれています（痛みの文脈でアレキソミア，注意の文脈で神経疲労[4]，病識欠如などと違った名前でよばれるのは病変が共通だからでしょう）．内受容感覚への気づきこそ直感的な feeling の源です[4)5)]．これに問題があれば遂行機能などの，より高度な認知機能の発揮は難しくなり[4]，当然，前述の「自己の情動・感情を同定し言語化すること」も困難になります（≒アレキシサイミアになる）．これらの病態ではストレス誘発鎮痛（第 4.5 回参照）は自然に起きにくく指導も難しいのですが，ストレスに気づけなくてもそれによる痛みや不調に気づければまだマシなほうで，例えば上司のストレスに無自覚でも胃が痛くなればいくらかストレス源に近づくことが制限されます．一方で，不調にさえも気づかないアレキソミアでは回避行動が起きにくく[4]，胃潰瘍になって（重症化して）はじめて気づかれたり．いずれにせよ，自己の情動や感情や身体状態への「気づき」がストレスの解消作用や，ストレスの身体化を防ぐ作用を持っているのではないかと考えられています[1]．

名前はともかく，注意や気づきに問題があれば，なんにせよストレスに鈍くなって，痛みは強くなるってことですね．

名前覚えなくていいですよね？

ウン。

そこだけわかっていれば十分です！

第 4.75 回　ストレスに鈍い病態（アレキシサイミアとアレキソミア）

不調の自覚がないと，病気になったりしやすいですよね？
訓練したりできないのですか？

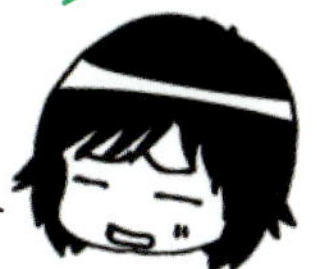

訓練できます！ 代表的なものにマインドフルネス訓練というのがあります．
注意を自分の内面の変化に向ける訓練だな！ ココロより身体変化を意識します．

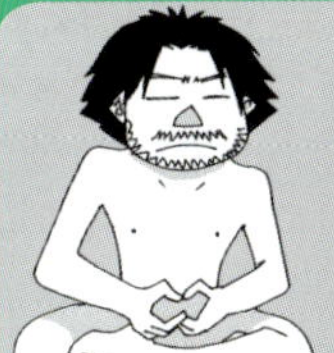

右の例のように，恐怖と愛情は「胸のドキドキ」だけに注目すると区別が難しいとされますが…

全身に注意を向けて見てみると結構違います（下図）．

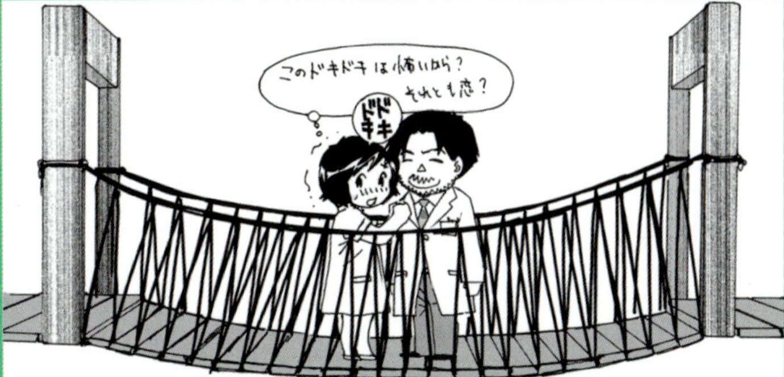

このドキドキは怖いから？ それとも恋？
ドキドキ

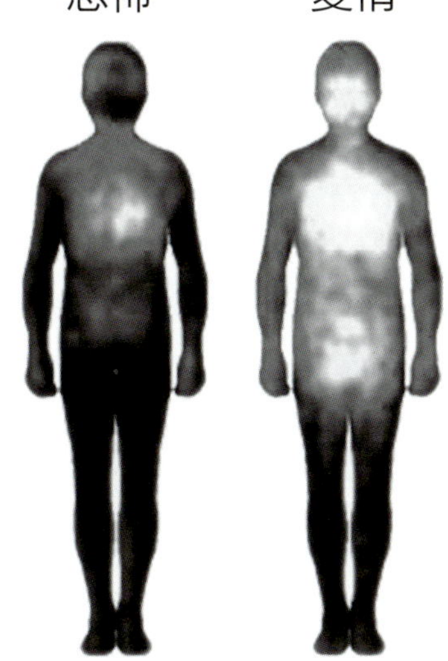

ある感情を惹起する刺激を与えている時の身体各所の活性の増加がどのように感じられるか mapping し，平均したものが左図です．活性が増加したと感じられたエリアほど白に近く，黒が変化なし．恐怖・愛情ともに胸部の活性の増加が示されるが，下腹部の増加は愛情のほうが目立つ．原著では活性減少部位も同時にカラーで示されており必見．

Nummenmaa L, et al：Bodily maps of emotions. Proc Natl Acad Sci 111：646-651, 2014. より許可を得て転載

たしかに！ゆきしろ*のこと考えると，胸もお腹もなんか…あったかくなる気がします！
せんせーにそういうのは感じないし w
橋が怖いからドキドキしたのかな？？

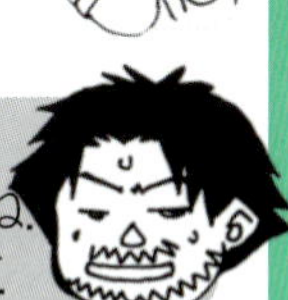

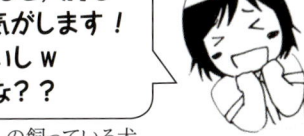

*あいかちゃんの飼っている犬

男性だと下腹にぶらさがってるものが縮こまるので，意識して注意すればこの差がわかりやすいんだけどね．
こういう差をはっきり自覚できるようにする訓練です．

「高次脳機能障害・発達障害・認知症のための~~邪道な~~地域支援養成講座（2017，三輪書店）」より改変転載

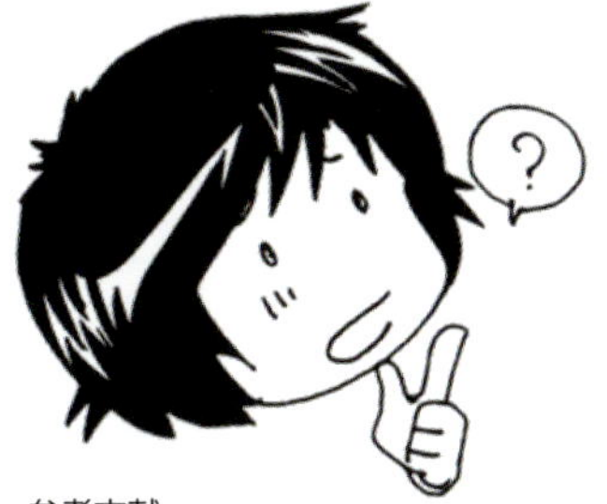

?

具体的にどんな練習をすればいいの？

マインドフルネス訓練については本編第 6.5 回参照です！

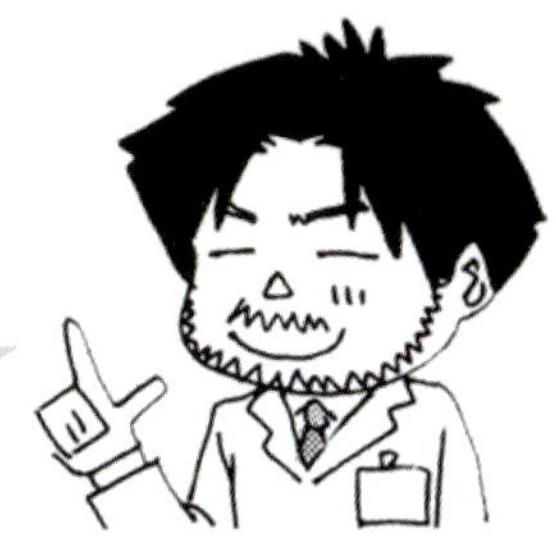

参考文献

1）守口善也：心身症．脳科学辞典．http://bsd.neuroinf.jp/wiki/ 心身症
2）Holmes TH, et al：The social readjustment rating scale. J Psychosom Res **11**：213-218, 1967.
3）Lazarus, RS：Psychological stress and the coping process. New York, McGraw-Hill, 1966.
4）粳間　剛，他：高次脳機能障害・発達障害・認知症のための~~邪道な~~地域支援養成講座．三輪書店，2017.
5）Craig AD：How do you feel now ？ The anterior insula and human awareness. Nat Neurosci **10**：59-70, 2009.
6）Ikemi Y, et al：An oriental point of view in psychosomatic medicine. Psychother Psychosom **45**：118-126, 1986.

ココロとカラダの痛みのための ~~邪道な~~ 心理療法養成講座

慢性疼痛編

原作：粳間　剛（医師・医学博士，高次脳機能障害支援ネット理事），まんが：仙道ますみ

第５回「痛みの診断的治療」と「痛みの分類」

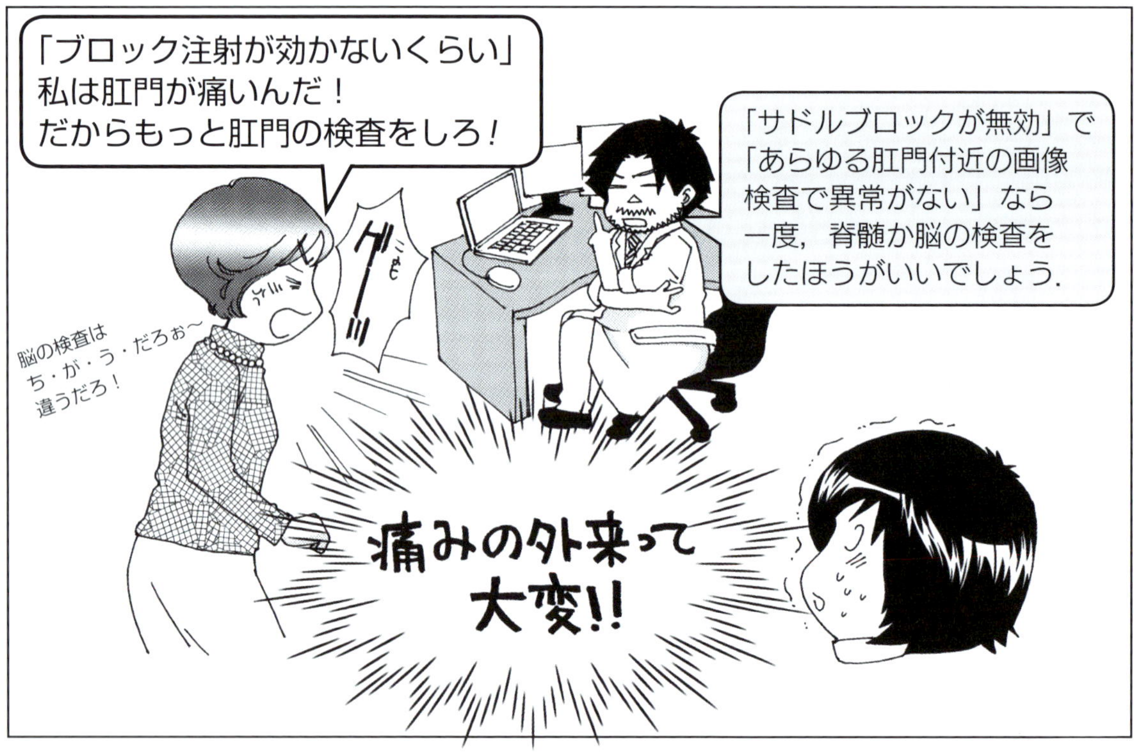
「ブロック注射が効かないくらい」
私は肛門が痛いんだ！
だからもっと肛門の検査をしろ！
「サドルブロックが無効」で
「あらゆる肛門付近の画像
検査で異常がない」なら
一度，脊髄か脳の検査を
したほうがいいでしょう．
脳の検査は
ち・が・う・だろぉ～
違うだろ！
痛みの外来って
大変!!

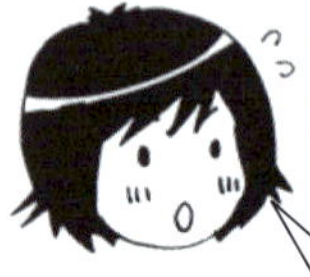
経過を説明して，治療を決めるのってホント大変ですよね！
私の担当患者さんって，同じ治療してるのに経過がまちまちで・・・
結局，誰が本当に効いてたのかもよくわからなかったですよ！
どう説明すればいいのかわからん！

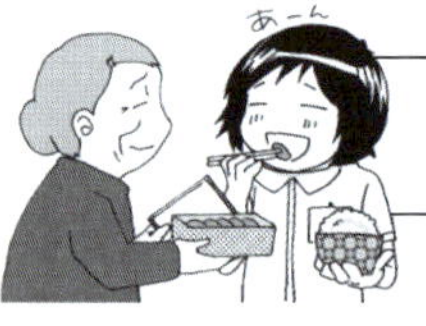

ノイロトロピン®注射で毎回，腰痛が速やかに改善するが，
生理食塩水注射でも同じ効果が出るヨネさん（第２回）

ノイロトロピン®注射で毎回，吐き気が出るが，
生理食塩水注射でも同じ効果が出るコムギさん（第３回）

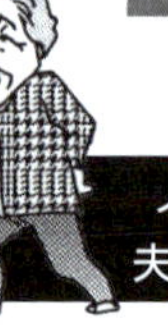

ノイロトロピン®注射で，基本的に痛みが軽減するが，
夫同伴の時だけ痛みが軽減しないペンネさん（第４回）

３人とも，腰部脊柱管狭窄症の痺れに対して週
１回ノイロトロピン®注射をしている，
あいかちゃんの担当患者さん．

いいところに気づいたねぇ．細かい部分は薬の本を調べることをすすめるが…
ノイロトロピン® は，鎮痛効果に加えて，副作用の発現頻度や重症度が
“極端に低い”ことが特徴なんだ[1]．他の慢性疼痛治療薬と異なり，高齢者や
長期治療を要する患者さんに非常に適したお薬なのです[1]．

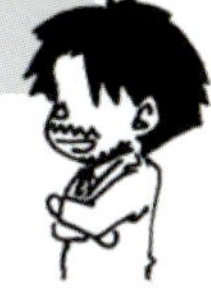

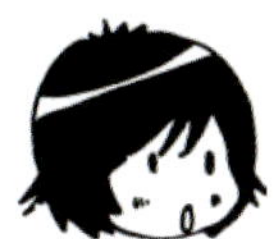

そういえばお婆ちゃんばかり担当でしたね．

同時に，ノイロトロピン® は錠剤でも注射でも，少しずつ効果が出てくることが
わかっています[2]．だから，よい効果であっても悪い効果であっても，
「すぐに変化があったら薬効ではない」可能性が高いと，考えやすいのです．

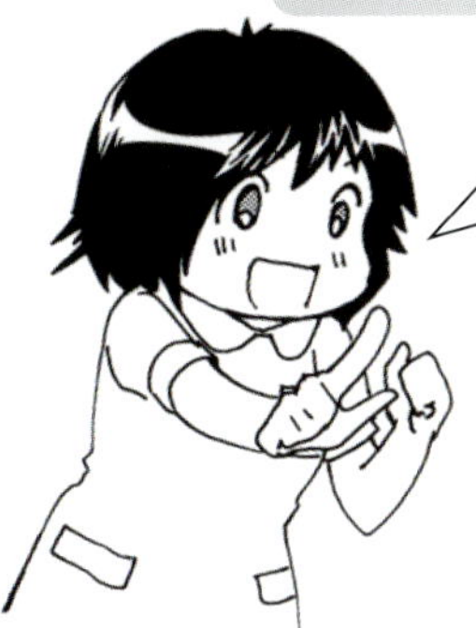

だから，注射後すぐに痛みが取れたと言う人はプラセボ反応で，
すぐに吐き気がするという人はノセボ反応だと判断しやすい！

そう考えやすくなるよね．もちろん判断基準はそれだけではな
いけれど，「心理的な要素が影響しているのでは？」と考える
判断材料になる．それぞれの原病の自然経過や治療本来の
経過と，患者さんの反応を比べるのは大切な評価だ．

「注射は飲み薬より早く効く」イメージがあるからですよね！ きっと！
でも，そういう薬じゃないから，反応を見ることは検査にもなるんだ！

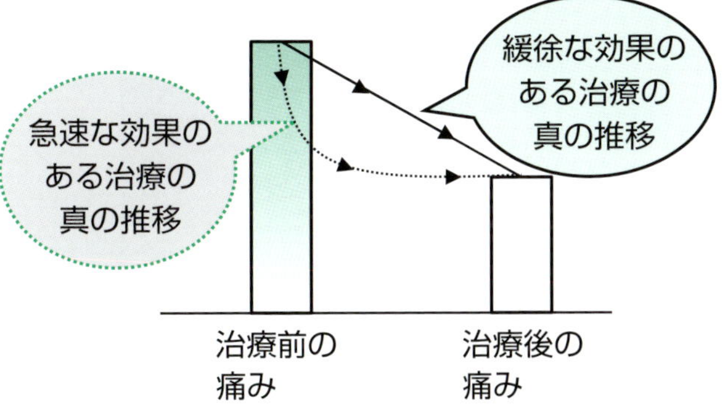

治療の効果を示すのによく使われる，治療前後の痛みの推移を示す棒グラフ（左図イメージ）だけでは，その背景で，実線矢印のような経過をとるのか，それとも，点線矢印のような経過をとるのかわからないので注意！！
本来効果発現が緩徐なハズの治療を受けている例に，急速な改善が見られたら，治療本来の効果とは考えがたい．

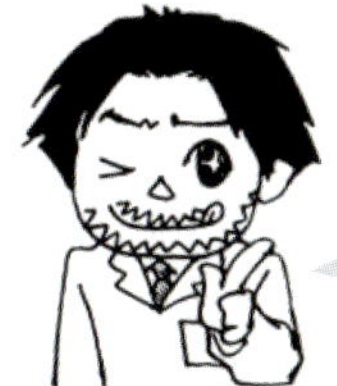

このように，「治療本来の経過」をちゃんと知っていると，治療効果判
定や，原病の経過評価を，正しく行いやすい．特に，「診断的治療」といっ
て，治療にどんな反応をするのか見ることで病気の診断・評価をする
ことが，臨床場面では多くあるからね．

検査で診断するんじゃなくて，治療で診断するんですか？
そういうのを診断的治療っていうの？ 例えばどんなものが？

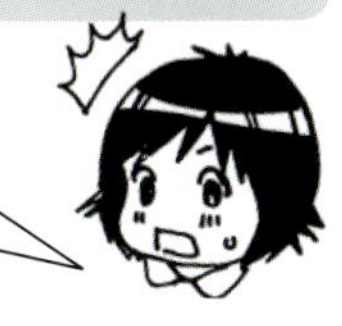

伝達麻酔（≒神経ブロック）による診断的治療ッ！ m9(゜Д゜)ドーン

慢性疼痛疾患における診断的治療の代表は，伝達麻酔です（俗に神経ブロックやブロック注射とよばれる）．例えば，「侵害受容性疼痛」では，「痛みを感じているその場所に痛みの発火源がある」ので，そこから脳までの神経経路のいずれかで伝達麻酔をして，痛みの情報伝達を完全にブロックできれば痛みを感じなくなります[1,3]．転じて，伝達麻酔が無効であれば，「痛みを感じているその部位が発火源の痛みではない（侵害受容性疼痛ではない）」と予測することができます*．

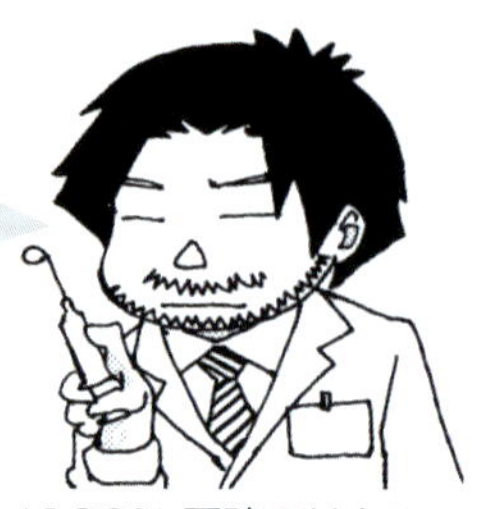

*100% 正確ではない

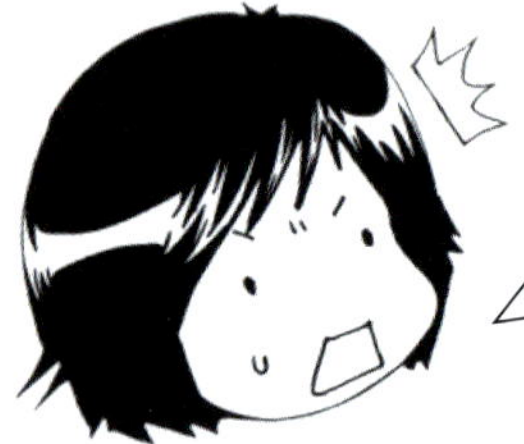

え？ 麻酔が効かないなんてありえなくないですか？
麻酔をかけても痛みが残っていたら，
手術なんてできないじゃないですか！！！

そのとおりだね．いわゆる身体の病気やケガによる炎症の痛みは「侵害受容性疼痛」なので，伝達麻酔が成功すれば基本的に痛みは 0 になり，病気やケガよりももっと痛いハズの，手術なんてことができるわけだ．

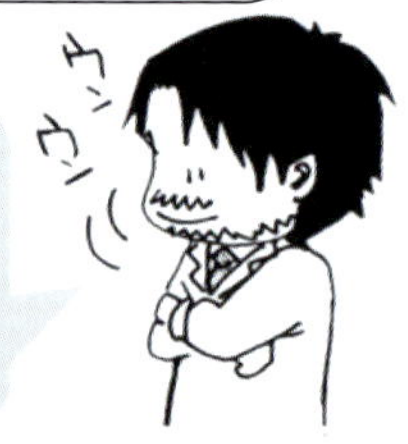

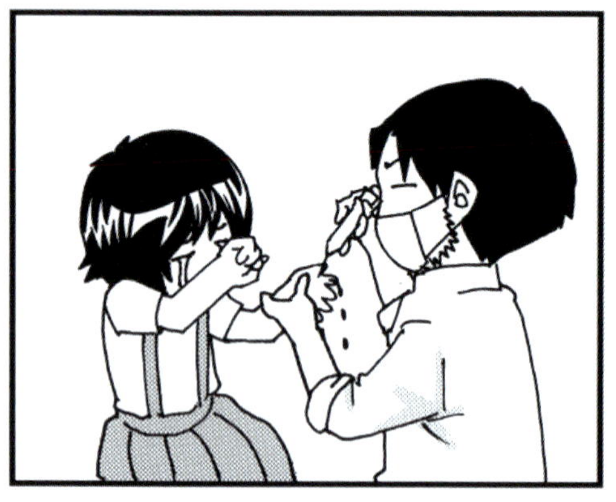

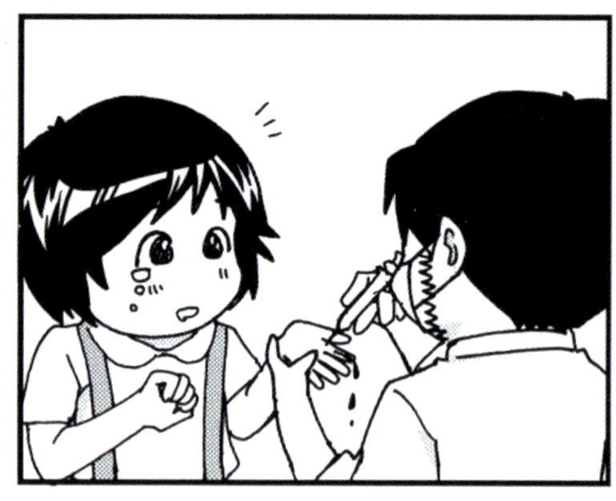

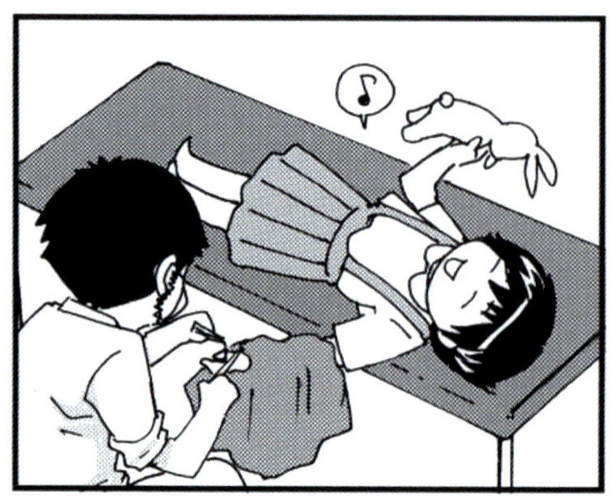

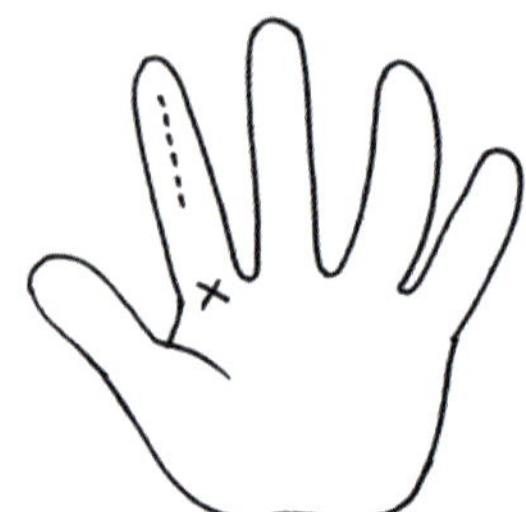

指の伝達麻酔（ブロック）が成功すれば，麻酔位置より指先まで全く痛みを感じなくなる（→手術ができる）

…点線：傷口の位置
×バツ：麻酔場所
（指の根元でしわの真ん中）

これで痛い場所全域の痛覚が遮断される！
m9(゜Д゜) ドーン！

カラダには物理的な損傷を感知するセンサー（侵害受容器 nociceptor）があります．そのセンサーに侵害刺激（物理的な損傷）が加わると，その情報が脳まで伝わり，侵害刺激が加わっている部分に痛みを体験します．これが，侵害受容性疼痛だ．

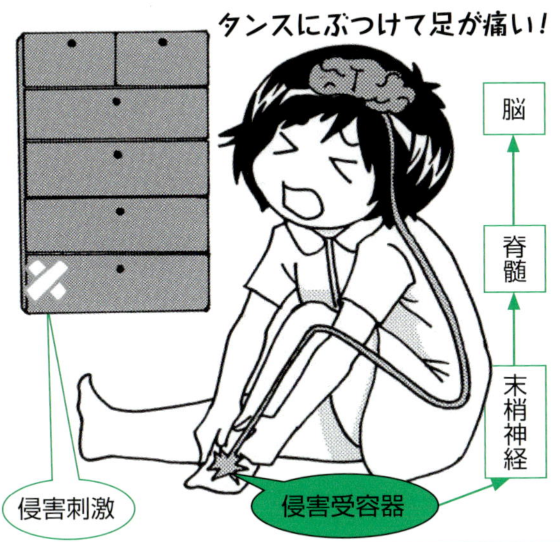

侵害受容性疼痛は，
俗にいう「炎症の痛み」が主

痛いと感じるその場所に，
痛みのもと（発火源）がある

その名のとおり，侵害（物理的な損傷）を，受容して（感じ取って），生じる痛みです．物理的な損傷が加わった部分（の炎症）が“痛みの発火源”になっています．

この侵害受容器⇒脳までの痛みの伝導路をブロックすれば，侵害刺激が加わっても，痛みは生じなくなります（下図）

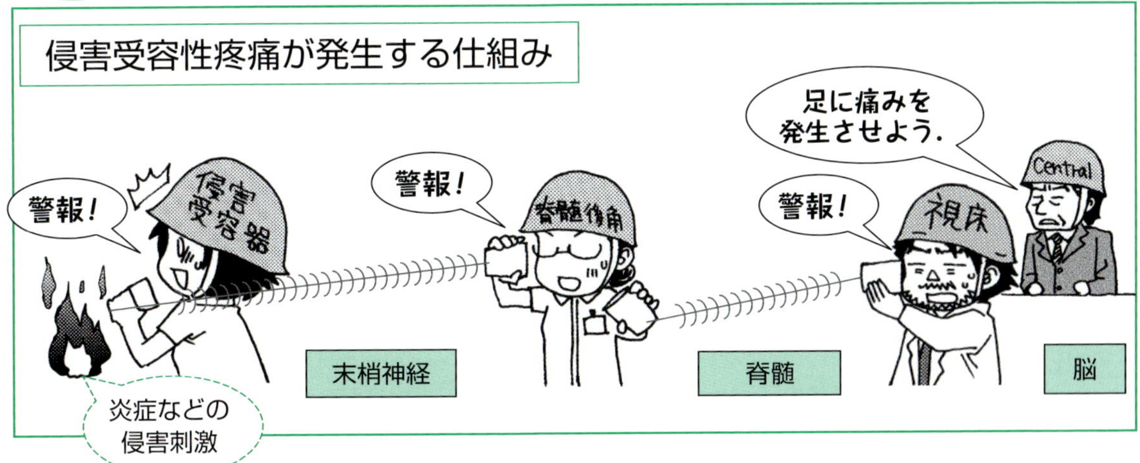

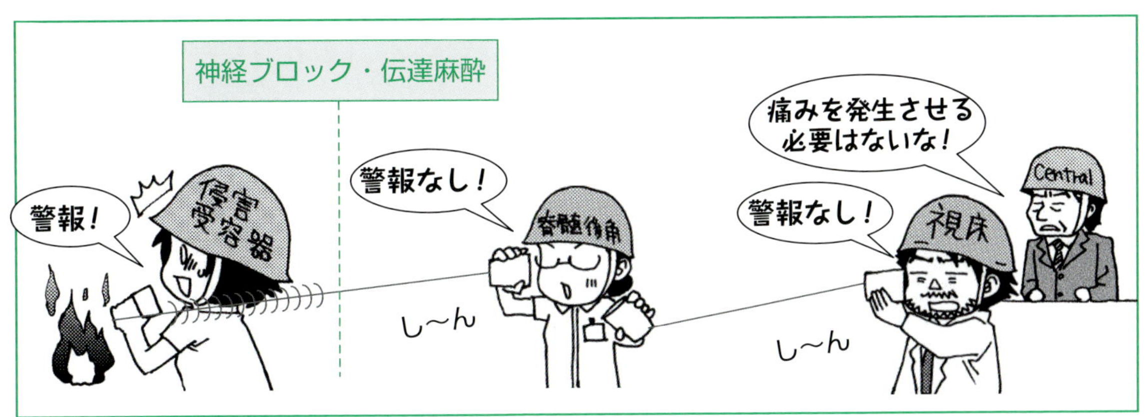
神経ブロック・伝達麻酔
痛みを発生させる必要はないな！
警報！
警報なし！
警報なし！
侵害受容器
脊髄係
視床
Central
し〜ん
し〜ん

痛い部分全域をカバーするように情報伝達をブロックする伝達麻酔をすれば，侵害受容性疼痛は全く感じなくなります．この方法を痛みの治療に応用したものが，俗に，神経ブロック療法*とよばれるものです[1)3)]．
(*ただし，すべての神経ブロックが痛い部分全域をカバーできるものではない)

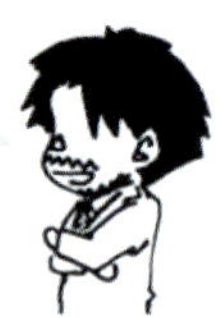

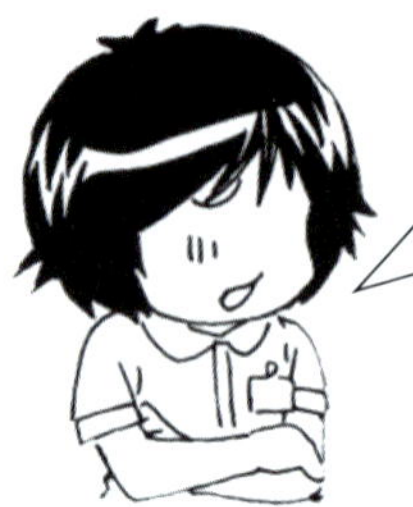

神経ブロックをしても全然痛みが変わらなかったーって患者さんて，結構多いじゃないですか！ そういう人の痛みは，「痛い！」って言う場所の炎症とかが原因ではないと考えてよいということですか？

痛みの原因は，痛い場所には存在しないといえる？

モノによるけど，原則，そのとおりです．ご明察．

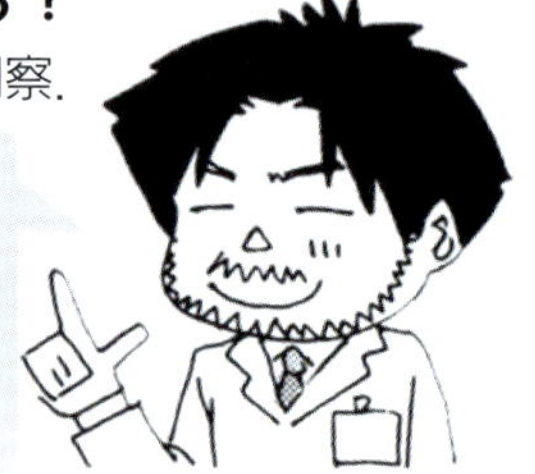

全部ではないが，痛い場所全域をカバーする伝達麻酔をしたなら，侵害受容性疼痛の痛みは原則麻酔されます．だから，そういう伝達麻酔が無効だったら，痛みの原因は，痛みを感じている場所の炎症なりなんなりの侵害刺激ではないと推測できるわけです．

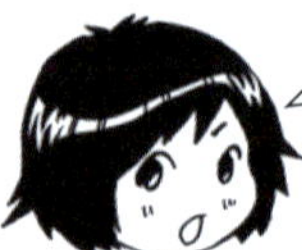

痛みの原因が，痛い場所に存在しなかったら，どこにあるんですか？

その場合は，痛みの情報処理システムそのものに異常があると考えます[4)]．それが，神経障害性疼痛とよばれるモノです．

(痛い部分全域をカバーできる）麻酔が無効な時は，ブロックした部位より末梢側の伝導路に，痛みの発火源が存在するわけでは「ない」ことを意味する[1)]（下図はその一例）．

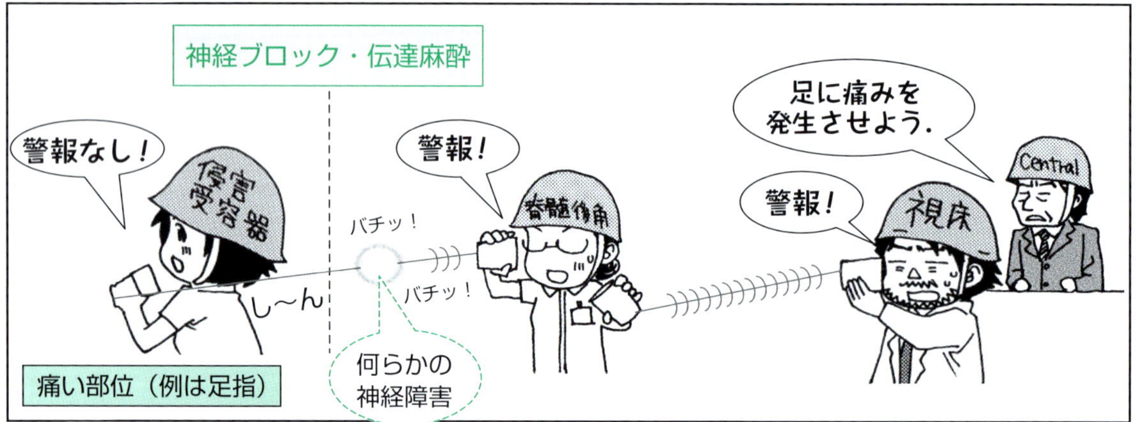

表 1　ものすごくシンプルな見分け方（文献 4）を改変）

侵害受容性疼痛	神経障害性疼痛
痛みのシステムは正常 侵害刺激への正常な反応 （適応的：adaptive）	痛みのシステムが異常 侵害刺激がないのに誤作動 （不適応：maladaptive）

要するに痛みのシステムが正常かどうかだけの分類だ！
m9(゜Д゜) ドーン

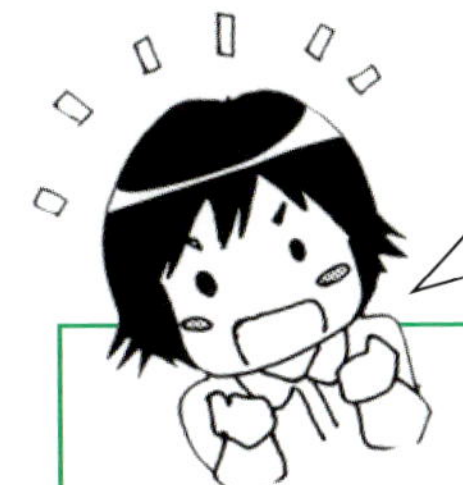

わかった！
腰からくる足の痛みとかで，神経ブロックが全く効かないっていうのは，こういうことだ↓これならブロックしてもしなくても変わらないハズ！

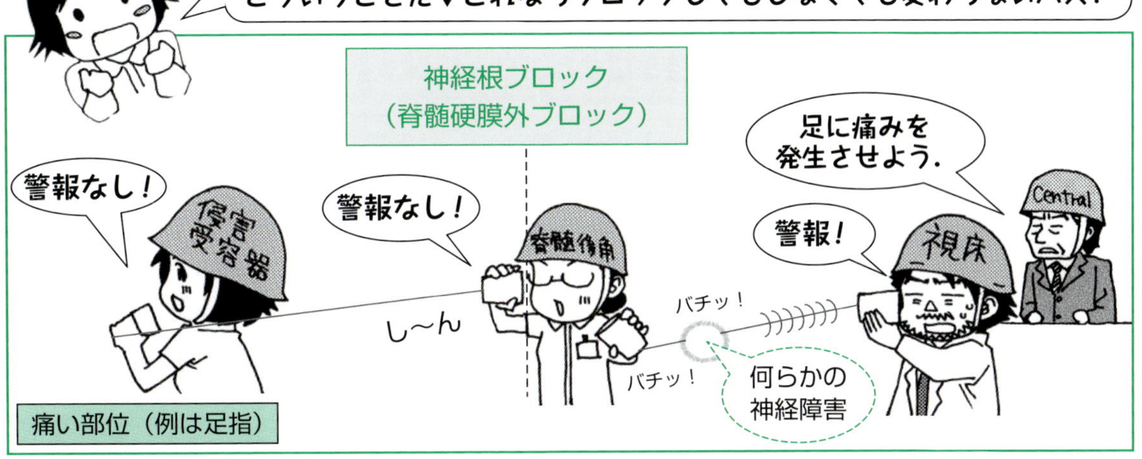
神経根ブロック
(脊髄硬膜外ブロック)
警報なし！
侵害受容器
警報なし！
脊髄後角
し～ん
足に痛みを発生させよう．
Central
警報！
視床
バチッ！
バチッ！
何らかの神経障害
痛い部位（例は足指）

そのとおり．高位の脊柱管狭窄症による足のしびれなどは，脊髄の圧迫で，痛みの伝導路が障害されているので，末梢神経レベルの麻酔である神経根ブロック（脊髄硬膜外ブロック）をしても原理的に効果はないはずなのです．

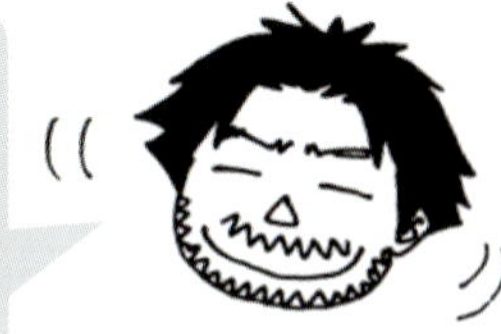

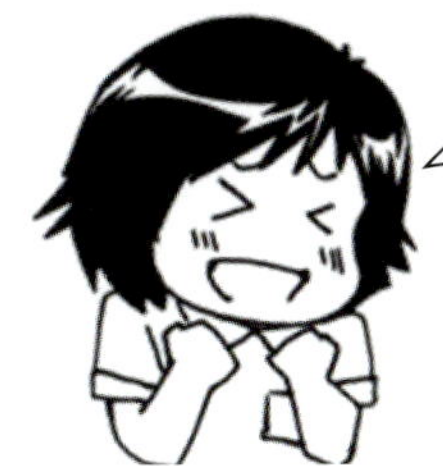

理解しましたよ！この場合は，その何らかの神経障害があるところより脳に近い脊髄で伝達麻酔すれば痛みが消えると！診断的治療！

そうなるハズだね．でも脊髄に麻酔をかけるのは，脊椎麻酔や腰椎麻酔（脊麻・腰麻）とよばれて，普通は手術の時にしかかけないけど・・・
（一応全脊椎麻酔も保険収載された神経ブロック療法ではあるが）．

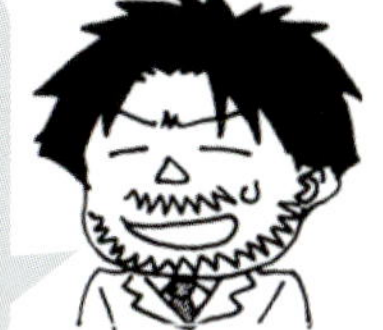

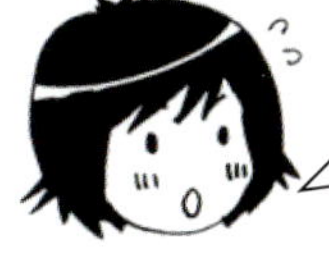

たしかに！腰麻の ope の時は，麻酔が脊髄全体にかかると危ないから，逐一 check しろって言われますもんね！脊麻は検査や治療に使えない？

冒頭で話していたサドルブロック*も脊麻だけど，これだけは例外的に痛みの治療に使われる[5]．他の脊麻は運動麻痺も出るし，まず治療や検査に使われない．

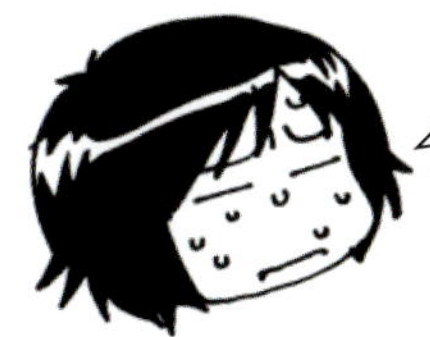

えー．せっかく痛みの仕組みと麻酔の関係の理屈を理解したのにぃ．
診断的治療に使えない麻酔も多いのか・・・．

理に適わない痛みもあるよ！ 幻肢痛とかは脊麻で悪化する！

＊注：仙髄レベルに限局させた脊麻で，膀胱直腸機能が廃絶した会陰部周囲の癌疼痛等が治療適応[5]．無論，同領域の手術麻酔にも使われる（痔など）．よって，サドルブロックが無効だった冒頭例は肛門周囲だけの問題とは考えがたい．

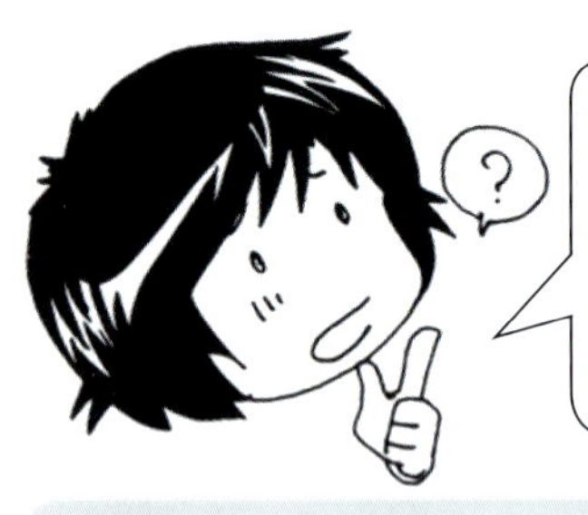

幻肢痛って，病気やケガとかで無くなったハズの手足が痛くなるってやつですよね？
痛みを感じている場所がそもそも存在しないわけだから，その場所の痛みのセンサーも存在しないわけで・・・
侵害受容性疼痛ではありえないですよね？

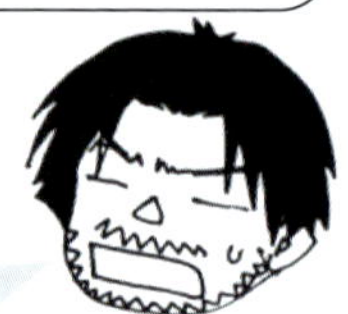

幻肢痛が侵害受容性疼痛であることはありえないし，痛みのシステムが正常だったら起こりえない痛みだ．だから，神経障害性疼痛に分類するのだが，ではどこに痛みの発火源があるんだ？ というと，難しい問題なんだ．

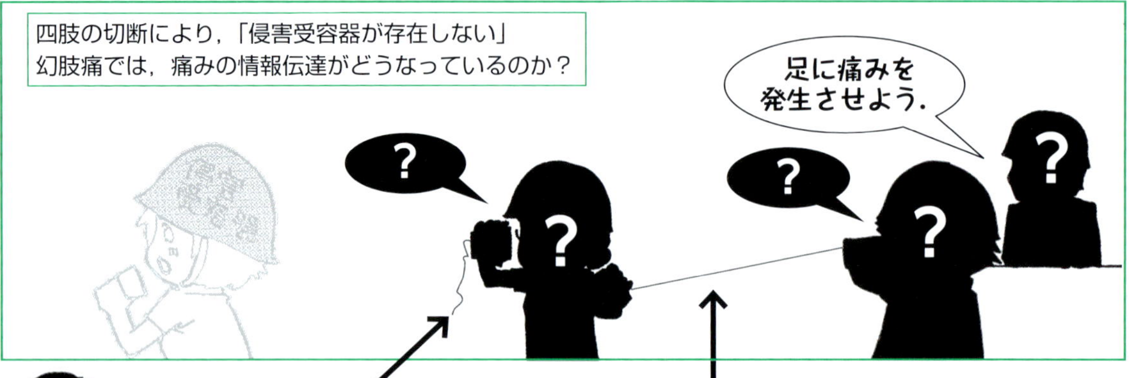

四肢の切断により，「侵害受容器が存在しない」
幻肢痛では，痛みの情報伝達がどうなっているのか？
足に痛みを
発生させよう．

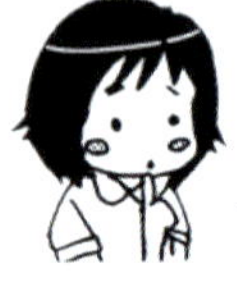

この切れちゃった神経のところが痛みのもとじゃないのですか？

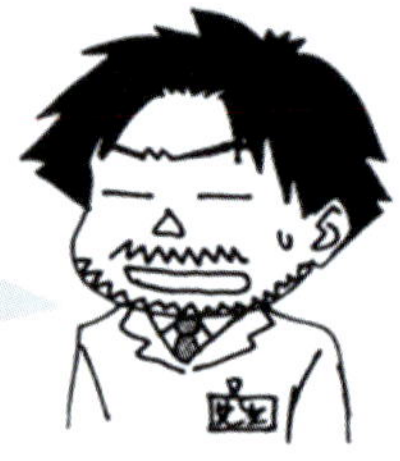

そう思うでしょ？ でも，この部分の麻酔，要するに腰麻をかけると，下肢の幻肢痛は悪化・再発するのです[6]．

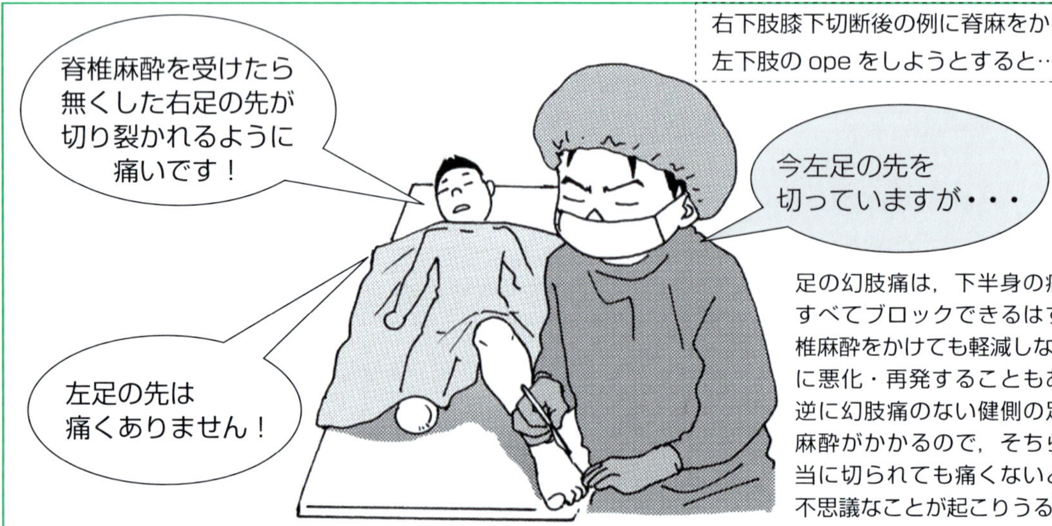

右下肢膝下切断後の例に脊麻をかけて
左下肢の ope をしようとすると…？[6]

無くした右足の先が
切り裂かれるように

今左足の先を
切っていますが・・・
左足の先は
痛くありません！

足の幻肢痛は，下半身の痛みをすべてブロックできるはずの脊椎麻酔をかけても軽減しない（時に悪化・再発することもある）．逆に幻肢痛のない健側の足には麻酔がかかるので，そちらは本当に切られても痛くないという不思議なことが起こりうる[6]．

第５回 「痛みの診断的治療」と「痛みの分類」

なんだってぇぇぇっぇぇぇぇぇぇ！！！！意味が全くわからない！
今日習ったことで考えようとすると，アタマがこんがらがってくる！

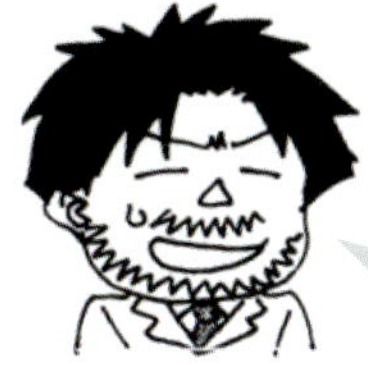

腰麻では，下肢を切断する ope ができるので，
侵害受容性疼痛でも神経障害性疼痛でも，下肢由来の痛みなら，
フルカバーされるハズなのにね．幻肢痛では痛みを軽減できない
どころか，腰麻で悪化・再発させることもあるんだよー．

脳のどこかに異常があるってことですか？

はっきりわかってないが，情報伝達をブロックした
位置より脳に近い中枢側に問題があるのは確実．

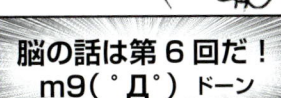

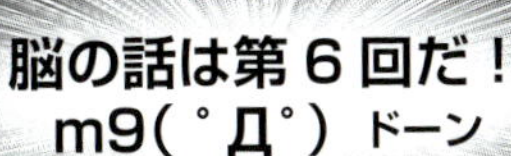

脳の話は第６回だ！
m9(゜Д゜) ドーン

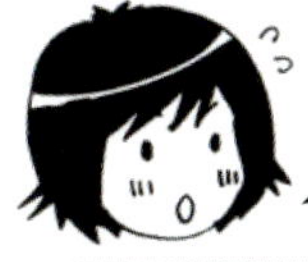

とりあえず，「ブロック注射が効かない」理由は，痛みの程度が
すごく強いからというわけではないのはわかりました．

伝達麻酔の無効が意味することは，ブロックされた場所より末梢側の伝導路に痛みの
発火源が存在しているわけではないということ[1)3)]．それは多くの神経ブロックでも同様．だ
から，少なくとも，侵害受容性疼痛は考えがたいわけで，その場合，「痛い場所」
そのものの検査や治療を続けても，原因にたどり着かないだろうことは自明といえる．

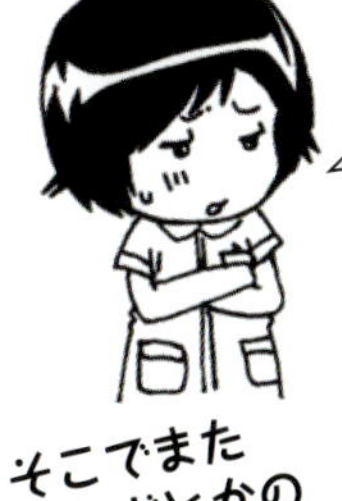

でも，私の痛い場所には異常があるはずだ！ってこだわり続けてる人，
大勢見かけますね．ブロックが効かないくらいの強い痛みなんだ！って．

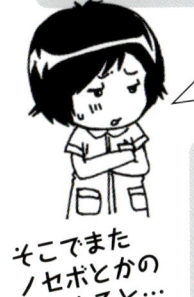

治療経過の理解は大事！ 今回のような詳しい説明をして，
はじめて，自分に何が起きていたのか納得する方も多い．
そうすると，“急激に”慢性疼痛が改善するケースも多い．
急な改善経過を考えると，プラセボ鎮痛効果が発現したか，
ノセボ痛覚過敏の改善以外は考えにくいので…(本編第２回・第３回参照)．

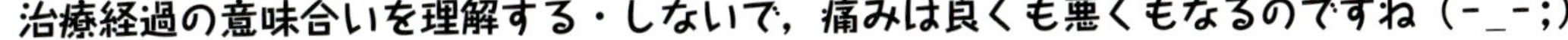

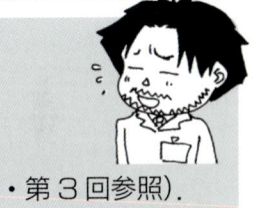

治療経過の意味合いを理解する・しないで，痛みは良くも悪くもなるのですね（-_-;）

そうだな！

参考文献

1) 花岡一雄，他・編：痛みのマネジメント update—基礎知識から緩和ケアまで．日本医師会雑誌 143(特別号)(1)，2014．
2) 冨重　守，他：腰痛症に対するノイロトロピン錠(NT)の効果の検討—臨床用量に対する検索．基礎と臨床 15：2767，1981．
3) Hogan QH：Diagnostic and prognostic nerve blocks. Abram SE, Haddox JP(Eds)：The Pain Clinic Manual, Second Edition. Lippincott Williams and Wilkins. Philadelphia. 2000.
4) Costigan M, et al：Neuropathic pain：A maladaptive response of the nervous system to damage. Annu Rev Neurosci 32：1–32, 2009.
5) 特定非営利活動法人日本緩和医療学会緩和医療ガイドライン作成委員会・編：がん疼痛の薬物療法に関するガイドライン 2010 年版．金原出版．2010．
6) Mackenzie N：Phantom limb pain during spinal anaesthesia：Recurrence in amputees. Anaesthesia 38：886–887，1987．

登場人物

あいかちゃん：脳外科医の父に，前下小脳動脈（Anterior Inferior Cerebellar Artery）と命名されそうになったが，略語の AICA（あいか）にしましょうと母に助けられた．脳の治療や心理支援の経験者だから痛みの外来に出向させられた意味合いをいまだ理解しておらず，注射の達人を目指している．

せんせい：脳画像を一日中見ている医者．顔面輪郭詐称の大家．あらゆるデメリットにもかかわらず，髭は絶対に剃らない．ブロック注射にとても詳しいが，自分ではできない．

ココロとカラダの痛みのための ~~邪道な~~ 心理療法養成講座

慢性疼痛編

原作：糎間　剛（医師・医学博士，高次脳機能障害支援ネット理事），まんが：仙道ますみ

第6回 中枢性神経障害性疼痛と Dysfunctional pain

表1　ものすごくシンプルな見分け方（文献1）を改変）

侵害受容性疼痛	神経障害性疼痛
痛みのシステムは正常 侵害刺激への正常な反応 （適応的：adaptive）	痛みのシステムが異常 侵害刺激がないのに誤作動 （不適応：maladaptive）

要するに痛みのシステムが正常かどうかだけの分類だ！
m9(゜Д゜) 復習ドーン

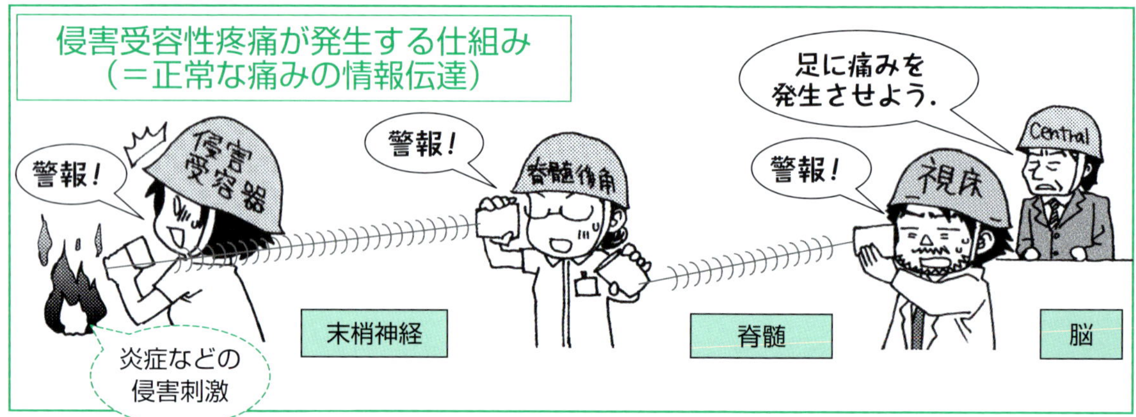

前回で掲載したイラストを再掲します．痛みのセンサーである侵害受容器に，炎症等の侵害刺激が加わって，警報が脳に伝わって起きる痛みが侵害受容性疼痛です．一方で，侵害受容器からの警報に由来しない痛みが神経障害性疼痛で，痛みのシステムそのもののトラブルです．侵害受容器からの情報伝達を伝達麻酔などでブロックしても，痛みが治まらないのが特徴の一つです．

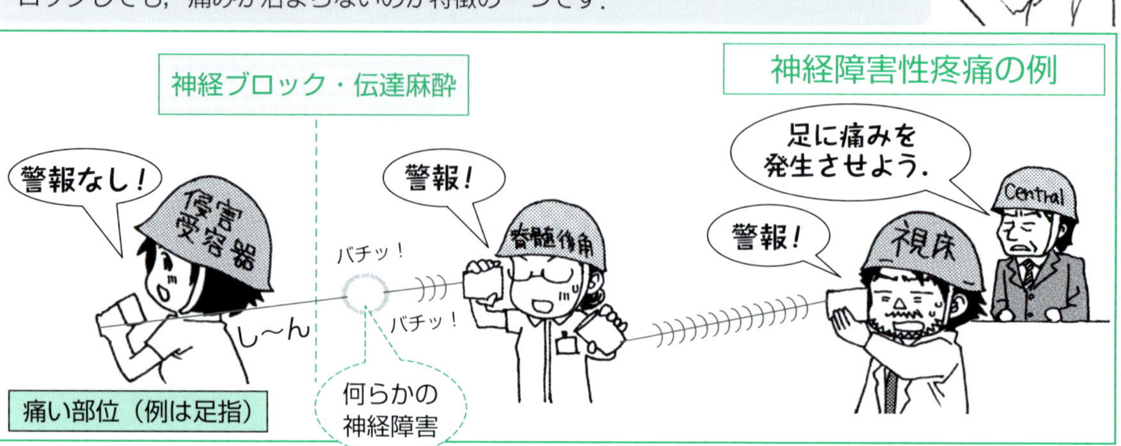
神経ブロック・伝達麻酔
神経障害性疼痛の例
警報なし！
侵害受容器
し〜ん
痛い部位（例は足指）
バチッ！
バチッ！
何らかの
神経障害
警報！
脊髄作痛
足に痛みを
発生させよう.
警報！
視床
Central

痛みにはこの 2 種類があることはわかったんですけど，ネットで調べてみたら，さらに「心因性疼痛」というのがあると書いてあったんですよ！

国内ネットでよく見かける分類

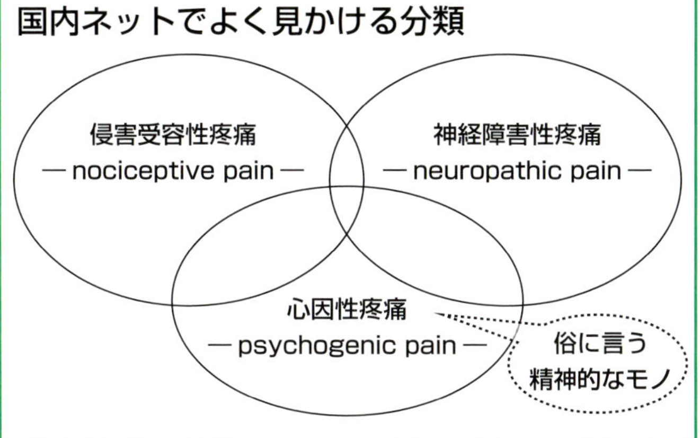

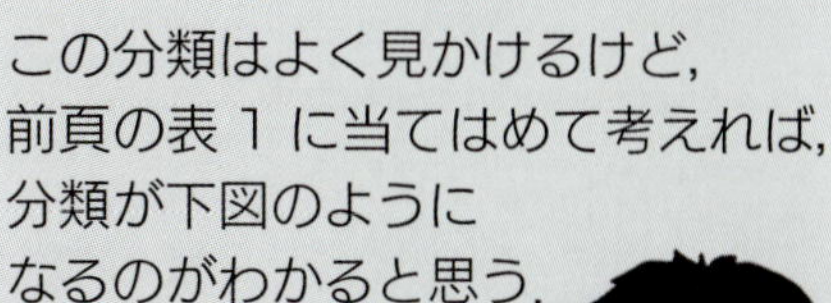

この分類はよく見かけるけど，
前頁の表 1 に当てはめて考えれば，
分類が下図のように
なるのがわかると思う．

痛みのシステムが正常かどうかだけの分類なんだから，二つにしか分けられないだろう？微妙なら両方だと考えればいい．

世界でよく見る 2 分類法[1)]（・・・に心因性疼痛を含めるとこうなる）

侵害受容性疼痛
— nociceptive
（& inflammatory）pain —

神経障害性疼痛
— neuropathic pain —
（dysfunctional pain）

脳の機能的問題
“だけ”による疼痛

俗にいう
精神的なモノ

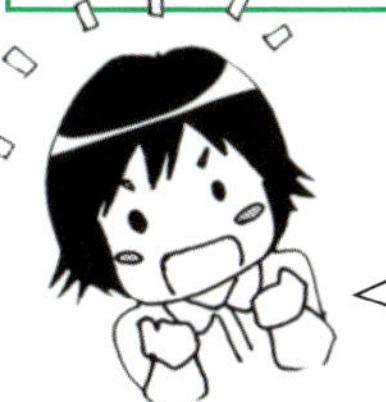

そうか！「精神的なモノ」っていうのは，「脳の機能の異常」なんですもんね！つまり，「心因性疼痛」というのは，「脳の痛みを感じる機能の異常」だから，神経障害性疼痛のほうに分類されるんだ！

そうそう．そう考えればいい．従来は，「脳の器質的問題があるもの」だけが中枢性神経障害性疼痛と考えられてきたが，脳の器質的問題を伴わない，「脳の機能的問題による痛みのシステム異常」も，中枢性神経障害性疼痛の一種とみなす分類が見られるようになってきた（名前で混乱しないように「dysfunctional pain」とよぼうという動きもある[1)]）．

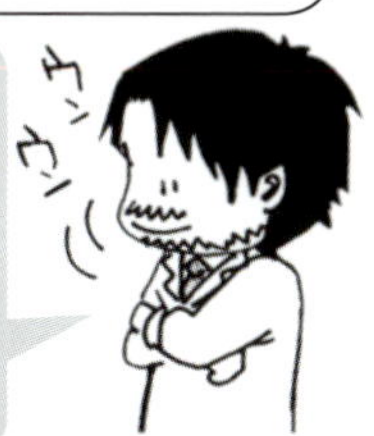

器質異常を伴わない脳機能“だけ”の異常による疼痛の例は本編第 1 回参照

右上肢の激痛のヒステリー発作中の脳活動の機能画像例
矢印は循環代謝の増減を示す

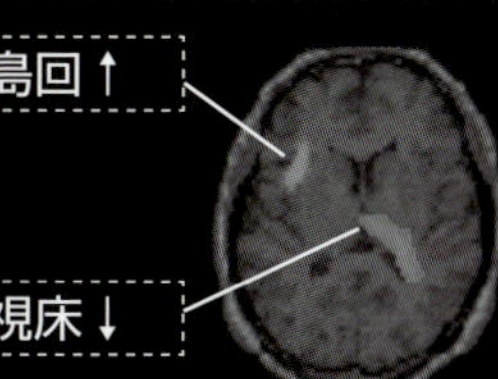

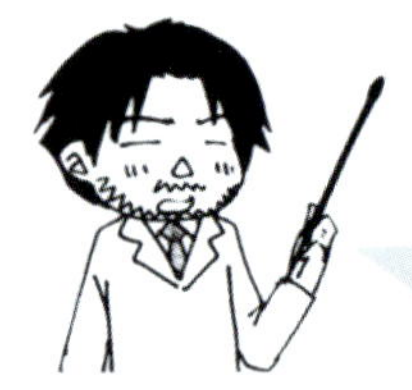

従来型の，中枢性神経障害性疼痛の代表例は，視床痛でしょう．
脳出血や脳梗塞などの脳卒中で起きることが多い“器質的な痛み”．
侵害刺激が侵害受容器から伝わらなくても，視床が勝手に痛みの
警報を出してしまったりするタイプの痛みのシステムの異常です．

中枢性神経障害性疼痛の代表例：視床痛
（＝脳内の痛みのシステムが異常な例）

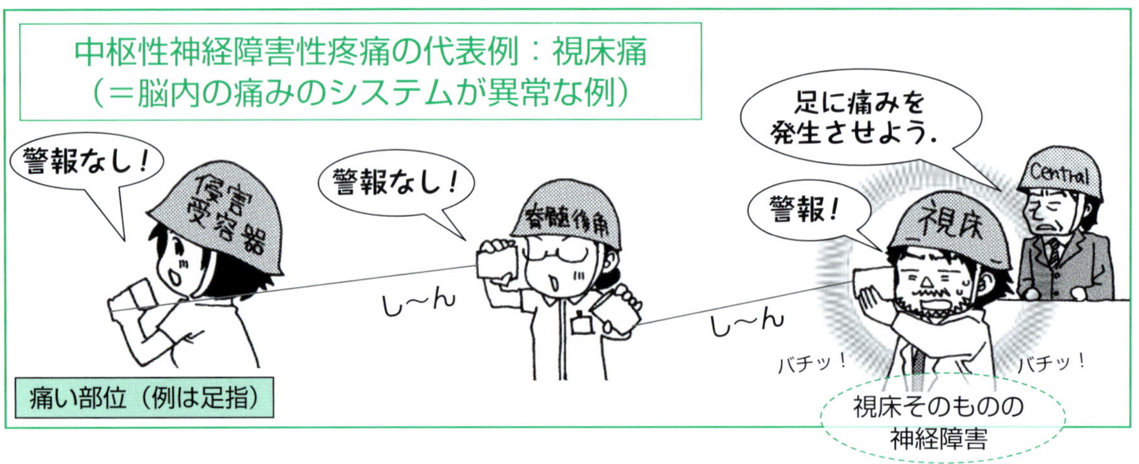
警報なし！
侵害受容器
警報なし！
脊髄後角
し〜ん
警報！
視床
Central
足に痛みを
発生させよう．
し〜ん
バチッ！
バチッ！
痛い部位（例は足指）
視床そのものの
神経障害

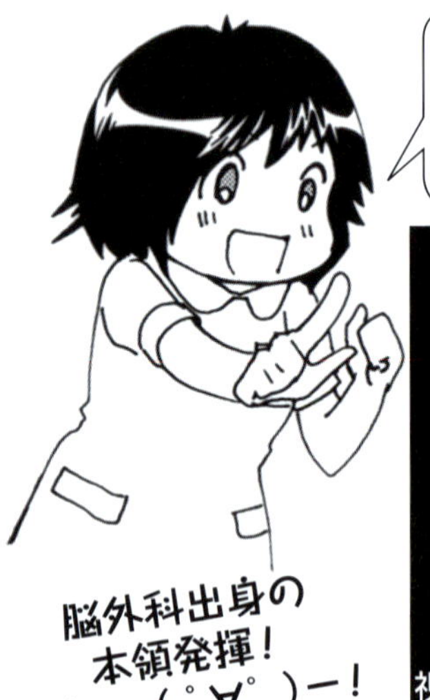
キター（゜∀゜）ー！脳卒中の画像診断！
視床に注目すればいいんですね！
私それわかる！それわかる！
脳外科出身の
本領発揮！
キター（゜∀゜）ー！

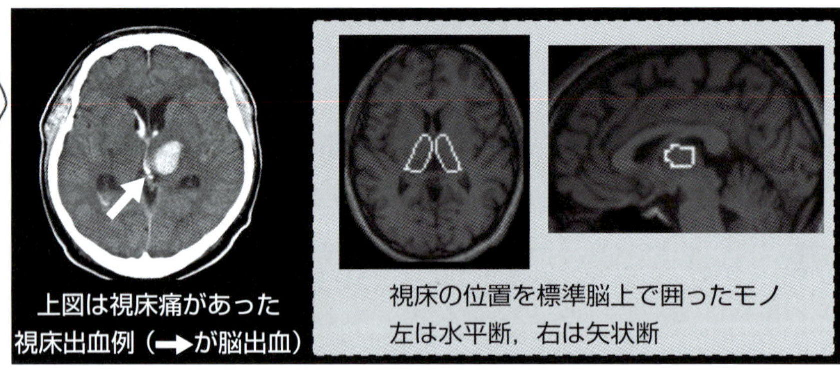
上図は視床痛があった
視床出血例（➡が脳出血）

視床の位置を標準脳上で囲ったモノ
左は水平断，右は矢状断

前書『コメディカルのための邪道な脳画像診断養成講座（2016，三輪書店）』より転載

視床に異常があるかどうかをCTとかMRIで見れば，中枢性神経障害性疼痛か
どうかがわかるんですね！

いや．そんな単純な話じゃない．
視床が痛みの情報処理の中心的役割を担っていることは確かだが，
痛みの情報処理システムは，もっと脳の広範にまたがっています．
本気で画像診断したかったら，次頁の内容くらいは知っている必要がある．

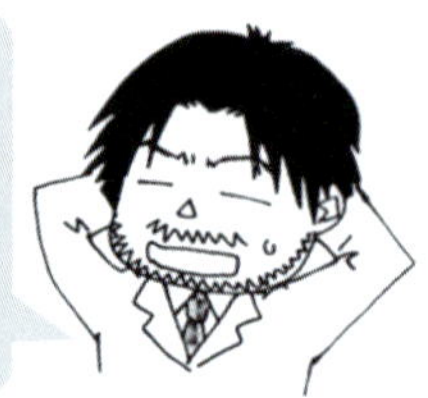

脳内の痛みのシステム[2)]

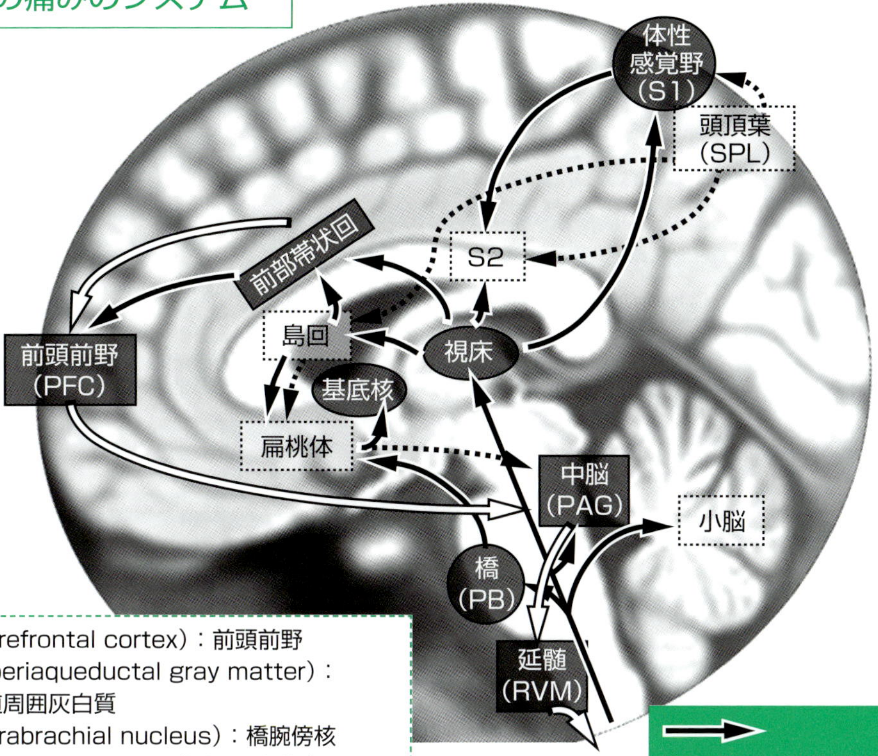

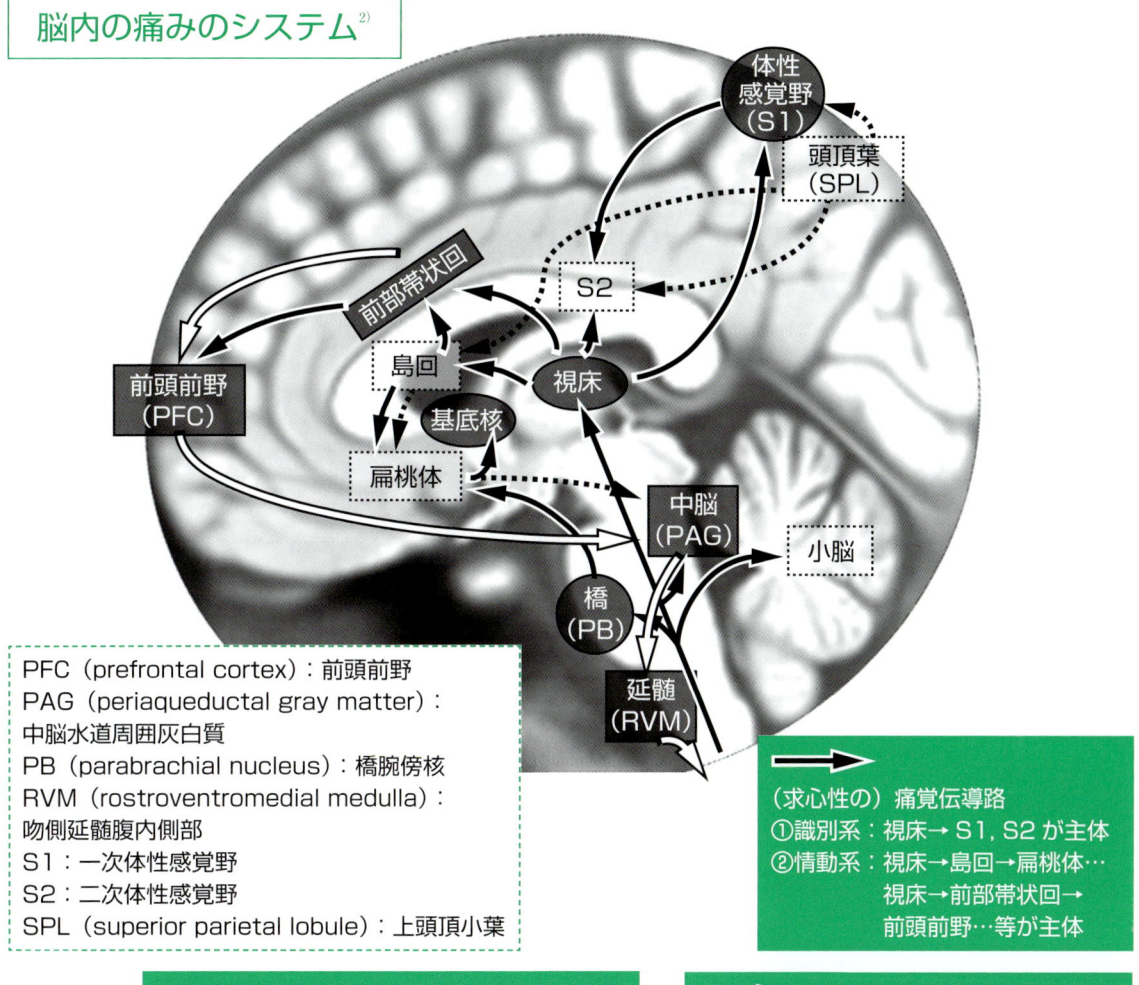

PFC（prefrontal cortex）：前頭前野
PAG（periaqueductal gray matter）：
中脳水道周囲灰白質
PB（parabrachial nucleus）：橋腕傍核
RVM（rostroventromedial medulla）：
吻側延髄腹内側部
S1：一次体性感覚野
S2：二次体性感覚野
SPL（superior parietal lobule）：上頭頂小葉

→（黒矢印）
（求心性の）痛覚伝導路
①識別系：視床→ S1，S2 が主体
②情動系：視床→島回→扁桃体…
視床→前部帯状回→
前頭前野…等が主体

→（白矢印）
感情やプラセボによる痛みの調節システム
（下行性疼痛抑制系）

前部帯状回→前頭前野→中脳→延髄・・・

→（点線矢印）
注意による痛みの調節システム
（一部は下行性疼痛抑制系と共通）

頭頂葉→ S1，S2
頭頂葉→島回→扁桃体→中脳→延髄…

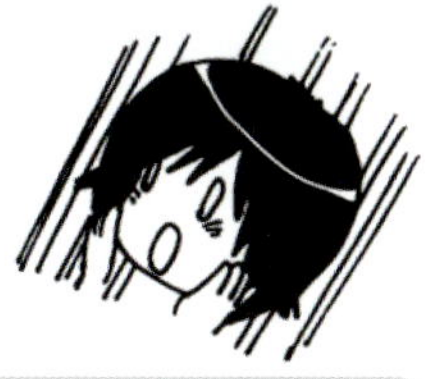

なんだってぇぇぇっぇぇぇぇぇぇ！！！！
こんなん絶対覚えられない！ しかも説明図が横向きや！

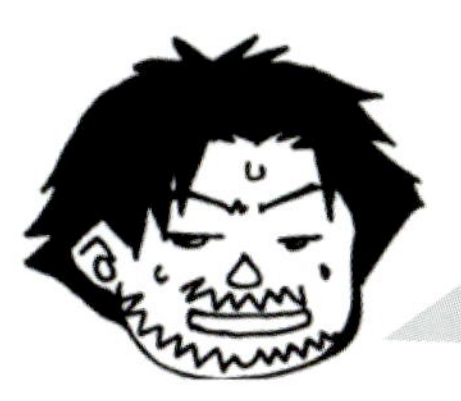

広い意味で，痛みに関わらない脳領域はないんじゃないかな？
なんだかんだ，痛みのシステムは脳の全域にわたり，複雑です．
説明図が横向き（矢状断）なことも理解のポイントで，正中近く，
というか脳の中心近くにある領域が中核的な役割を果たしてるというのは大事な理解だな．

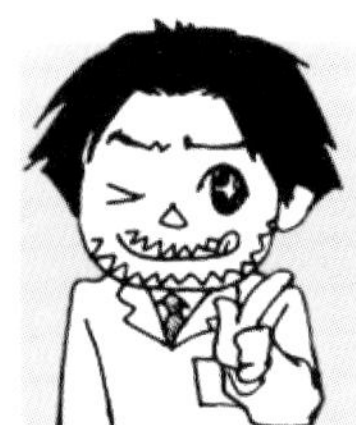

なにも，脳内の痛みの情報処理を
全て覚えろと言ってるわけではない．
この図からまず気づいてほしいのは，
下向きの矢印がたくさんあることです．

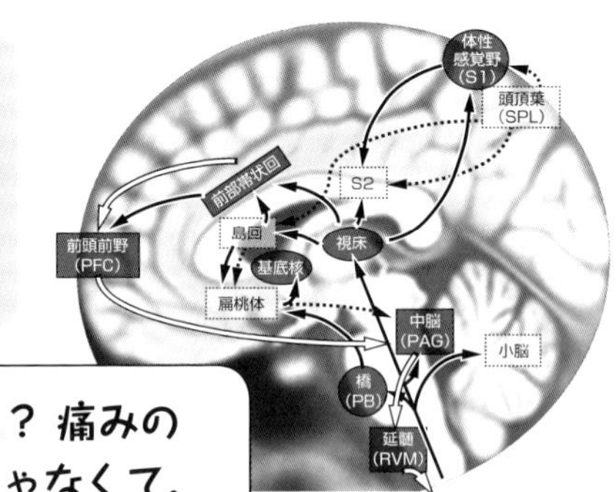

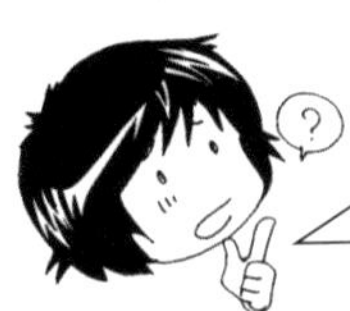

確かに何やら下向きの矢印がありますね？ 痛みの
警報がカラダから脳に伝わる向きだけじゃなくて，
脳からカラダへも何かしら指令が行ってるの？

そのとおりです！ カラダから脳に痛みの情報を伝える伝導路を痛みのアクセルだとすると，脳からカラダへ痛みのブレーキを伝えるシステムがあります（前者のアクセルの矢印は ➡，後者のブレーキの矢印は ⇨）．
そのブレーキシステムが，下行性疼痛抑制系といわれるシステムです．

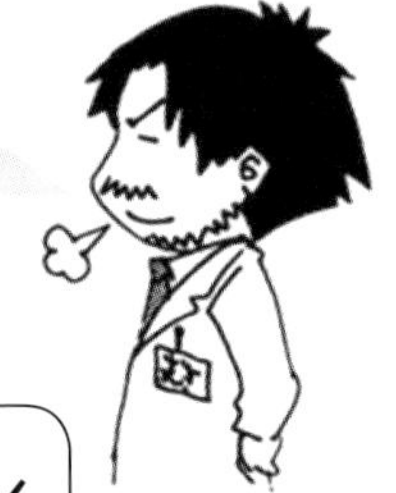

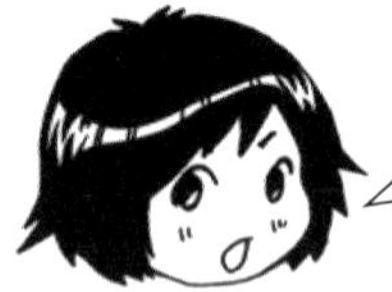

脳からの痛みのブレーキが壊れていて，痛みを感じやすく
なっているような慢性疼痛もあるということですか？

そのとおり！ 例えば全身に広範な痛みを起こす慢性疼痛の代表例である線維筋痛症では，脳内の痛みのアクセルだけではなく，ブレーキの異常も指摘されていて，そういうことが，画像診断の発展により，わかるようになってきたのです（線維筋痛症は dysfunctional pain の代表です[1]）．

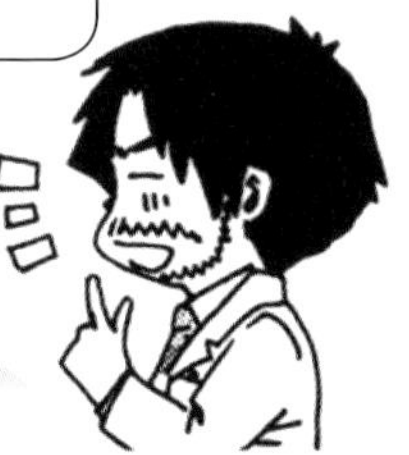

線維筋痛症例で見られる脳萎縮（皮質容積減少）の統計画像解析像

下の画像の黒塗り部分は，同年代健常人と比較して皮質容積が小さいところ* カラー口絵①参照

内側前頭前野～
前部帯状回

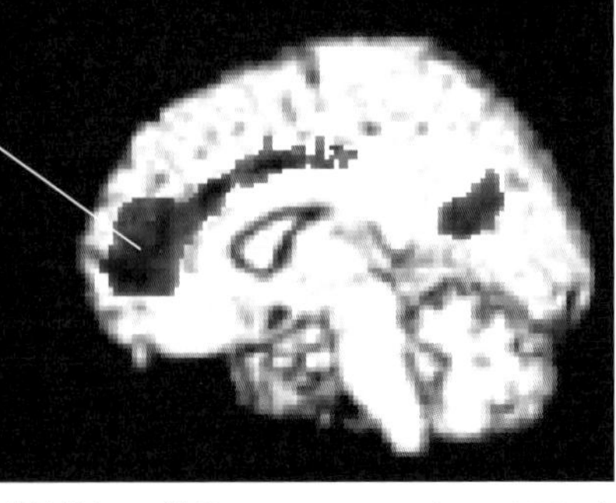

線維筋痛症では下行性疼痛抑制系である
内側前頭前野～前部帯状回にかけた領域の皮質容積が
減少していることがメタ解析でも指摘されている[3]

＊線維筋痛症 15 例 vs 同年代健常人 21 例（SPM8, uncorrected，$p < 0.001$）

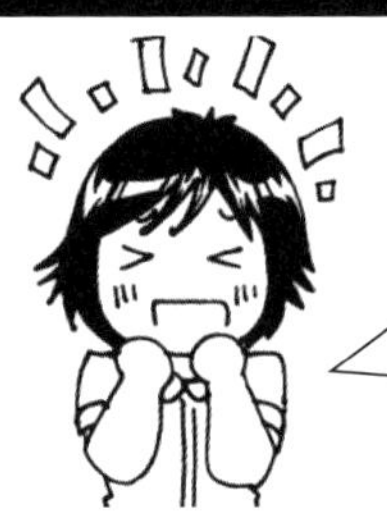

こういうほうが私わかりやすい！
原因が，検査で一発でわかるほうが好き！

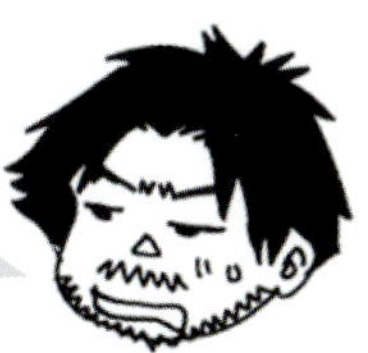

でも，話はそう単純じゃなくてね．脳内の下行性疼痛抑制系がある領域の異常所見は，他の病気やケガでもよく見られるのです（下図）．
これらをズバッと見分ける決め手になるような検査はなく，痛みの原因になりそうな脳異常の有無だけ判断できるようになったというところなんだ．

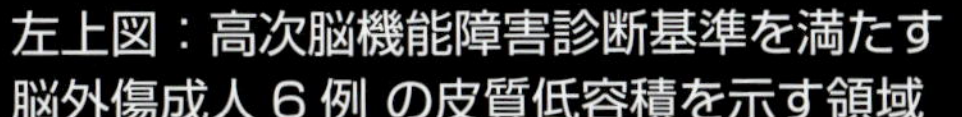

左上図：高次脳機能障害診断基準を満たす
脳外傷成人 6 例 の皮質低容積を示す領域

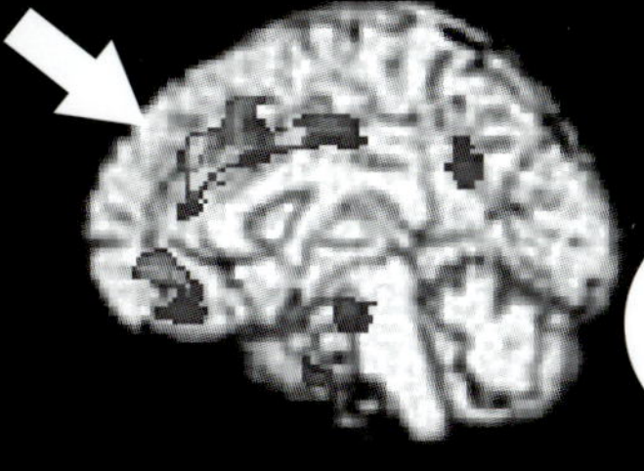

右上図：DSM-IV の大うつ病エピソード A 基準を満たす成人 6 例 の皮質低容積を示す領域

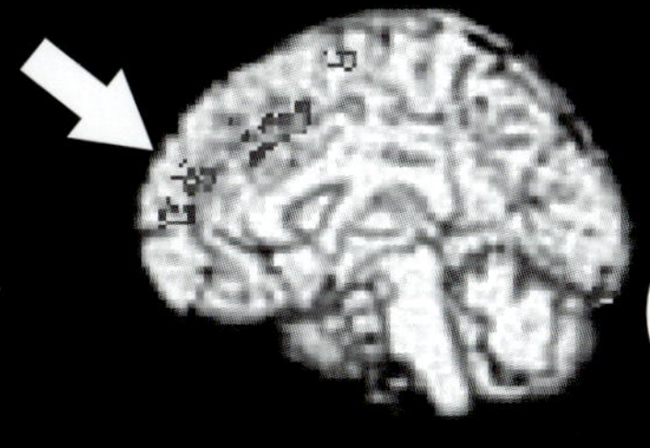

左下図：DSM-5 の ADHD 診断基準を満たす成人 20 例の皮質低容積を示す領域

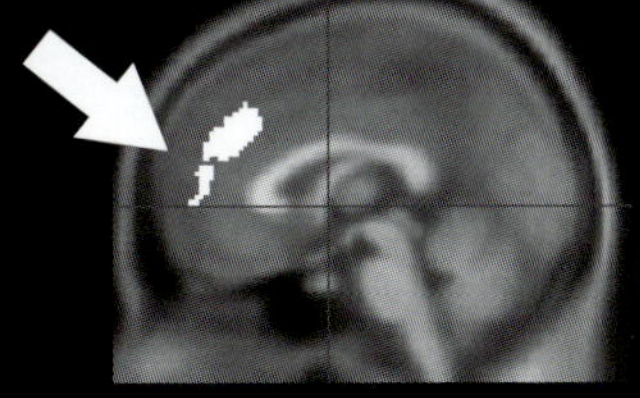

右下図：健常な高齢者 40 例で脳循環代謝の低下を認めた領域（注：これだけ機能画像）

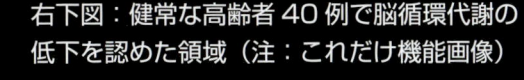

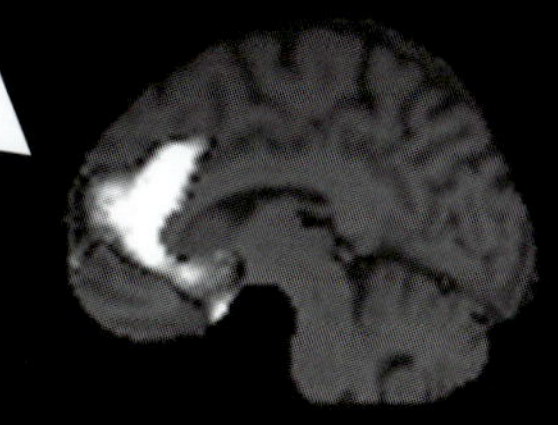

皮質容積低下はいずれも同年代健常人例との統計画像比較．右下のみ若年と高齢者の比較．カラー口絵②参照

いずれの図も前書『高次脳機能障害・発達障害・認知症のための邪道な地域支援養成講座』（2017，三輪書店）より改変転載（痛みの説明図と見比べやすいように反転させて向きをそろえています）．

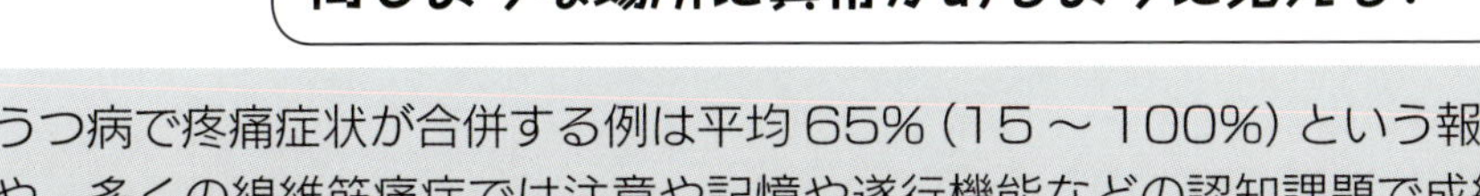

たしかに見分けられない！
同じような場所に異常があるように見える！

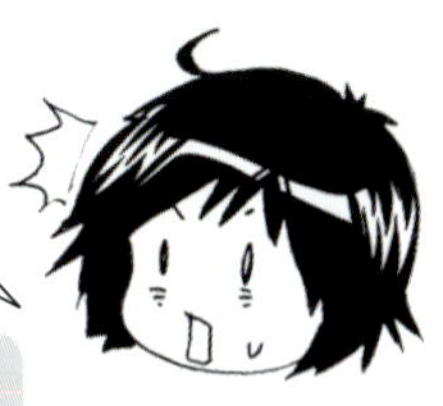

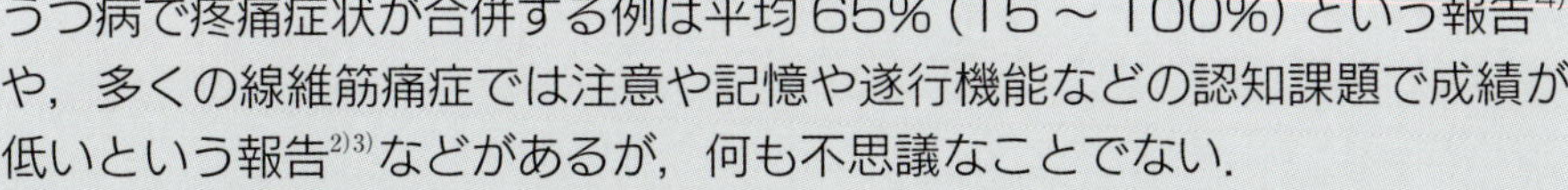

うつ病で疼痛症状が合併する例は平均 65％（15 ～ 100％）という報告[4]や，多くの線維筋痛症では注意や記憶や遂行機能などの認知課題で成績が低いという報告[2)3)]などがあるが，何も不思議なことでない．
同じような脳領域に異常があるのだから，症状がオーバーラップして当然と考えることができるのです．
前脳部の内側領域は，認知や感情の中枢でもあるわけなのだから．

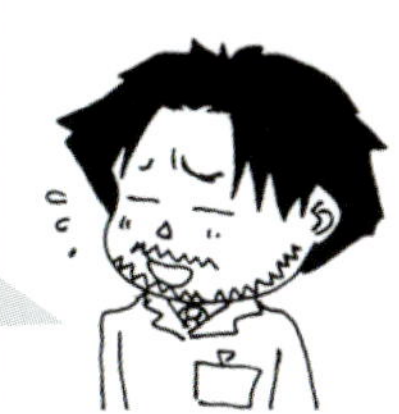

痛みの中枢と，認知や感情の中枢が，かぶっているのだから，症状や検査異常がかぶって当然だ！
m9(ﾟДﾟ)ドーン！

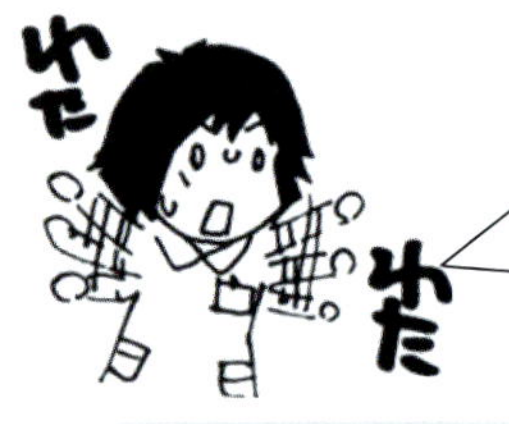

えー，うつ病とかと見分けられないんじゃ！
どう対応したらいいですか？

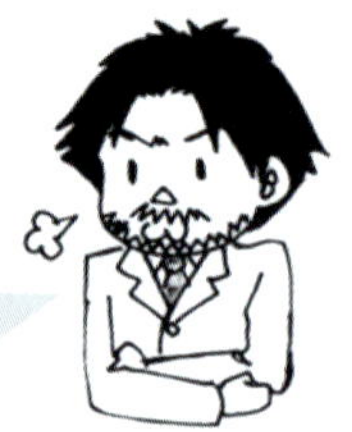

見分けることで治療を変えてるなら見分けたほうがいいと思うけど，慢性疼痛に限っては，使う薬は抗うつ薬メインだし，認知行動療法なども共通なのだから，強引に区別しなくていいんじゃないか？

脳外傷とか脳卒中は治療が違うでしょ？ さすがに！

明らかな器質病変があるモノは，その器質病変ソノモノに対する治療が必要なのは間違いない．例えば脳梗塞があるのに再発予防しないのはいただけない．稀だが，脳腫瘍が原因だったりしたら放置はできない．だからそれらの区別は大切．

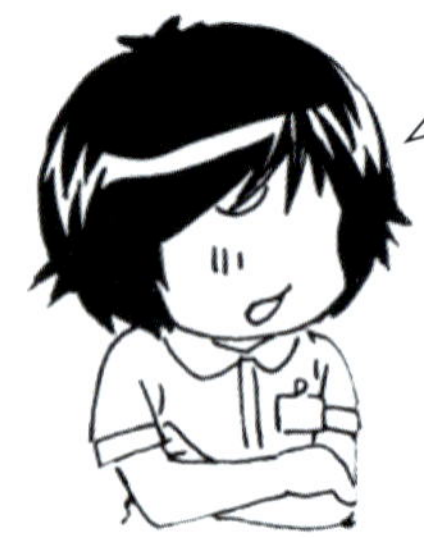

痛みの治療の部分だって，原因が違えばやることは変わるでしょ？

でも実際は，痛みの治療はほとんどかぶっている．線維筋痛症でも，多くのガイドラインで抗うつ薬が第一選択薬だし[5]（むしろ運動療法や認知行動療法のほうが有効だというメタ解析もある[5]），日本の慢性疼痛の標準的神経治療ガイドラインでも，治療レジメがその他の神経障害性疼痛のそれとほとんど同じだ[5]．

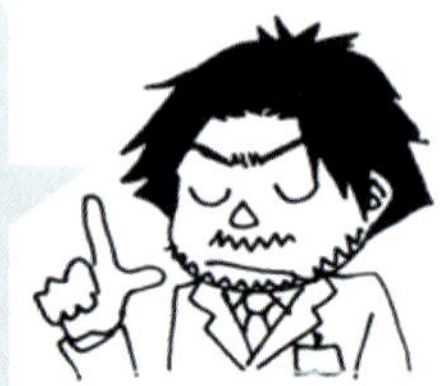

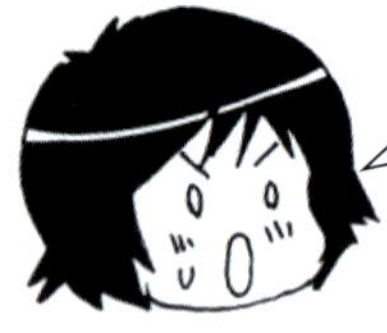

区別しなくてよいの？
それならそれで楽だけど・・・

これらの脳の病気はいろいろと，病態や対応が，もろかぶりなのです．

例えば，アルツハイマー病の進行期で前頭葉機能が低下した例では，プラセボ鎮痛効果が起こりにくい[6]ことがわかっていたりするので．認知や感情の問題と慢性疼痛はいろいろかぶると思っておこう．

そして，かぶっている認知や感情の問題に対応することが痛みの治療にもつながるので，共通対応を知ってるとよい．

下行性疼痛抑制系のノセボ反応による阻害模式図[6]

皮質 ▲ 中脳*1 ▲ 延髄*2 ▲ 脊髄

延髄*2 ◀ コレシストキニン系

ノセボ反応の痛覚過敏の機序の一つとして，下行性抑制系のオピオイド系が，コレシストキニン系（CCK系）で阻害されることがわかっている．

*1 中脳水道周囲灰白質
*2 吻側延髄腹内側部

逆にこれらのシステムが上手く働けば鎮痛される！
m9(゜Д゜) ドーン

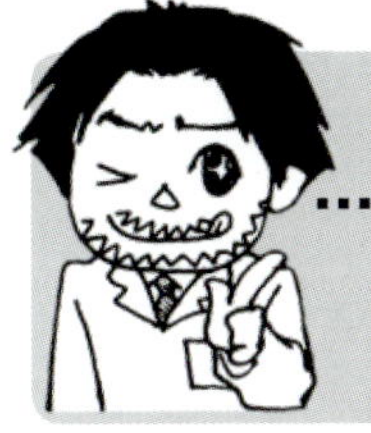

この図でいうと，「注意と関わる調整系」は
（点線黒矢印），「感情と関わる調節系」は
（実線白矢印）で示してあります．
こんなこともわかっています．

でも，検査結果によって，注意だけの支援をしようとしたり，感情だけの支援をしたり，しようとしないかぎり，知らなくていい．
知っていてほしいのは，これらのオーバーラップした認知の問題や感情の問題に対応することで，痛みも改善するということ[2,5]．
認知や感情の問題があれば，原因がなんであれ，それをカバーするように心理社会的な支援をすればよいのです．その方法は，共通対応でかまいません[7]．

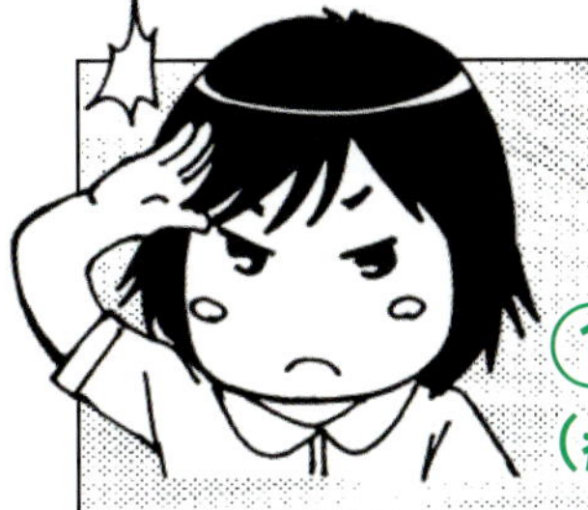

つまりこういうことですね！
脳の痛みの治療と支援のポイント！

①「認知や感情の問題」が痛みにかぶる
（痛みの中枢と認知や感情の中枢がかぶっているから）

②「認知や感情の問題」に対応すれば痛みも改善する
（心理社会的な対応に関しては，原病によって変える必要があまりない）

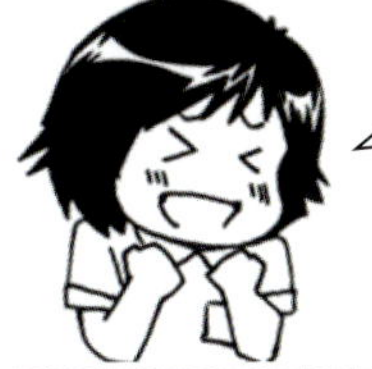

今まで覚えてきたこと[7]で，対応をすれば，脳の痛みはフルカバー！

フルカバーってほどではないと思うが・・・
認知や感情の問題への対応方法は共通と考えていてOKです．

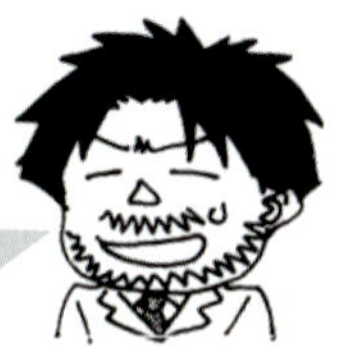

前書で解説した対応[7]も，脳の器質的な問題に限って説明してたわけではないから，機能だけに問題がある疾患でも，十分通用します．
足りないと思う部分は今回のシリーズでなるべく足したつもりだよ．

その他の参考文献

1) Costigan M, et al：Neuropathic pain：A maladaptive response of the nervous system to damage. Annu Rev Neurosci 32：1-32, 2009.
2) Bushnell MC, et al：Cognitive and emotional control of pain and its disruption in chronic pain. Nat Rev Neurosci 14：502-511, 2013.
3) Lin C, et al：Gray matter atrophy within the default mode network of fibromyalgia：A meta-analysis of voxel-based morphometry studies. BioMed Research International. Volume 2016, Article ID 7296125, p9.
4) Bair MJ, et al：Depression and pain comorbidity：A literature review. Arch Intern Med 163：2433-2445, 2003.
5) 辻　貞俊，他：標準的神経治療：慢性疼痛．神経治療学 27：591-622, 2010.
6) Benedetti F, et al：How placebos change the patient's brain. Neuropsychopharmacology 36：339-354, 2011.
7) 粳間　剛，他：高次脳機能障害・発達障害・認知症のための~~邪道な~~地域支援養成講座．三輪書店．2017.

登場人物
あいかちゃん：脳外科医の父に，前下小脳動脈（Anterior Inferior Cerebellar Artery）と命名されそうになったが，略語のAICA（あいか）にしましょうと母に助けられた．最終回（第6回）で，痛み外来に出向された意味合い（脳の治療や心理支援の経験者だから）に気づいたところで，もうすぐリハ科へ戻る．

せんせい：脳画像を一日中見ている医者．顔面輪郭詐称の大家．あらゆるデメリットにもかかわらず，髭を絶対に剃らなくなったのは慢性前立腺炎になったのがきっかけ．

ココロとカラダの痛みのための 邪道な 心理療法養成講座

慢性疼痛編

原作：粳間　剛（医師・医学博士，高次脳機能障害支援ネット理事），まんが：仙道ますみ

第6.5回 認知行動療法（マインドフルネス瞑想）を体験しよう！

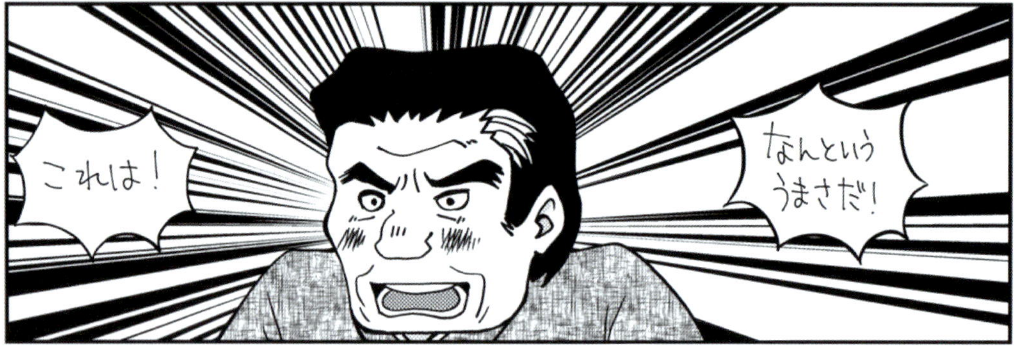
なんといううまさだ！
これは！

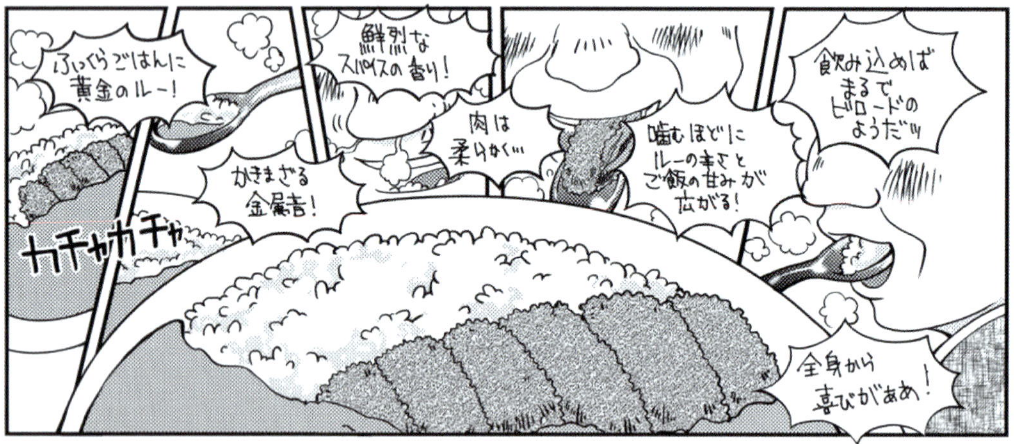
飲み込めばまるでビロードのようだッ
噛むほどにルーの辛さとご飯の甘みが広がる！
肉は柔らかく…
鮮烈なスパイスの香り！
ふっくらごはんに黄金のルー！
かきまざる金属音！
カチャカチャ
全身から喜びがあぁ！

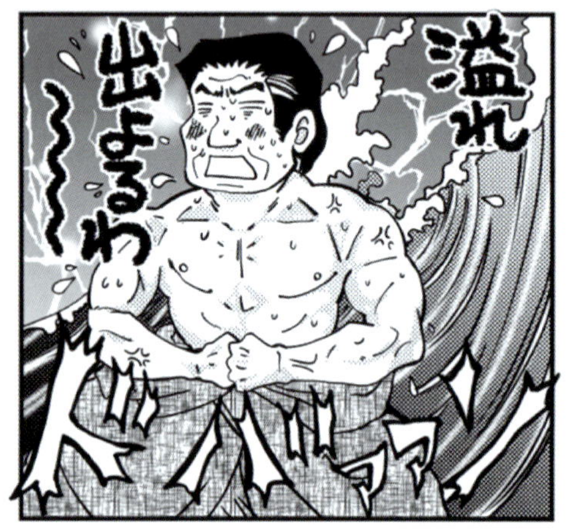
溢れ
出よるわ〜〜〜

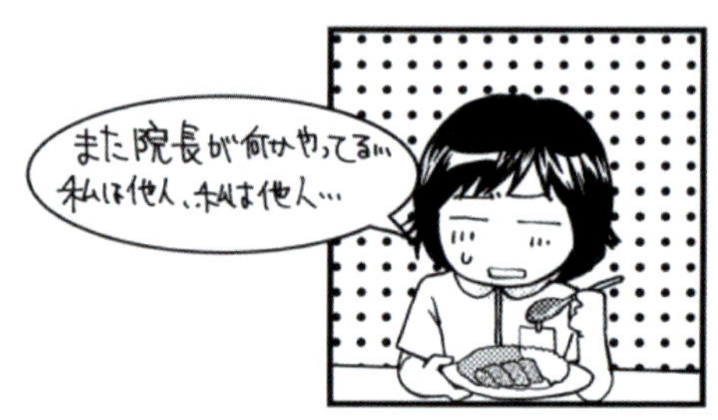
また院長が何かやってる…
私は他人、私は他人…

あれも，マインドフルネス瞑想訓練の一つだよ．

院長が何年も腰が痛くて治らないって言うから教えたんだ．

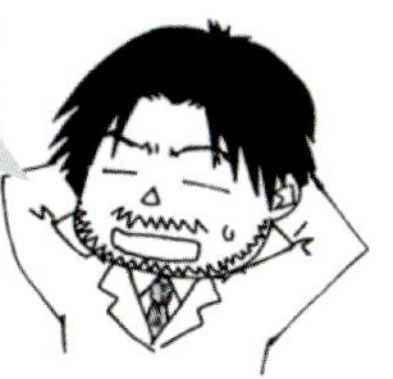

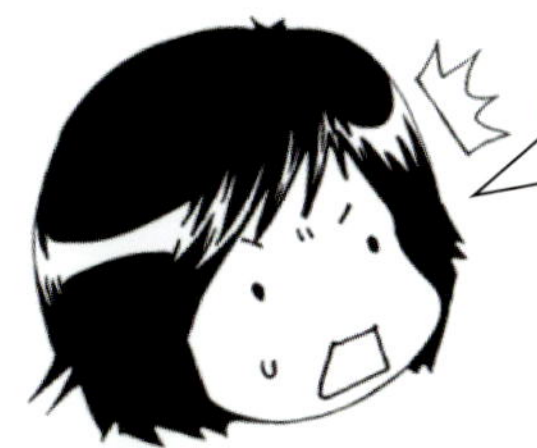

どんな訓練！？

レーズンのエクササイズと
よばれる訓練です．

レーズンのエクササイズ

①視覚：表面の形・色，光沢，凹凸，転がした時の動きなどの視覚的特徴をよく観察する．
②嗅覚：匂いの性質や強さなどの嗅覚的特徴を感じる．鼻に近づけたり離したりしながら同じように．
③聴覚：指でこすったりした時に出る音に注意して聴覚的特徴を感じる．
④触覚：指ではさんで凹凸を感じたり，押して柔らかさ・硬さを確認したり，触覚的特徴を手で感じる．その後ゆっくりと口に含む．噛まずに舌の上で転がして，口の中でも触覚を感じる．
⑤味覚：ゆっくりと噛み，味を感じる，噛みながらそれらの変化を観察する（嗅覚・聴覚も変化する）
⑥内受容感覚：ゆっくりとのみ込む．のどの奥から食道，胃へと移動していく，内臓の感覚を感じる．

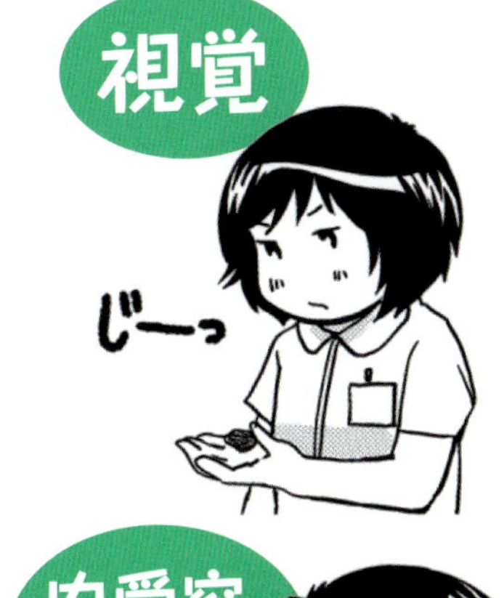
視覚
じーっ

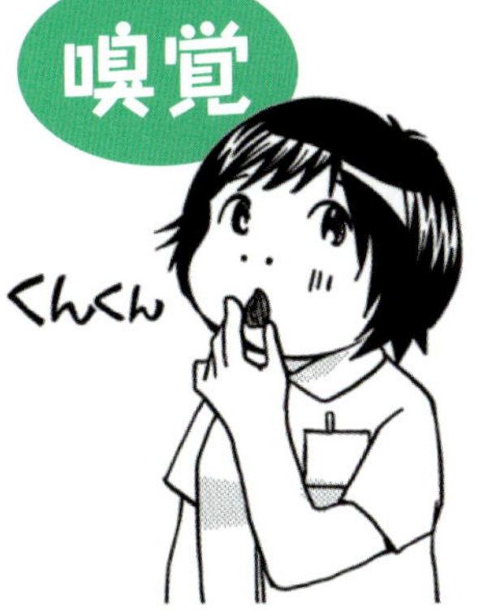
嗅覚
くんくん

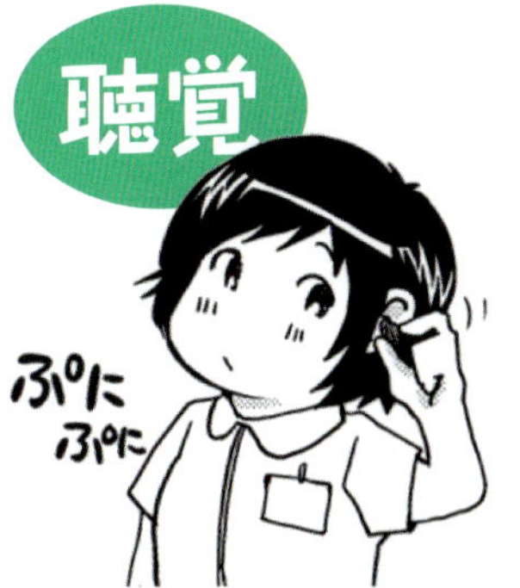
聴覚
ぷにぷに

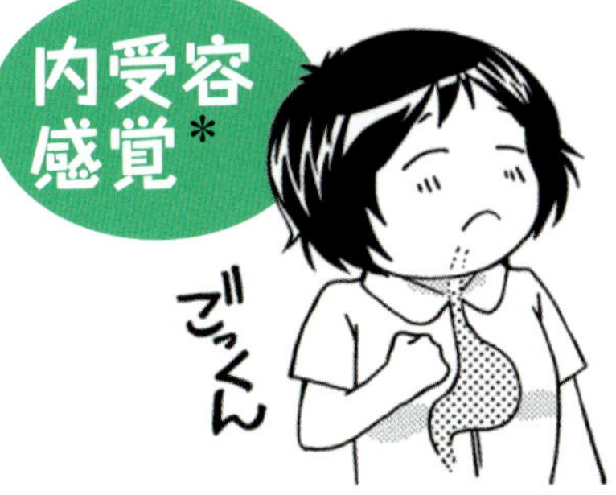
内受容感覚*
ごっくん

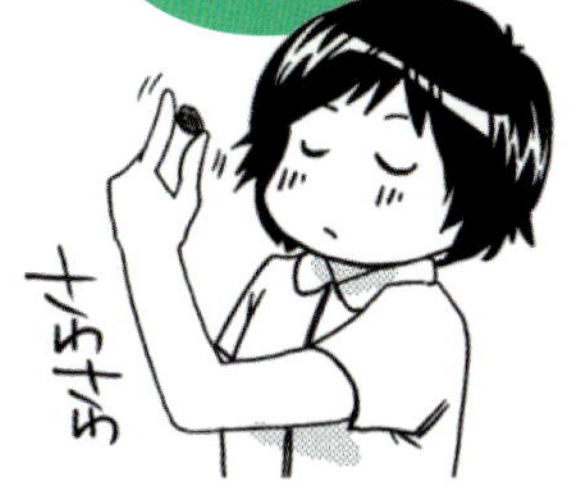

味覚

もぐもぐ…

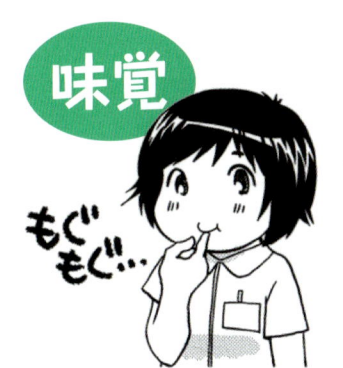

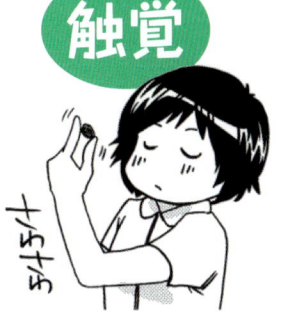

*内受容感覚
五感に属さない内臓の感覚のこと
≒自律神経感覚（66 頁に詳述）

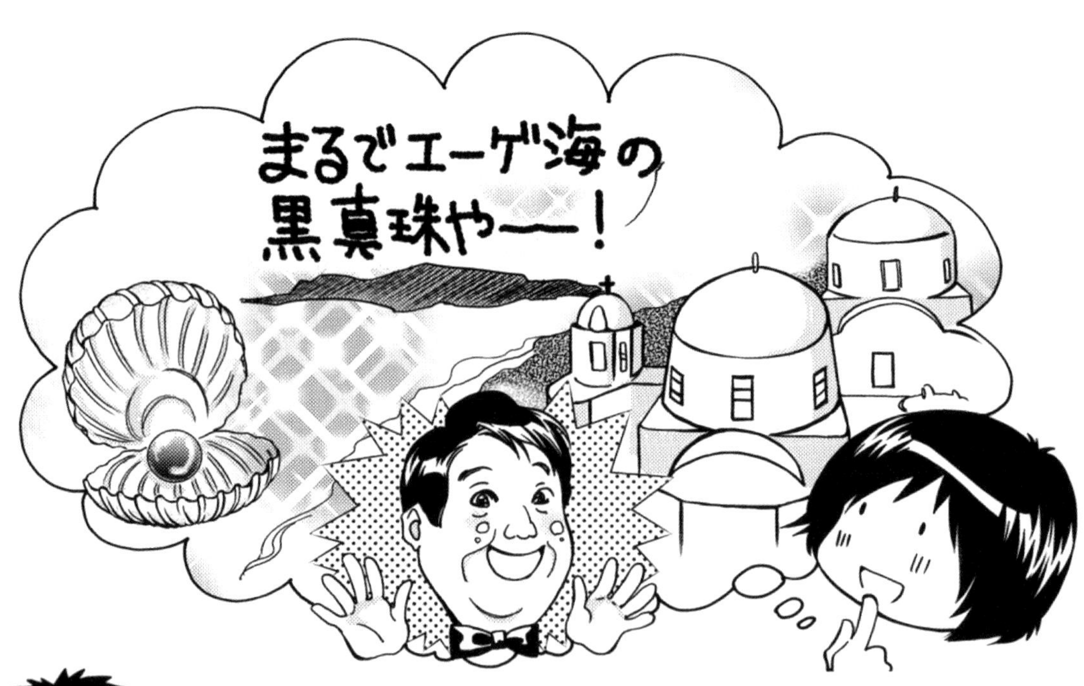

いや，そういう上手いこと言う練習ではないからｗ
感じたものに対してコメントする必要はない．
「自分の感覚に注意を向ける訓練」だね，どちらかというと．

五感を研ぎ澄まして美味しく食べる訓練ですか!

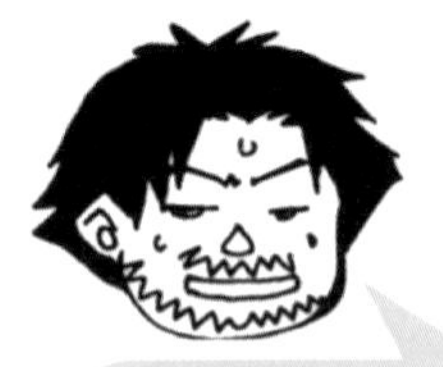

目で味わい…鼻で味わい…
耳で味わい…肌で味わい…
舌で味わい…そして胃で味わう!

「五感で味わうつもりで食べる」のはマインドフルネス訓練の方向性としては間違っていないと思う．考え事しながら食べる癖の人とかは，慢性疼痛やうつの人などに多く，五感を通じた外の世界ではなく，「頭の中に注意が向きがち」（≒ワーキングメモリーに注意資源が浪費されがち*）[1]．これだと，気にしい・悩みがちになってしまう．

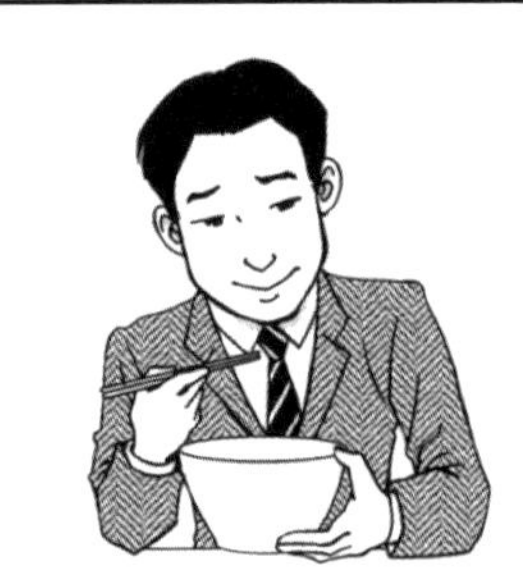

今日も午後は
上司と会議だ

注意が料理でなく
「頭の中に」
向いている＊

プレゼンの資料を印刷
しておかんと．
あ，帰りにしょうゆを
買うんだった．

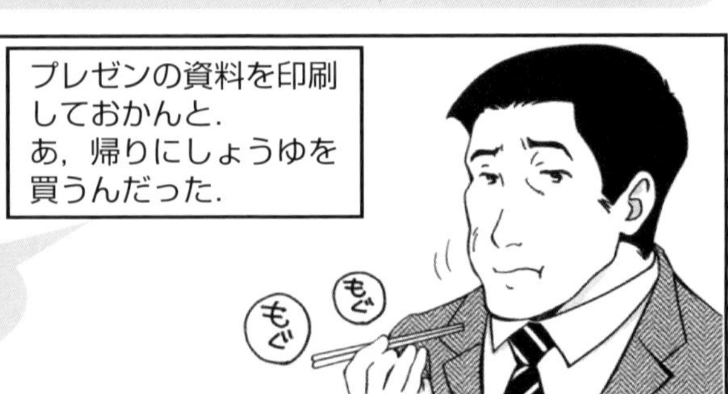

うわぁ，確かによく見ますね，こんな感じ．美味しくなさそう...

五感が，自分の外の世界をありのまま感じられる状態になってないと，痛みに注意が集中して余計に痛く感じられるようになる（第 4.5 回参照）．逆に，五感にたくさんの注意が向いていれば，自然と distraction されること（痛みから気をそらすこと）につながる（第 4.5 回，第 6 回参照）．

レーズンのエクササイズを日常生活に取り入れて習慣化するには，院長のように普段の食事を食レポっぽくするのもよい案かもしれないね！

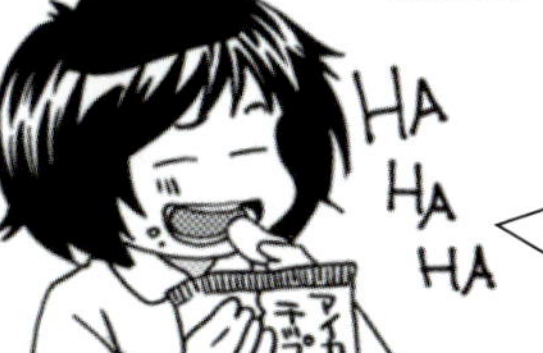
HA
HA
HA

だから私どこも痛くないんですかね！嫌なことがあっても，五感的に？集中できないんですよね w

でかい絆創膏…あ，師長怒ってる？

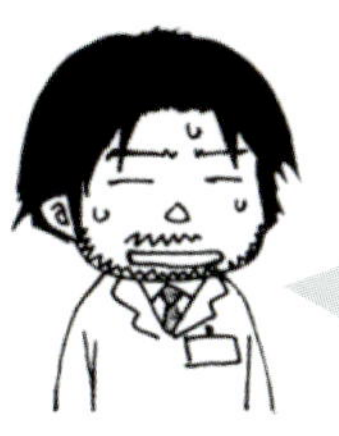

そういう性質が常に良いわけではないだろうけど…五感がしっかり開かれていれば，痛みや嫌なことだけに意識が集中して悪いことを増幅してしまうことは減るだろうねぇ・・・

余談■筆者は先日派手に転倒してひざに全治 1 か月以上のケガをしたのですが，転倒後，最初にやったことは，「傷を写真にとって友人知人にメールすること」でした．どんなふうに転んだのかとか，華麗に受身をとったせいで持っていたパソコン（電子カルテ）は無傷だったぜ！とか，ひとしきり満足するまで情報を拡散，語りつくした後，ふとヒマになって，はじめて激痛が襲ってきました．ああ，これが distraction や・・・と実感しました．こういうことでも，注意が五感（を介して自分の外の世界）に向いていれば，内受容感覚である痛覚（自分の中の世界の感覚）から distraction されるのだなと．そして，その後にまた痛くなっても，ケガの性状だのなんだのをじっくり観察しようとすると（∵医者の癖），不思議と痛くなるんですよね．自分の傷でも他覚的・客観的に評価しようとすると，外の世界に注意が向くのと同じことなので，distraction されるのかなと．痛くなくなるというか痛みを気にしていたことを忘れる．見ているうちに飽きて他のことをやり始めるのですが，その後しばらくは痛みに気づかず．そしてやることがなくなった時にまた痛くなってきて，「あ，マインドフルネス鎮痛されてたんやー」と実感．すごいですね．

日常臨床でも，「交通事故当日は全然痛くなかった」と，事故翌日以降にはじめて受診するケースをよく見かけますが，事故当日は警察に入念な事情聴取をされていたり，友人知人に連絡をとったりで忙しく，痛みから distraction されることや，ストレス誘発鎮痛（第 4.5 回参照）の影響など諸々あいまって，当日はあまり痛くなかったと推測されます．「格闘技の試合中ではケガしても痛くない」という事実も同様のメカニズムが考えられます．

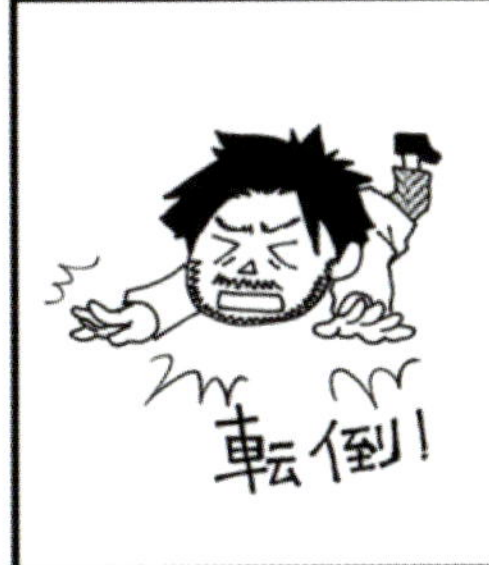
転倒！

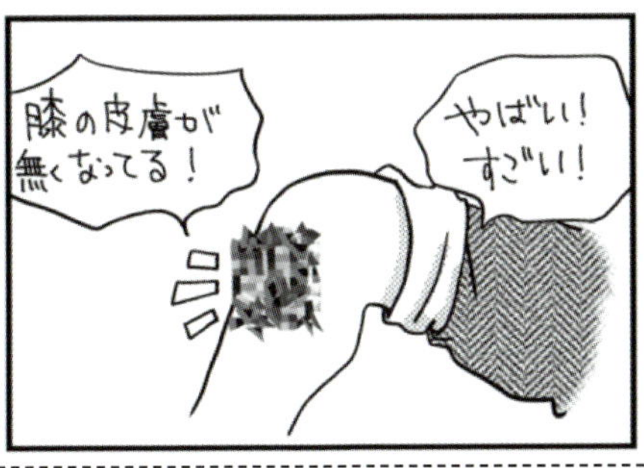
膝の皮膚が無くなってる！
やばい！すごい！

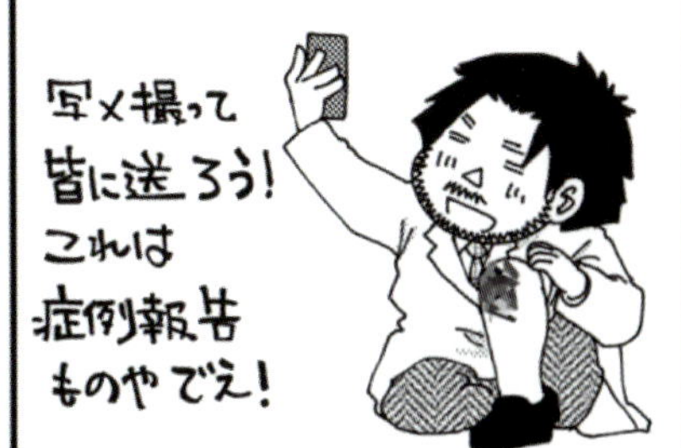
写メ撮って皆に送ろう！これは症例報告ものやでえ！

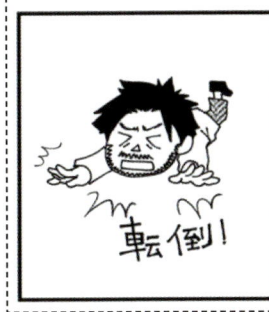

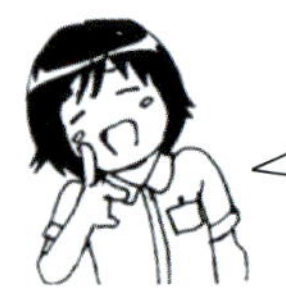

よーするに，「痛くても気にしない」ってことが大事なんですね！

「気にしなくても大丈夫ですよ！」って病院で言われたら，それだけで楽になっちゃう人も多いですもんね！ だから気にしないようにアドバイスすると！

いや．「気にするな」と言うだけでは不十分．
「気にしないようにすること」を，人間はそんな簡単にできない．

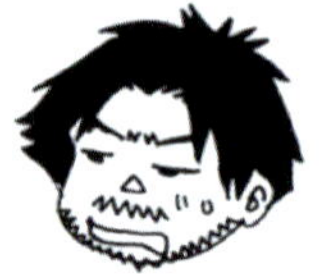

カリギュラ効果（≒気にしないようにすると余計に気になる）

カリギュラ効果は正式な学術用語ではないが，
「人は禁止されると余計にやりたくなる心理をもつ」ことを端的に表している．
映画「カリギュラ」が過激な内容を含むと，ボストンなどで上映禁止になったせいで，余計に話題になって見たがる人が増えたという逸話に由来する．

試しに，今日一日，象のことを考えないようにしてみましょう．
こう言われるまでは象のことなんてそもそも考えなかっただろう人が多いと思いますが…
「考えるな」と言われると，象のことを考えてしまう人が増えます[1]．

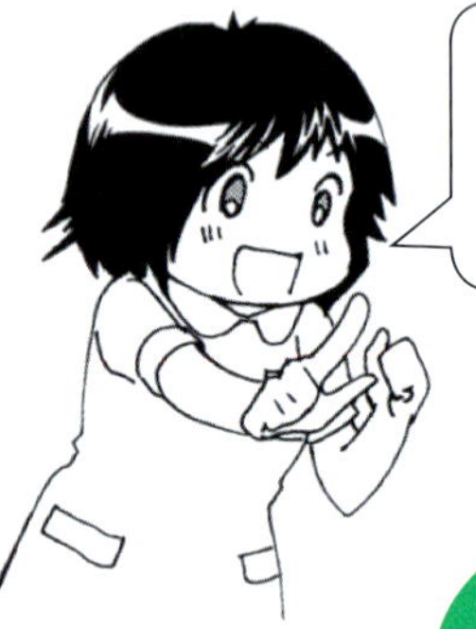

**これ，マシュマロの話[1]でも出てきたやつですね！
マシュマロを我慢できる子どもはマシュマロを見ないようにしたりして「気をそらすための行動が上手！」ってやつ！**

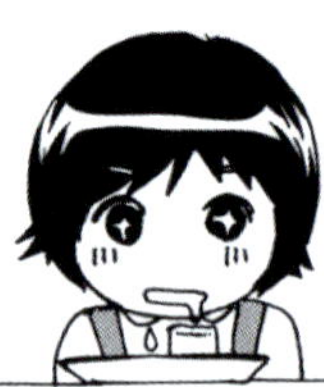

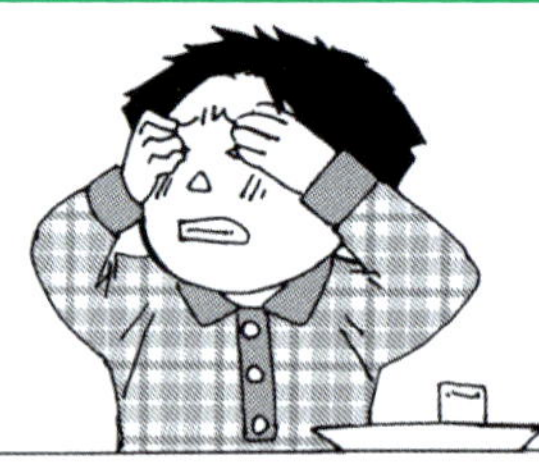

マシュマロテスト

マシュマロテストは，イラストのように，4 歳児の目の前にマシュマロを置き，“今食べてもいいけど，15 分間我慢できたらマシュマロをもう 1 個あげる”と教示します．“途中で食べたくなったらベルを押せば食べられる”ことを伝え，子どもを部屋に 1 人にします．

このテストの草案者，Mischel らの実験の結果，15 分我慢できた子どもは全体の約半数でした．
我慢ができる子と我慢ができない子の違いは何だったのでしょうか？
実は，我慢ができた子は，意図的に目をそらす・・・など，「マシュマロに注意が向かないための工夫ができていた」子どもたちでした．だから，上のイラストでは，右の男の子のほうが我慢がしやすい．

マシュマロに注意を向けたまま 15 分間我慢するよりは，目を伏せるとか，マシュマロから注意がそれるような何らかの行動を 15 分間続けるほうが，マシュマロが気にならなくなるからだとされています[1]．

結局，「何かを気にしないようにするコツは，
別の何かに注意を向けること」だという事です．
転じて，痛みを気にしないようにするためには，
痛み以外の感覚に注意を向けることが大事なんですよと．

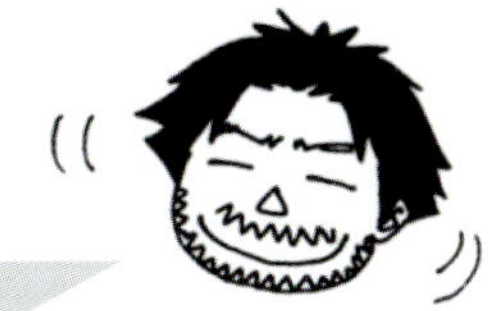

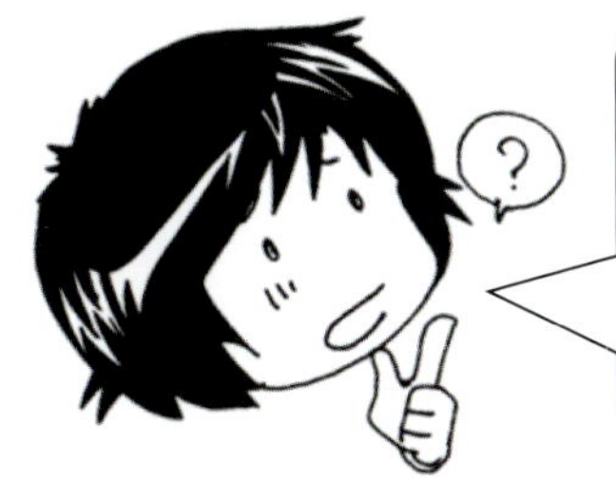

え？ でも待って！ 見たものや聞いたものに注意を向けると痛みから注意がそれるというのはわかりますけど，体の感覚？ 触覚？ に注意を向けたら余計に痛くなるんじゃないですか？

いい質問だね！
痛みは確かに身体の感覚だけど，触覚とは違う感覚なのです．
触覚と（温）痛覚は違う神経系って看護学校でも習ったでしょ？
五感なのは触覚だけで，痛みの感覚は五感ではない*．
痛みは内臓知覚などと同じ，内受容感覚に属します．

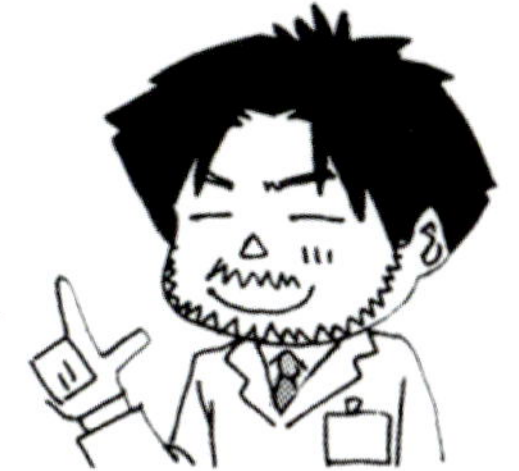

内受容感覚（五感に属さない内臓の感覚≒自律神経感覚）[1)]

五感以外の感覚といわれてピンとこない方は，
「お腹がすく感覚は五感で言うと何？」と
考えてみるとよいと思います．

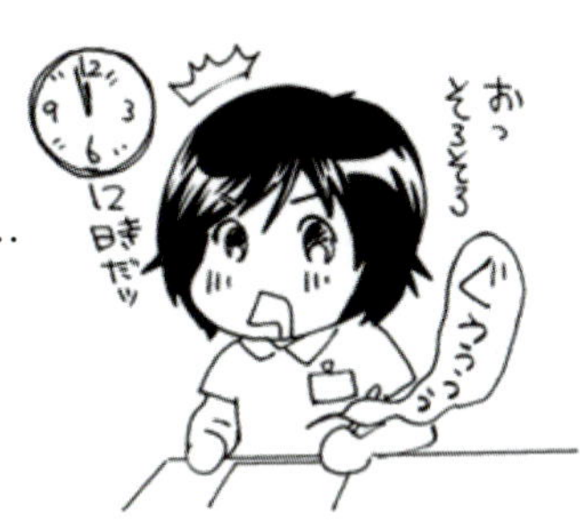

空腹感だけでなく，窒息感，残尿感や便意，胸のドキドキ感など…
五感に属さない内臓の感覚の種類は多彩です．
五感が「自分の外の世界」を知覚するためのものであるのに対し，
内受容感覚は「自分の中の世界」を知覚するためのものです．
<u>他人からはわからない感覚である「痛み」も，内受容感覚です．</u>

これら内受容感覚の中枢は辺縁系，特に前部帯状回周辺にあります．
痛みの脳内情報処理系（pain-matrix）でも前部帯状回は中核的役割を果たします．

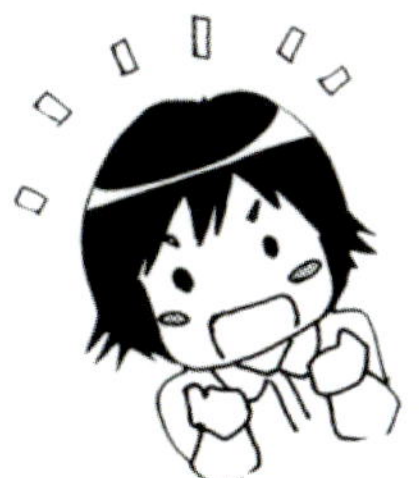

**これも知ってる！ 習いましたね[1)]！
自分の外の世界を知覚するのが五感で，
自分の中の世界の，カラダの知覚が内受容感覚！ 今まで勉強したことの応用ですね！**

＊モノを触った時を例にあげると，触覚はモノを触った感覚を通じて，そのモノが何なのか？ を認識するための自分の外の世界に対する知覚で，温痛覚は，モノを触ることで起きた自分のカラダの変化（指の温度が下がる等）を認識するための自分の中の世界に対する知覚．こう解釈するとわかりやすい．

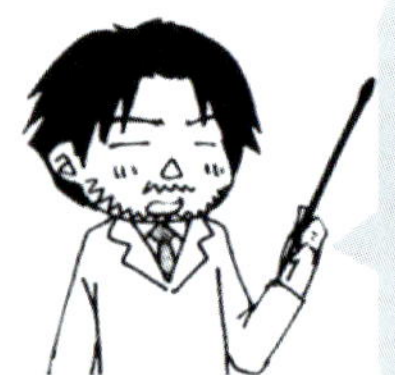

内受容感覚は普段意識されにくい．でも強いものは意識できる．
運動したり緊張してすごくドキドキしたとか，水に潜って息が苦しいとか，おしっこが漏れそうとか．そういう，強くなった時にだけ感じられるもので．今自分の脈がどれくらいだとか，酸素飽和度がどれくらいあるのかとか，膀胱の容量とか，普段から自覚できるものではない．

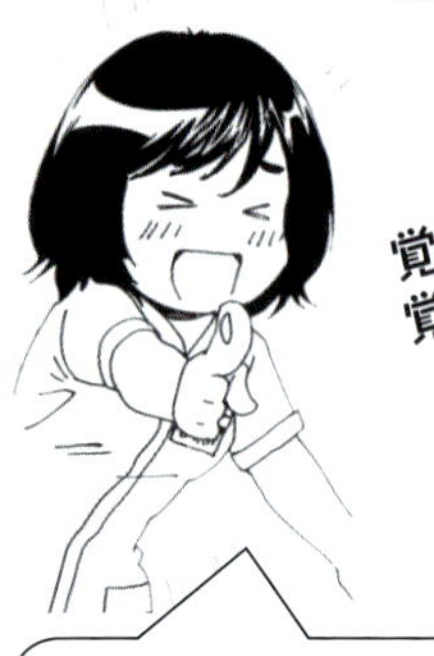

覚えてます！
覚えてます！

頭で答えに気づくより，
好き嫌いに気づくより，
“体の反応で気づくほうが圧倒的に早い！”
…というやつですよね！

右図はアイオワギャンブル課題の解説[1)]より転載．

ゲームに勝つためには隠された危険なカードを避けなければならない．何が危険なカードか言葉で説明できるまで 80 枚，危険なカードを好まなくなるまでに 50 枚の試行が平均的に必要だが，ストレスに反応する手の汗腺を検査すると，平均して 10 枚程度の試行で，危険なカードをめくろうとするだけで反応するようになる．

一方で，この手の汗腺の反応を自覚できる人はまずいない．

アイオアギャンブル課題

お前たちに成り上がるチャンスをやろう！
四つのカードの山から好きなカードを一枚ずつめくっていき，
持ち金をとにかく増やすゲームだ！
ただしカードには，報酬と罰金が書いてある．

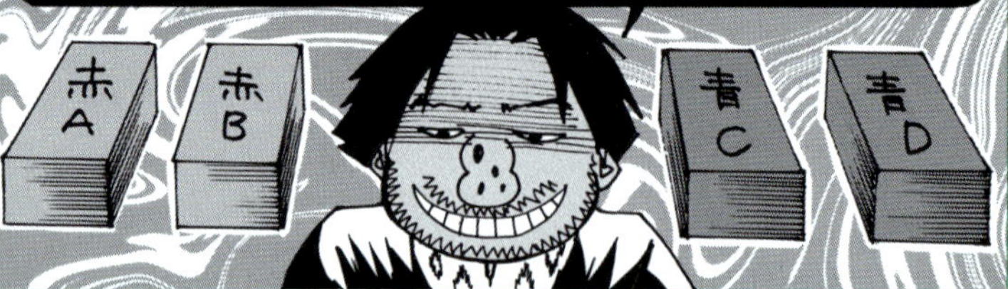

隠された危険なカードを避けないと勝てない課題

何が危険なカードか説明できるまで 80 枚
危険なカードを嫌うまで 50 枚

危険なカードを
めくろうとしただけで
手の汗腺*が
「反応してしまう」までに
10 枚

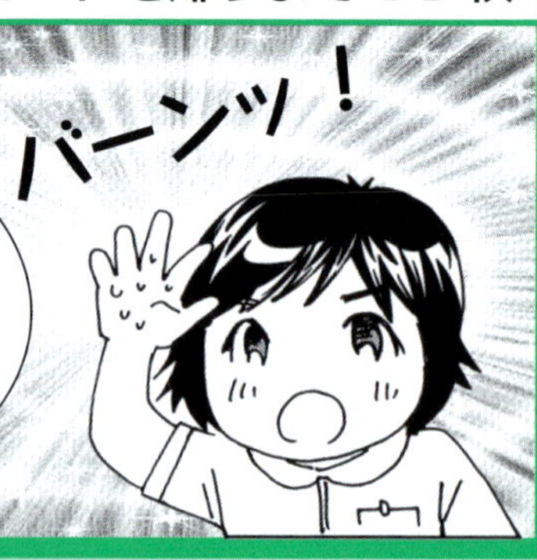

*温度に反応せずストレスに反応する

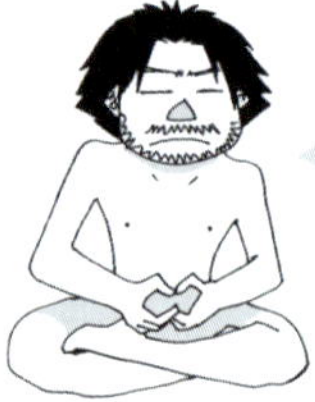

内受容感覚は意識しにくく，訓練するのも難しい．
マインドフルネス瞑想がよいとされますが，瞑想の訓練ができる施設も指導者も少なく・・・そうそうできることではないのです．
だからせめて，自分でやるレーズンや食レポのエクササイズでも，
「飲み込んで食道や胃の感覚を確認する項目」も加えてるのです．

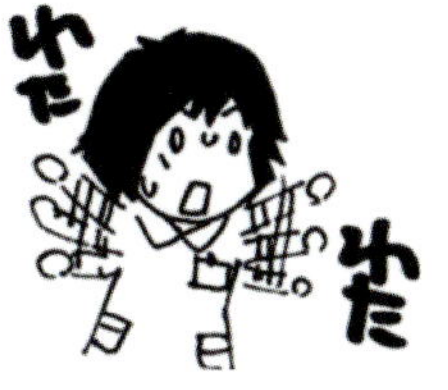

えー！それだけじゃわからんですよ！
他に訓練するやり方はないのですか？

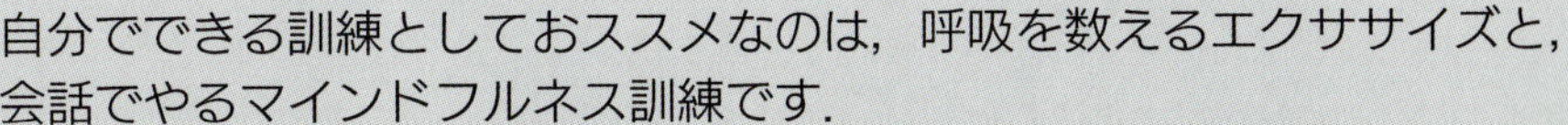

自分でできる訓練としておススメなのは，呼吸を数えるエクササイズと，
会話でやるマインドフルネス訓練です．

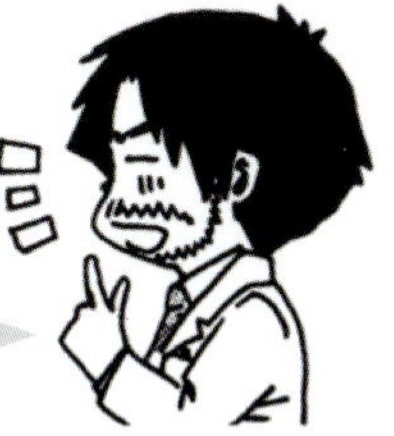

■ 呼吸を数えるエクササイズ[2)]

①静かに座ります
リラックスできればイスでもソファーでも座禅でも OK！

②目を閉じます．

③呼吸に注意を向けるために，まず 1 回大きく深呼吸をしましょう．

④姿勢と気持ちが落ち着いたら，目を閉じたまま二分間，自分の呼吸の回数を数えることに集中してみましょう（息を吸って吐いてで 1 回です）

まずはこれだけ．初めての方は 2 分間だけやってみてから，
次の，振り返りを読んでみてください．

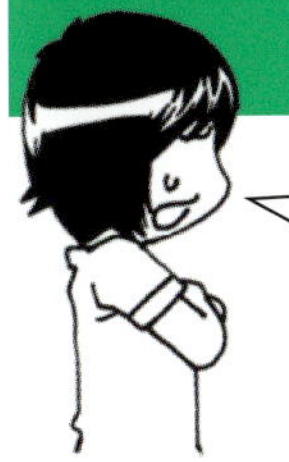

え？これだけ？

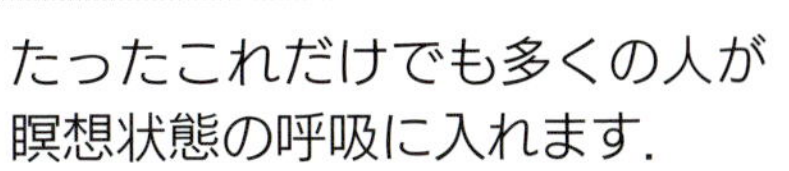

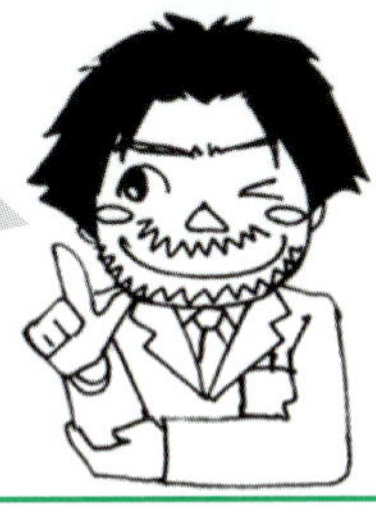

たったこれだけでも多くの人が
瞑想状態の呼吸に入れます．

■ 振り返り（呼吸を数えるエクササイズをやってみてから読んでください）

2 分間のお試しは終わりましたか？ 今回は呼吸を数えることに注意を向ける練習をしました．
2 分間，本当に呼吸を数えること “だけ” に，集中できたでしょうか？？？…無理だったと思います．

呼吸を数える以外の，他の考えやイメージが浮かんできたのではありませんか？ あるいは，どこかかゆくなったりとか，ほかの身体の部分の変化に気づくことはありませんでしたか？ 物音が気になったりしませんでしたか？ 気になった事のせいで，呼吸を数えることを忘れてしまっていた瞬間がありませんでしたか？ 訓練時間が長くなればなるほど，注意がそれて，呼吸数がわからなくなる人が続出します．

しかしこういった気になったことがあっても，2 分間であれば，呼吸に集中を戻すことができたと思います．途中どんなに脱線しても，集中を呼吸に戻すことができていれば OK です．

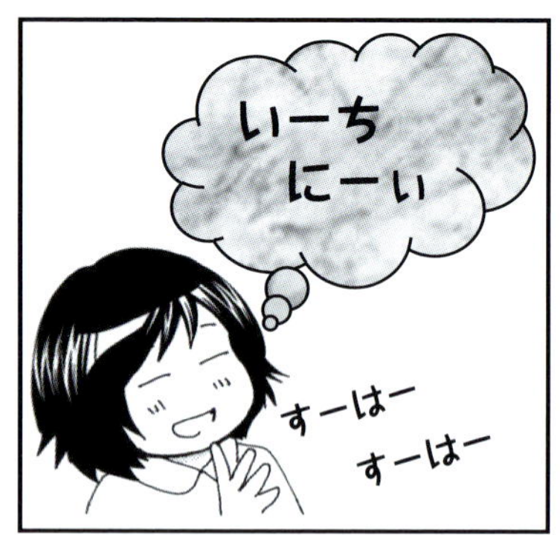

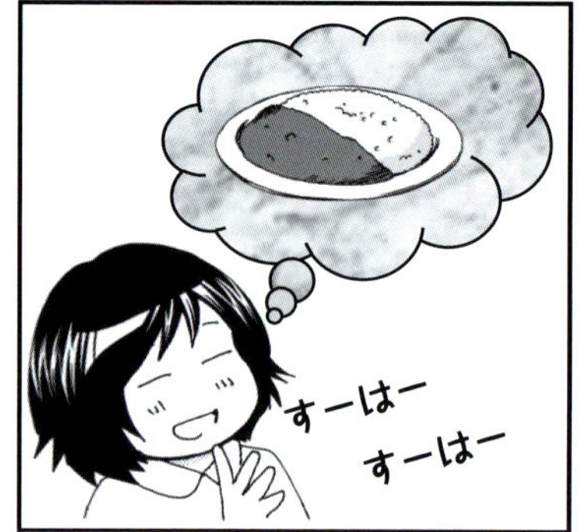

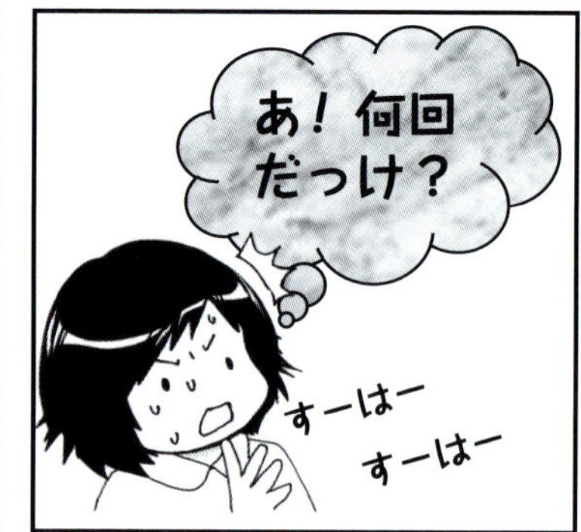

そうそう．そうなるよね．それが普通だし，それでOKです．
何かに集中しようとしても，絶えず自分や周囲の変化に注意が勝手に向きます．
でも，注意がそれてしまっても，自分の意志で，呼吸に注意を戻せることも，
同時にわかったと思う．大事なのはそこよ．

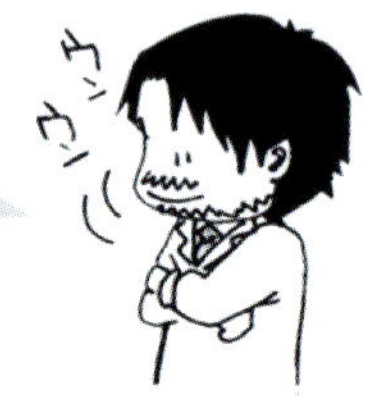

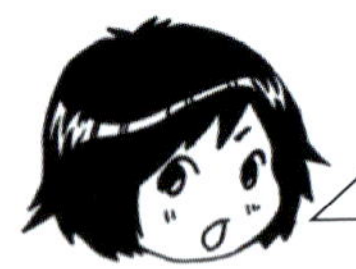

ずっと呼吸に集中してなきゃいけないんじゃないんですか？

そんなことできないからw
脳は常に自分の中や外の世界を
モニタリングしているので，
必ず雑念は混じっていきます．

★雑念は，あって当然．なくならなくても問題ない

呼吸から注意がそれている事（特に頭の中で気になってしまうことがある事）に気づいた時，そんな自分を，肯定も否定もしないことが大事です．くれぐれも，「あ！ また気が散った！ なんて自分はダメなんだ！」とか考えないように．そんなふうに考えると余計に気になります（頭の中に注意が向いてしまう）．「あ！ 呼吸を数える以外の事をやっていたなぁ」と，ただ思うだけにしておくことが重要です．では，これらのことをふまえて，2回目をやってみましょう．

すーはー

なんか落ち着いた気がします！

すーはー

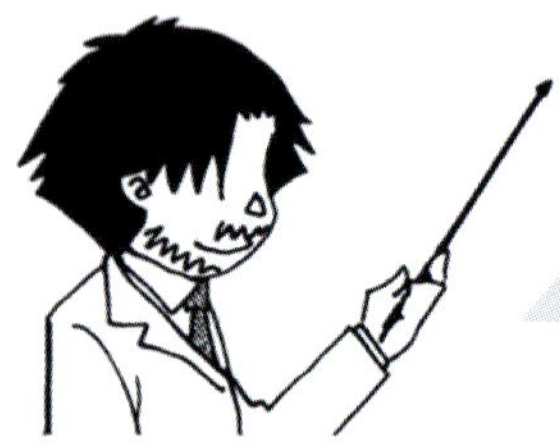

呼吸数の正常範囲は12〜20回/分とされていますが，
瞑想状態の呼吸はこの正常下限より少なく，10回/分以下です．
で，呼吸を数えるエクササイズに参加した人のデータでは，
訓練前は12〜19回/分（16.4 ± 1.9回/分）で，
訓練後は6〜9回/分（7.6 ± 0.9回/分）となっていました．
つまりこれだけで瞑想状態の呼吸数になっています．

初心者に呼吸のしかたを意識させると，余計に変な呼吸になることのほうが多い．
この経験則から，筆者がクリニックで行っているマインドフルネス訓練では，あえて呼吸のしかたを意識させず，回数だけ意識するように指導しています．そのほうが自然と深い呼吸になり，落ち着きます．

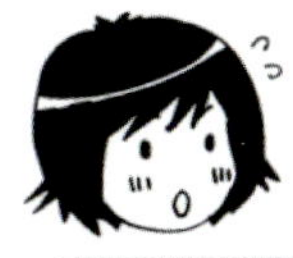

呼吸を数えるだけで落ち着くとか不思議！

呼吸感覚を含めた内受容感覚は，感情判断の材料になります[1]．
例えば，「息が苦しい」という自分の体の中の情報（内受容感覚）と，「叱られた」という自分の体の外の情報（五感を通して得た背景状況の情報）を元に，「悲しい」という頭の中の感覚（主観的感情体験）が生まれたりする．
ここで，頭の中で感じている感情の部分である「悲しい」に注意を向けてしまうと感情は増幅されてしまいます．逆に，体の感覚である「息苦しさそのもの」に注意を向けたほうが「悲しい」という感覚は薄れます[2]．要するに，落ち着きます．

筆者はマインドフルネス瞑想は基本的には注意のコントロール訓練と考えていますが，注意のコントロールは感情のコントロールにもつながるため，注意と感情による経路の二本立てで疼痛を制御できるのだと思っています．

つまりこういうことですね！
マインドフルネス瞑想訓練のコツ！

①注意を痛みや頭の中*に向けないこと！
〔*頭の中に注意が向いている≒考え事や悩み事をしている状態
（ワーキングメモリーに注意資源が注がれている状態）は痛みや感情を増幅する〕

②そのためには頭の外の世界**に注意を向けよう！
（**五感（⇒体の外の世界）と，内受容感覚（⇒体の中だけど頭の外の世界）に注意を）

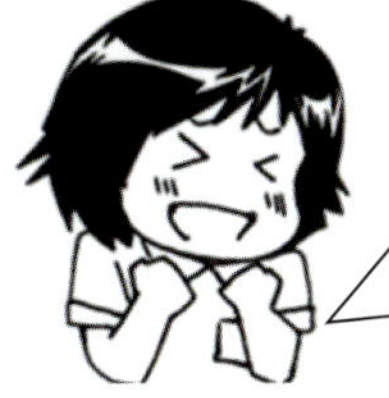

わかった！前に習った looping や dipping[1] も，要するに，相手の言っていることに注意を向けて会話していれば，自分の頭の中に注意が向かないよ！っていう訓練なんだ！それが会話のマインドフルネス訓練！痛みの治療にも応用できますね！

そうそう．前書で解説した支援のための話術，looping と dipping は，慢性疼痛の当事者が実践すればマインドフルネス訓練になるんだよー．
looping は特別編でも解説しています（85 頁〜）

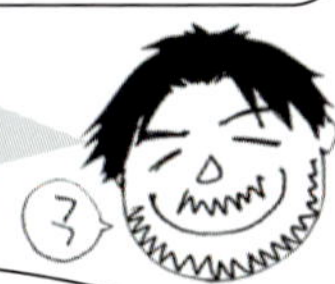

会話のマインドフルネス訓練，
注意機能や内受容感覚について詳しく知りたい方は，
前書『高次脳機能障害・発達障害・認知症のための
邪道な地域支援養成講座[1]』をご参照！
m9(ﾟДﾟ) 宣伝ドーン

参考文献

1) 粳間　剛，他：高次脳機能障害・発達障害・認知症のための邪道な地域支援養成講座．三輪書店，2017．
※ 特に，注意に関しては第 7 回，内受容感覚やマインドフルネス訓練に関しては第 8 回，頭の中への注意（ワーキングメモリー）に関しては第 10 回，会話のマインドフルネス訓練は第 12 回を参照．ここにあげた各話は総説論文としても出版されています．
第 7 回（地域リハ 11：678-685；2016），第 8 回（地域リハ 11：734-741；2016），第 10 回（地域リハ 12：70-77；2017），第 12 回（地域リハ 12：256-265；2017）．
2) Tan CM, et al：Search inside yourself：The unexpected path to achieving success, happiness and world peace. HarperOne, 2012.

登場人物
あいかちゃん：脳外科医の父に，前下小脳動脈（Anterior Inferior Cerebellar Artery）と命名されそうになったが，略語の AICA（あいか）にしましょうと母に助けられた．内受容感覚に 特化した脳をもつ，頭がいいとはよばれないタイプの天才．

せんせい：脳画像を一日中見ている医者．顔面輪郭詐称の大家．あらゆるデメリットにもかかわらず，髭は絶対に剃らない．自分の慢性前立腺炎の疼痛をマインドフルネスで改善した人．だいぶ良くなったが，今でも気にすると痛くなる．

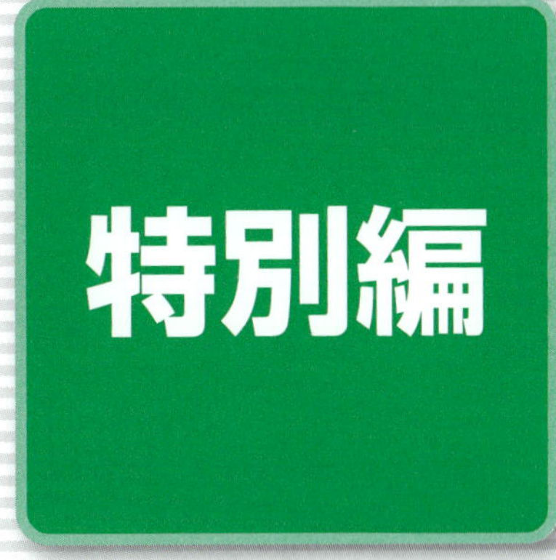
特別編

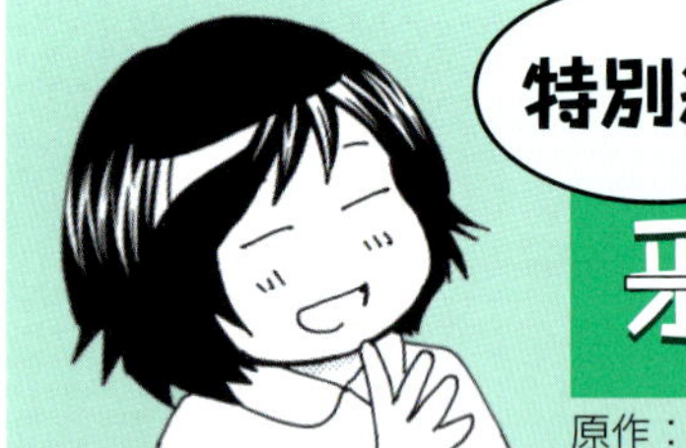

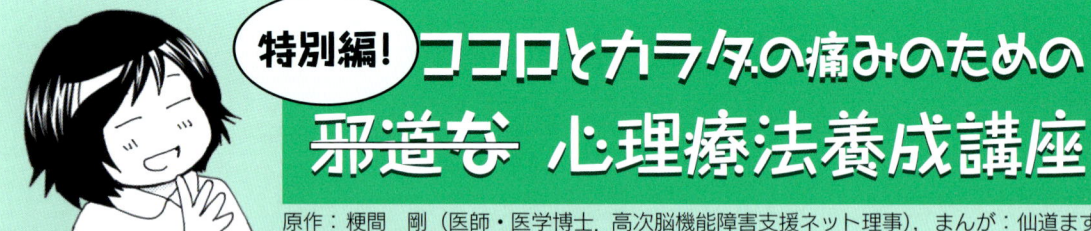

特別編! ココロとカラダの痛みのための ~~邪道な~~ 心理療法養成講座

原作：粳間　剛（医師・医学博士，高次脳機能障害支援ネット理事），まんが：仙道ますみ

特別編 第１回「痛みの心理療法」

ここからは特別編となります．

本編が「まんがで学ぶ痛みの心理療法」だとすれば，特別編は「文章で学ぶ痛みの心理療法」です．本編のまんがで紹介した内容を，今度は，目線を変えてさらに深く文章で解説します．

■なぜ慢性疼痛に心理療法が必要なの？

なぜ慢性疼痛に心理療法が必要なの？
これはとてもよく聞かれる質問ですが，「効果的だから」です．効果的だから必要．本当に，それ以上でもそれ以下でもありません．

近年，瞑想やヨガ，認知行動療法などの，認知（特に注意の焦点）や感情に対する心理的アプローチが，慢性疼痛にも急性疼痛にも有効という知見が蓄積され，そのメカニズムが少しずつ解明されてきています[1)～4)]．
心理療法が有効な痛みは精神的なモノなんじゃないか？　という疑問をもたれている方も多いと思いますが，裏表紙にも載せた例の如く，**「戦争中は銃で撃たれた傷にすら痛みを感じなかった人が多くいた」**という報告[5)]があります．この戦争中の例が，心理的な状況しだいで，身体的な痛みも感じなくなるという最もわかりやすい証拠ではないでしょうか？
これらが，表紙にも書いた，「痛みの心理療法は精神的な痛みだけでなく，身体疾患の痛みに対しても有効．慢性疼痛だけでなく，急性疼痛にも有効」だという根拠です．

さて，「戦争中は銃で撃たれても痛くない」というこの現象は，本編第 4.5 回で解説したように，今では，stress－induced analgesia（ストレス誘発鎮痛）とよばれ，その背景のメカニズムとして，「注意の焦点（attentional focus）が痛みからそれていること（distraction）」が関わっている[6)]とわかっています．戦争という，極限のストレスがあると，注意の焦点はそちらに向いてしまって，痛みに注意が全く向かなくなるから痛くないと．実際に，マインドフルネスをはじめとする，多くの心理療法で，注意の焦点を痛みからそらすアプローチ（distraction）が用いられています[1)]．attraction（アトラクション）の反対が distraction（ディストラクション）と考えるとわかりやすいと思います．気を惹くのがアトラクションなら，気をそらすのがディストラクションと．「妨害」なんて訳され方もあります．

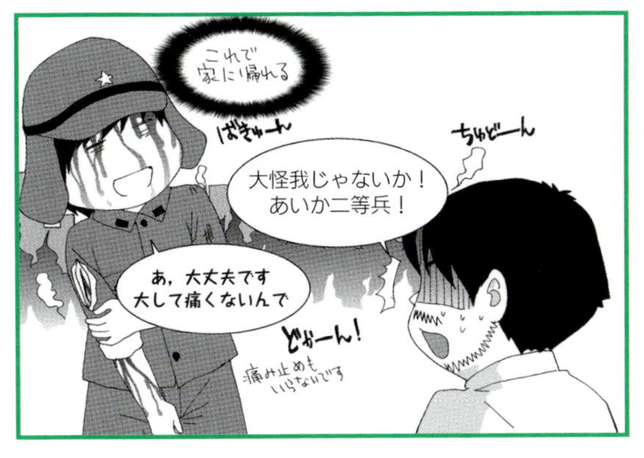
これで
家に帰れる
ばきゅーん
ちゅどーん
大怪我じゃないか！
あいか二等兵！
あ，大丈夫です
大して痛くないんで
どかーん！
痛み止めも
いらないです

何度も同じイラストを載せて恐縮ですが，この Beecher の報告[5] の漫画は，これから痛みの心理療法を始めようとする人への説明に，本当に役に立ちます．

・心理療法の鎮痛効果の大きさ
・心理療法は身体的な（器質的な）痛みにも効果が明らかな事

この 2 点を，一発で理解することができるからだと考えています．

心理療法を勧めると，「私は精神には問題はないから心理療法は必要ない！」と言う患者さんもいます．確かに，カラダの痛みを治したくて病院に来て，心理療法を受けるように言われたら……．痛みの心理療法の作用や効果を何も知らなかったら，意味がわからないかもしれません．痛みに対して精神科通院や心理療法を勧められたときに，「精神に問題があるから痛みがあると思われた」「だから心理療法が必要と言われた」などと捉える人は非常にたくさんいます．
ですが，むしろ，ここに例をあげた distraction は，精神機能（認知機能）が正常だからこそ起こる現象です．よって，筆者が痛みに対する心理療法を勧めるときは，「**正常な精神機能（認知機能）がもつ潜在能力を発揮して，痛みを改善させましょう．そのために訓練を受けてみませんか？**」と，そんな旨のことを説明しています（上記のイラストの絵を見せながら話すようにしたら，より説得力が増したように感じています）．

■日常で自然と起きているストレス誘発鎮痛と distraction による鎮痛

さて，ストレス誘発鎮痛と distraction による鎮痛について簡単に復習しましょう．
まず，ストレス誘発鎮痛について簡単にまとめると…

ストレス誘発鎮痛とは？
痛みに注意が向いている時は痛みは増強し
ストレス要因に注意が向いている時は強力に鎮痛される[6]

これだけのことです．これは同時に，distraction による鎮痛の説明にもなっています．
実はストレスそのものには鎮痛効果はありません．むしろストレスがあると余計に痛くなることは本編第 4 回などでも説明したとおりです．

すごく気になるストレスがあるとそれが気になって，痛みから注意がそれるから，痛みを感じなくなる．

これこそが，ストレス誘発鎮痛のメカニズムです．ようするに，痛みから注意がそれることこそが鎮痛メカニズムの中心で，ストレスはその注意をそらすための引き金に過ぎないと．
ちなみに，日常生活・社会生活の中でも，注意の方向（焦点）によっては，ストレス誘発鎮痛と同じようなことが起きています．
一番身近な例は，「パソコン仕事と肩こり・頭痛」「かがんでやる仕事と腰痛」でしょう．
仕事や作業に集中しているときは痛みに気づかないけれど，仕事や作業が終わると痛い！となったようなことを，誰しもが一度は経験しているのではないでしょうか？
痛みが強くなるような仕事・作業をしているハズなのにその最中では痛くならない理由のひとつは，仕事・作業に集中することで痛みから気がそれているせいです．
このように，痛みから注意をそらすような「注意の方向づけ」には，超強力な鎮痛効果があります．
銃で撃たれた傷も痛くなかった，という事例からもわかるように，痛みが身体的なモノであろうと精神的なモノであろうと，急性疼痛であろうと慢性疼痛であろうと，関係なく，注意の方向づけには強力な鎮痛効果があります．

・・・というわけで，痛みの治療では，何らかの注意の訓練を受けることが望ましいといえます．
さて，では，注意の訓練が，認知や心理を扱う科以外で，受けられますでしょうか？　受けられないでしょう？
だから，精神科や心療内科，メンタルクリニックでの治療（訓練）が必要だと，そう言えるのではないでしょうか*？

※脚注読み飛ばし可：個人的には整形外科疾患や内科疾患も診れて認知行動療法もできる科となると「リハビリテーション科」が一番よいのでは？と思っています（筆者もリハビリ専門医です）が，リハビリには保険診療のしばりとしての期間（長くても６か月）があるので，慢性疼痛の場合は期間のしばりのない精神科で治療をするしかないのが現状かなぁと思います．

■痛みに注意を向けないためには何をすべきか？

さて，ここまでの説明で，「痛みに注意を向けないようにすると鎮痛される」ことはわかったと思います．では，どうすれば痛みに注意が向かないようになるでしょうか？
「痛みは気にすると強くなるので気にしないようにしましょう！」と指導すれば，それで十分なのでしょうか？
確かに，病院でそう言われるだけで痛みが楽になる人も大勢いるので，こういった指導は重要でしょう．
でも・・・人間には，気にしないようにすると余計に気になる心理もあります〔俗にカリギュラ効果とよばれる（64 頁参照）〕．
カリギュラ効果に関して，本編では，よく使われる例としてマシュマロテストの話等をあげましたが，日常でもっとわかりやすい例は，「試験前や長時間電車に乗る前など，しばらくトイレにいけないと思うと，とたんにもよおしてくるアレ」ではないかと思います．

日常的なカリギュラ効果の例？

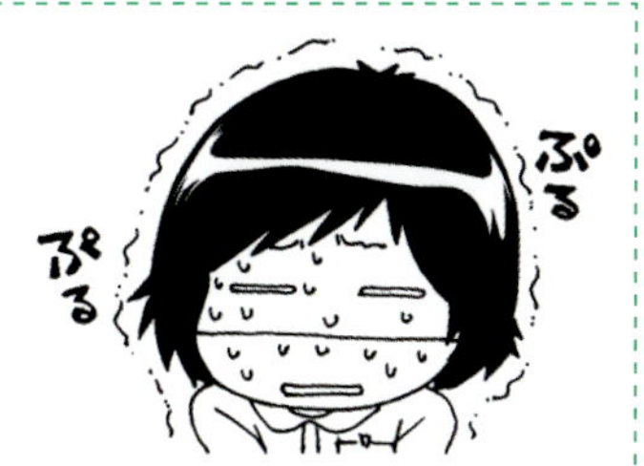

「トイレにしばらくいってはいけない」
そう考えるだけで尿意が発生する！

転じて，「気にするのを禁止したら余計に気になる人は大勢いる」

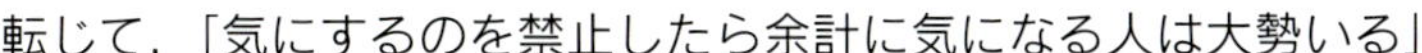

痛みから注意をそらす（≒痛みを気にしない）ためには，気にしないようにする…だけでは対策が不十分です．**痛みを気にしないようにするためには，痛み以外の何かに注意を向けるほうがよいです**．Beecher の報告[5] の中のストレス誘発鎮痛が，非常に大きな鎮痛効果があったのも，戦争や死の恐怖などの圧倒的なストレスに注意が向いていて，痛みに注意が向いていない（そんな余裕もない）から，痛みを感じなかったと解釈されていることを思い出しましょう．
何かとても気になることがあると，他の事に対する注意がおろそかになることは，みなさんも経験上知っているでしょう？
痛みを気にする余裕が生まれないように，何か別の，気になることを作ることが重要です．注意の方向づけに関わる認知行動療法では，この注意の性質を応用したものが多いです．

次の項では，この「注意のトレードオフの関係」を解説します．一見して痛みとは関係のない話と思われるかもしれませんが，とても大切な話です．

■内向きの注意と外向きの注意のトレードオフ関係を知ろう

注意には，頭の中（の記憶）に向けた注意（≒ワーキングメモリー）と，頭の外に向けた注意（一般的に知られる注意）があります．
頭の中に向けた注意？　ワーキングメモリーって何？　と思われるでしょうが，漫画等でよく使われる，「ココロの声」や「頭の中の映像（心象風景）」が，ワーキングメモリーにあたります．
イラストで例を示します．

頭の中（の記憶）に向けた注意≒ワーキングメモリーの種類

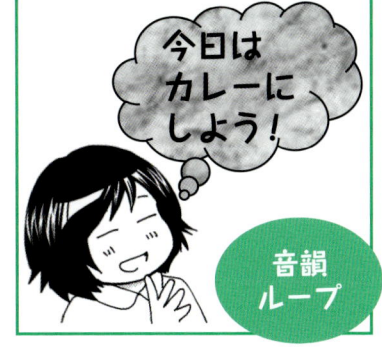

今日はカレーにしよう！

音韻ループ

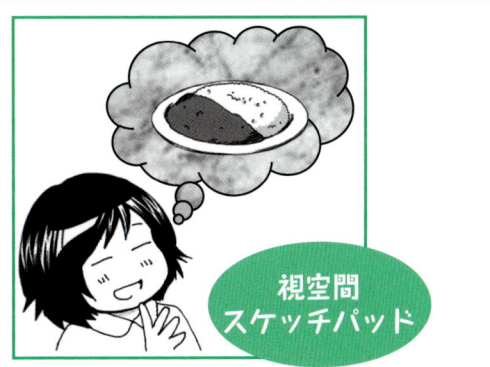

視空間スケッチパッド

粳間剛，他：高次脳機能障害・発達障害・認知症のための~~邪道な~~地域支援養成講座．三輪書店，2017 より改変抜粋ワーキングメモリーは，「頭の中の記憶に向けた注意」です[7]．
「今，注意が向いている頭の中の記憶」と言い換えてもいいでしょう．
このワーキングメモリーが働いている状態は，すなわち，考え事をしている状態です．
人が考えるためには，ワーキングメモリーが必要です．
そして，頭の中に向けた「内向きの注意」であるワーキングメモリーと，頭の外に向けた「外向きの注意」（＝一般的な注意）の間には，トレードオフの関係があります．
簡単な例をあげると，考え事に夢中になっている人は，（外の世界に対して）不注意になります．考え事をしながら歩いていたら，人に気づかず，ぶつかってしまったなど，誰しもが人生経験からわかると思います．
外の世界に対して不注意な状態だと，痛みから気をそらせるような対象に気づきにくく，痛みから気をそらすことが難しくなります．
したがって，「注意の向き（焦点）をコントロールする方法」を訓練することが重要なのです．

■注意を外向きにする「レーズンのエクササイズ」

注意を内向きから外向きにするためのマインドフルネス瞑想訓練のひとつが，本編の第 6.5 回で解説した「レーズンのエクササイズ」です．思い出してみましょう．

レーズンのエクササイズで大切だったポイントは・・・

①「感覚[注] をレーズンに集中させること」
②「その間考え事をしないこと」

この 2 点でした

「五感は，自分の外の世界に対するセンサー」なので，
五感に注意を向けると自ずと注意は外向きになります．

視覚→嗅覚→聴覚→触覚→味覚・・・と，順番に
五感[注] に集中してレーズンを観察することで，
注意を外向きにします．

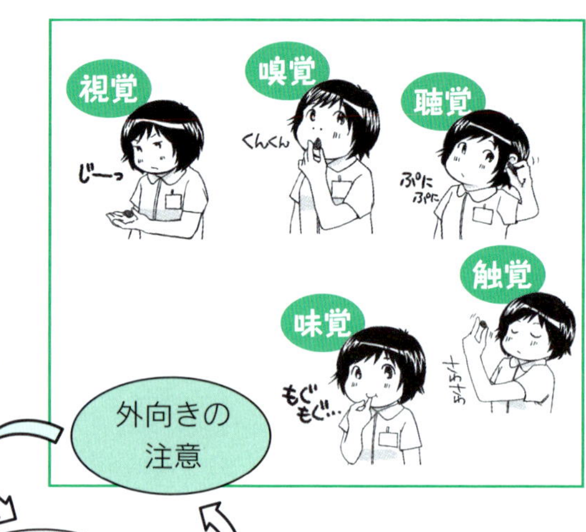
視覚
じーっ
嗅覚
くんくん
聴覚
ぷに ぷに
触覚
味覚
もぐ もぐ…
外向きの
注意

内向きの
注意

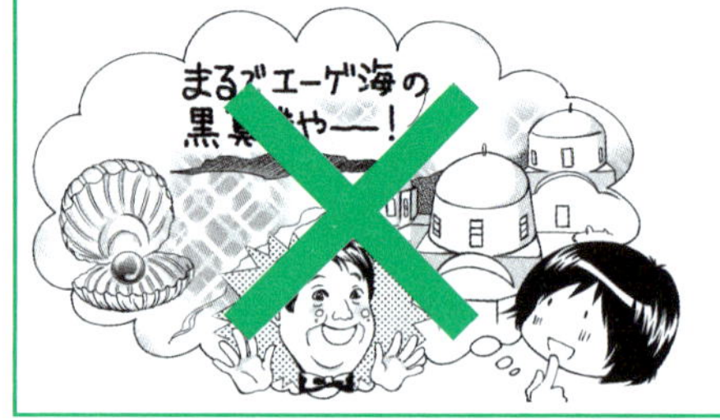
まるでエーゲ海の

上手いコメントしようと
注意を頭の中に
向けてはいけない！

そしてこの時，やってはいけないのが，「レーズンをネタに上手いことを言おうとすること」です．そうすると，頭の中（特に言語のワーキングメモリー）に注意が注がれてしまいます．
レーズンのエクササイズを行うと，彦〇呂さんのような「食レポ」の練習になってしまう人がいるのですが，全くもって上手いこと言う必要はなく，むしろ，言ってはダメです．感じたものをいちいちコメントする必要はなく，ただ，感じるだけでOKです．上手いコメントが次々浮かんでくるようであれば，注意の焦点は外に向けられていないと判断してよいでしょう．

前頁のイラストは，レーズンに「外向きの注意」を向けている成功例と，レーズンをだしにして「内向きの注意」を頭の中に向けている失敗例をあらわしています．この「外向きの注意」と「内向きの注意」との間には明らかなトレードオフの関係があり，どちらかが強まるとどちらかが弱まります．外向きの注意が深くなると，あまり頭の中に考えが浮かんでこなくなるので，エクササイズがうまくできていれば，このトレードオフの関係を実感できるハズです．

以上のようなコツに気をつけながら，皆さんもぜひやってみてください．ちなみに使う食べ物は，レーズンである必要は全くありません（個人的にはカルパスが好きです）．

注：本編第6.5回で「レーズンのエクササイズ」を紹介した際は原法にならい，「内受容感覚（≒自律神経感覚）」も説明に含めましたが，ここでは除きました．内受容感覚は，頭の外の世界に対する感覚ですが，自分の内側の世界である内臓の感覚でもあり，外向き・内向きの注意という説明をするうえでややこしくなると思ったからです．内受容感覚は，マインドフルネス全体を理解するうえでは大切だと思いますが，レーズンのエクササイズ“だけ”をやるぶんには，含めなくて問題ありませんので，ここでは，いったん忘れましょう．次の項の説明ではチラッと出てきますので，そこで復習します．

■「レーズンのエクササイズ」で期待される効果

1 distractionとはどういうものなのかを実感できる

慢性疼痛に対して，レーズンのエクササイズで期待される効果の第1は，distractionとはどういうものなのかを実感できることです．

視覚であれ，味覚であれ，レーズンのエクササイズで五感のいずれかに集中すると，少なくとも頭の中の考え事や悩み事に集中することは減ったのではないでしょうか？
逆に，頭の中の考え事や悩み事に集中してしまっているときは，視覚であれ，味覚であれ，五感に集中することが減ってしまうでしょう？
こういった，ある種類の注意によって，別の種類の注意が妨害されてしまう現象がdistractionです．

レーズンのエクササイズで一番実感できることは，外向きの注意と内向きの注意が互いに妨害しあう感覚です．「内向き⇔外向きで，注意はトレードオフの関係になっている」という表現でもかまいません．トレードオフの関係にある注意は，相互に distraction しあいます．
そして，ここでいう，「注意が外向きになっている状態」こそ，痛みに注意が向いてしまうことが妨害されやすい状態であり，鎮痛効果が得られやすい状態です．

例えば，線維筋痛症や身体症状症などの，脳機能障害が関わる慢性疼痛（dysfunctional pain）では，異常なまでに自身の痛みに注意が向いていることがわかっています[8)9)]（122 頁解説も参照）．このような過剰な内向きの注意が痛みを増幅させていると考えられるわけですが，レーズンのエクササイズを理解すると，外向きの注意を強めるアプローチが，これら慢性疼痛を悪化させる内向きの注意を妨害し，鎮痛につながる重要な意味合いをもつことがわかると思います．

2 注意が外向きになると，痛みから気をそらせるモノ（distractor）に気づきやすくなる

注意が外向きになることによる二次的な効果もあります．それは，自分にとって，痛みに意識が集中することを妨害してくれるモノ（distractor）が何なのか？気づきやすくなることです．

実は，最も痛いとされる，癌による慢性痛の方であっても，「○○をやっていれば痛みが楽になる，痛みを忘れられる」，そんな何かを自然と知っていることが多いです．
この，○○に当たるものこそが，めいめいにとっての distractor になるモノなわけですが，通常であれば，指導するまでもなく，長い病歴の中で，自然と学習されるもの．
痛みの増減があるとき，外の世界で何が起きているのか？ということに，普通に注意していれば，コレをしていれば痛みが減って，アレをしていると痛みが増える，などのように気づくことができるはずだからです．

転じて，そういった「痛みから気をそらせるモノ」をまだ見つけられていない慢性疼痛の人は，日常の中で五感を通じた外向きの注意がおろそかになっているといえるでしょう．そのために distractor に気づき，それに注意を向け，痛みから気をそらすことも上手くできないと思われます．そしてそうなる理由の多くは注意が内向きだからです．
注意を外に向けることができるようになれば，痛みから気をそらせる何かに気づき，それに注意を向けやすくなります．すると，痛みから注意がそれ，痛みの改善につながります．

■「レーズンのエクササイズ」がよくわからなかった人のために

レーズンのエクササイズをやってみても，「内向き⇔外向きの注意のトレードオフ関係」がよくわからなかった・・・という人には，「指を呼称するエクササイズ」がおススメです．筆者の経験上からは，このエクササイズのほうが，はるかに強力に，内向きの注意が妨害されます．**どれくらい強力に妨害されるかというと，<u>考える事がほぼ不可能</u>になります（ワーキングメモリーを使う事がほぼ不可能になる）**．

やり方はこちら．簡単ですので，これもやってみましょう．

指を呼称するエクササイズ

【方法】
左手を見て，親指⇒人差指⇒中指⇒薬指⇒小指と，声を出しながら，右手でつまみ，指を折っていく．
全部の指を折り終わったら，小指から，逆の順番で開いていく．
この時も，左手を見て，小指⇒ 薬指⇒中指⇒人差指⇒親指と，声を出しながら，右手を使って，指を開いていく．

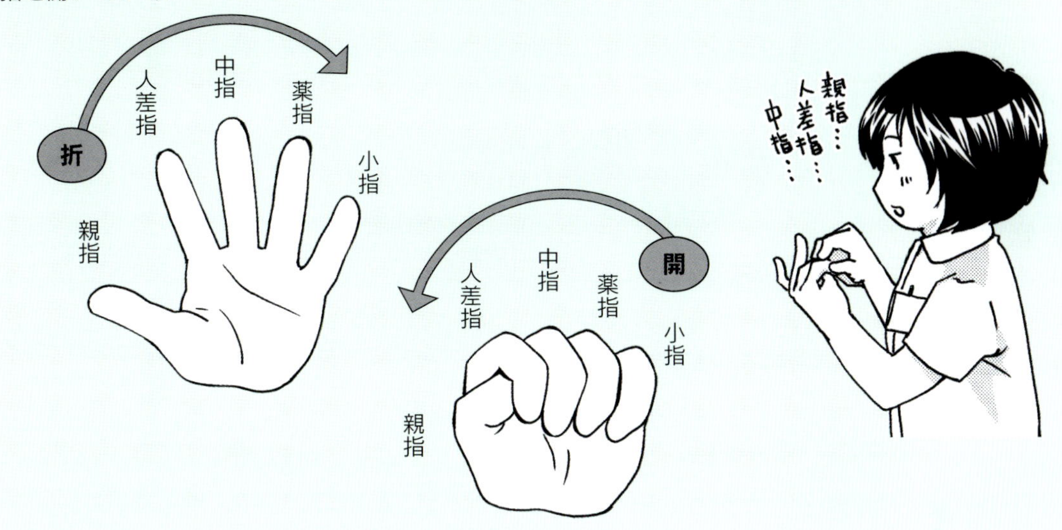

【ポイント】
①左手自体は動かさない．指を折るのも開くのも，右手で行う．
②指を折る際も開く際も，その指をしっかり見て，その指の名前を声に出して言うこと．

「指を呼称するエクササイズ」が上手くできると，考え事をすることはほぼ不可能になります．

このエクササイズは，筆者の講演会での鉄板ネタで，実際に参加者にやってもらうわけですが，これをやってもらっている最中に，「220 ひくあなたの年齢は？」などと，毎回たずねています．
すると，忠実にこのエクササイズを続けるかぎり，頭の中で計算することが普通はできません．答えられる人は，まず，いずれかの動作を中断したうえで，考えてから答えています．

考える事と指を呼称するエクササイズは，同時にはできないのです．

なぜ「指を呼称するエクササイズ」をしている最中に考える事が不可能になるのか？というと，「内向きの注意」の主体である，視覚ワーキングメモリー（視空間スケッチパッド≒頭の中のイメージ）は，左手を見ることによって妨害され，言語ワーキングメモリー（音韻ループ≒ココロの声）は，指を呼称する事によって妨害されるからです[7)]（75 頁参照）．

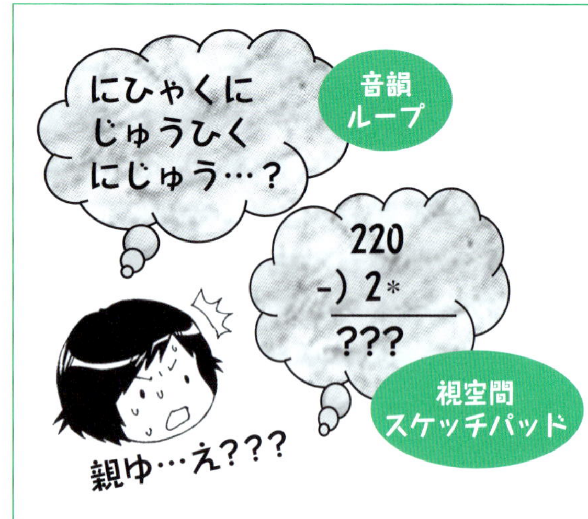

暗算（頭の中での計算）のやり方は，
・「にひゃくにじゅうひくにじゅう＊は…」のように，ココロの声で唱える（音韻ループを使う）か，
・「220－2＊＝？」のように，映像で数字を思い浮かべる（視空間スケッチパッドを使う）か，
の2通りしかありません．

指を見て，呼称する動作と，暗算は，まず同時にはできません．

無理にやろうとしている人は，
・目線を指からそらす　・口が止まっている
・動作自体が止まっている
などの動作が見て取れるのでわかりやすいです．

また，このエクササイズをしている最中は計算以外の内容でも，基本的に，考え事はまずできません．指を折る・開く動作によって，視覚と言語以外の，カラダで考えるワーキングメモリー[7]も，妨害されるからです（本編第4.75回，第6.5回参照）．カラダのワーキングメモリーは，主に触覚や内受容感覚に由来しますが[7]，これは，カラダを使うことで妨害されます．視覚や言語のワーキングメモリーが理性的な思考のためのものなら，カラダのワーキングメモリーは，直感的なfeelingで思考するためのものです．後者も妨害できる「指を呼称するエクササイズ」では，感情的にも落ちつく効果が期待できます．嫌な気分に浸ったりするのも難しくなります．

もし「指を呼称するエクササイズ」を完璧にこなしつつ，「220－年齢」を暗算できる人がいたら，非常に計算が得意な人ですが，その場合は，「220×年齢」に問題をかえてください．計算が得意な人なら普段はこれくらい暗算できると思いますが，さすがに，「指を呼称するエクササイズ」とは同時にできないと思います．

「指を呼称するエクササイズ」が内向きの注意を妨害する力は，非常に強力で，例えば，統合失調症の幻聴なども多くの人で聞こえなくなります（自験例）．幻聴も，基本的には自分の頭の中に注意が向いている点でワーキングメモリーと同質であり，このエクササイズでdistractionされ，聞こえにくくなります．

このエクササイズの課題中のときのような，それ以上考え事ができなくなっている脳の状態を，「認知的多忙[10]」とよびます．課題の難易度が高いと認知的多忙になるというよりは，「言葉（聴覚）・視覚・カラダを同時使用する課題は何であれ，脳にとっては十分忙しい」と，そう捉えておいたほうがよいと思います．さすれば，いろいろ応用がききます．

先にあげた「戦争中は銃で撃たれた傷も痛くない」の例[5]にも，認知的多忙が関わっていると考えられます．内容はなんであれ，「痛みに集中する隙を与えないような性質」が痛みの distractor に求められるモノです．それを疑似体験するための手法として，ここでは，「言葉・視覚・カラダを同時に使う，指を呼称するエクササイズ」の例を紹介しましたが，同じような性質があるものであれば，なんであれ，distractor になれると思いますので，やり方にこだわる必要はありません．「指をさしながら天井の染みを数える」などでもいいと思います．

■注意の方向づけを間違うと，ストレスで痛みはひどくなる

さて，最も痛いとされる癌の疼痛でさえ，「コレをやっていれば痛みが楽になる，痛みを忘れられる」といった対象を，知っている人が多い，というくだりにまた戻ります．この反面，慢性疼痛でも，人によっては，その逆の話である，「どのようなことをすると痛みがひどくなるのか？」というそのストレス要因にさえ気づいていない人もいます．

例えば，痛みの原因がなんであれ，精神的ストレスが加われば痛みは通常は強くなるのですが・・・
精神的なストレスが加わって痛みが悪化した時に，痛みの悪化に“だけ”集中してしまうと（注意が自分だけに向いてしまうと），そのとき外の世界で何が起きているのか？について気づきにくくなることはわかりますよね？（∵内向き⇔外向きの注意のトレードオフ）
このような注意の払い方をしている人が，どんなストレスで痛みがひどくなるのか，自分でその要因さえ知らない人になりやすいといえます．

ストレス誘発鎮痛で痛みが改善するケースは，ストレスに注意が向いて痛みから気がそれるから鎮痛されるのであって，痛みから気がそれなければ，ストレスで痛みは悪化します．
外の世界に十分な注意が向いていれば，どんなストレスで痛みが強くなるのか，気づくことができるハズなのですが，慢性疼痛の人には，それに気づいていない人が多いといえます．
「どうすれば痛みはひどくなるのですか？」と問うても，「わかりません！常に痛いです」と答える人もいます．本来なら，そんなハズはないのです．楽になる刺激はなかなか見つけられなくとも，悪くなる刺激には，普通は気づけるハズ．
・・・とすると，普通気づけるハズのものに気づけていない理由として有力なのは，「外の世界への注意がおろそかだから」ということになるでしょう？（そしてそれはおそらく，内向きの注意が中心になっているせい）．

ここで，ストレスと注意と痛みの関係についてもう一度復習してみましょう．

痛みに注意が向いている時は痛みは増強し
ストレス要因に注意が向いている時は強力に鎮痛される[6)]

平たく言いなおせば，「ストレスに目を向けずに痛みばかり気にする人は余計に痛くなり，逆に，ストレスそのものに注意を向けることができれば，それが痛みを減らすことにつながる」ということです．

「どうすれば痛みが楽になるのか？あるいは，ひどくなるのか？」，その要因に気づいていない人は，自分の外の世界の出来事に対して不注意であり，同時に，そのぶん，痛みに多くの注意を注いでしまっていると考えられます．その状況では，ストレス誘発鎮痛とは逆のことが起こって，余計に痛くなってしまいます．
まず，ストレスに気づくこと．そしてそれに，注意を向けること．これが，痛みの改善には重要になるわけです．

次の項で，日常生活の中にあるストレス要因に気づく方法について復習します．

■ストレス要因に気づく方法

痛みを悪化させうるストレス要因はどの人にも必ず存在します（第4.75回参照）．

ストレス要因に気づいていなかった慢性疼痛の人が，ストレス要因に気づき，それに注意を向けることで，劇的に痛みが改善するケースは，非常に多く経験します〔注意を向けるだけでなく，さらに，ストレス要因から距離をとることも同時に重要です（本編第4回参照）〕．
そのためには，注意を外向きにして，自分の行動を振り返ってみましょう．痛みを悪くする，外の世界のストレス要因を見つけられるはずです．
そして，ストレス要因を見つけたら，ストレス要因に注意を向け，そこから距離をとるようにしてみましょう．これで，劇的に慢性疼痛が改善するケースは多いです．

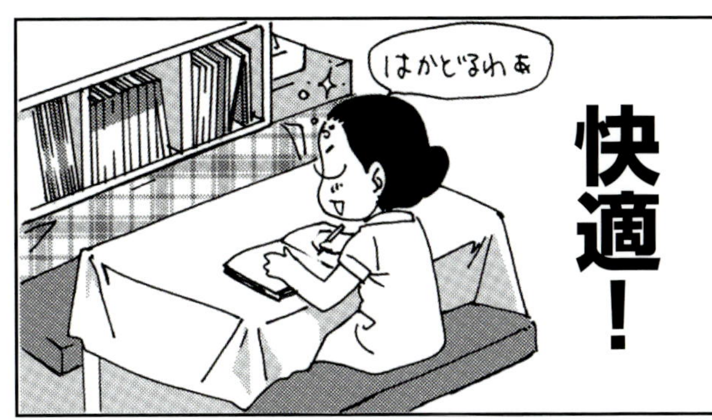

ストレスが関係した痛みでは，
ストレス源がない時は，
痛みがなかったり，あっても，
快適に過ごせる時間がある
場合が多い．

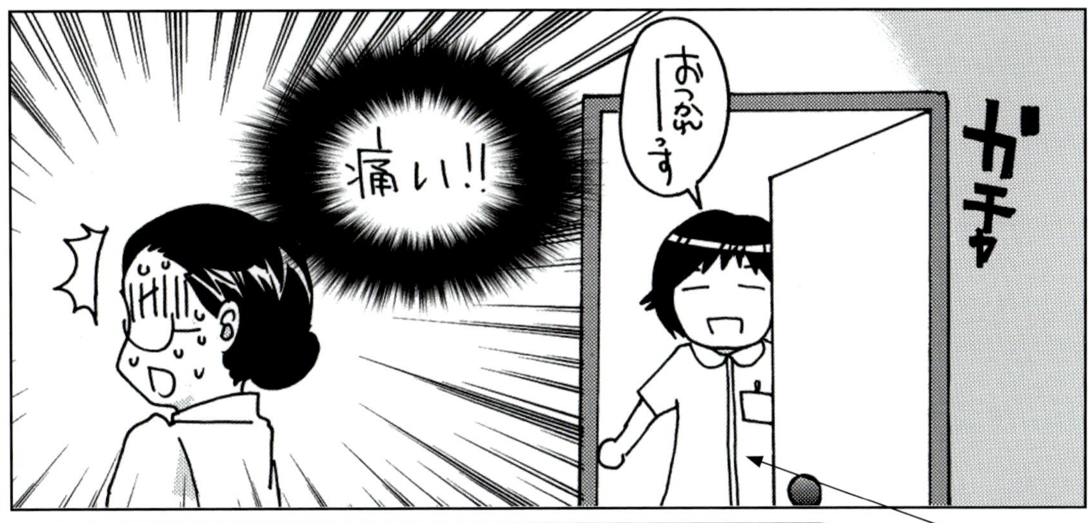

ストレス源

このストレス源に「気づかない」「注意が向いていない」人が，慢性疼痛例には多いのですが，「痛みそのものに注意が向いている時痛みは増強し，注意が（外の世界の）ストレス要因に向いている時は強力に鎮痛される」というストレス誘発鎮痛の原則にならって考えれば，「ストレスの振り返りと気づきで，ストレス誘発鎮痛を発動させうる」例が多いことが理解できると思います．そのやり方・説明のしかたについては本編第4回を参照してください．

■社会生活の中でもできる，distraction による鎮痛

この項では，社会生活の中でもできる心理療法の話をします．
まぁ心理療法というよりは，ふだんの生活にひと工夫加えることで，心理療法と同じような効果を期待しようという，邪道なやり方です．

先に普段の生活の中でも，注意の方向（焦点）によっては，ストレス誘発鎮痛と同じようなことが起きていて，一番身近な例は，「パソコン仕事と肩こり・頭痛」「かがんでやる仕事と腰痛」ではないか？という話をしました（→74頁参照）．

仕事や作業に集中しているときは痛みに気づかないけれど，仕事や作業が終わると痛い！となったようなことを，誰しもが一度は経験しているでしょう．
これは，仕事に集中するあまり（≒認知的多忙により），痛みから注意がそれたことによるものですから，明らかに distraction による鎮痛効果です．
このような distraction がおきやすくなるように，普段の仕事にひと工夫加えてみましょう．

1 ライン作業と PC 作業でできる，痛みからの distraction 術―声出し確認

ライン作業は，目で見て，カラダを動かして行う作業であり，認知的多忙に至りやすい条件を一部備えています．ただし，それだけでは不十分で，例えば，ひとこともしゃべらないでもくもくと手を動かすようなライン作業だと，考え事をする余地があることは自明です．視覚とカラダは使っていても，言語のワーキングメモリーである音韻ループがガラ空きだからです．この余地を埋めるように工夫すれば，ライン作業は，社会生活の中でできる~~邪道な~~心理療法になります．

具体的には，「いま作業している内容を口にしながらやる」「声出し確認をしながらやる」など，声出しを加えましょう．そうすることで，作業に言葉・視覚・カラダの全てを集中させることができ，言語のワーキングメモリーが，別の余計な事を考える余地がなくなります．これで，痛みに割かれる注意が限りなく減ります．

PC 事務作業の場合も同様です．PC 作業時間の多くを占めるのは，だまって黙々と，資料等を見て打ち込む時間だと思いますが，これにも言語を参加させましょう．資料を読み上げながら打つとかがよいですね．これで，作業に言葉・視覚・カラダの注意全てを向けさせることができます．

うちの職場では私語・独り言厳禁ですって？　そのような場合は，ごくごく小さい声出しをしましょう．それこそ自分にも聞こえないくらいのウィスパーボイスで．なんなら唇を動かすだけでもかまいません．たったそれだけのことを加えただけでも，言語で考え事をするのが相当難しくなります．

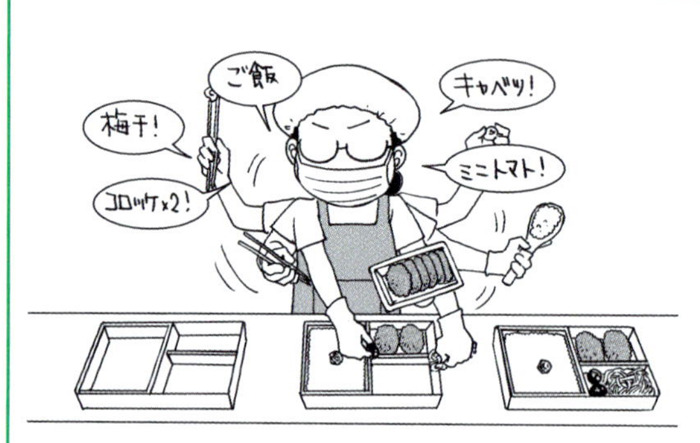

声出し確認を加えれば，ライン作業は，すぐに考え事をする余地のない「認知的多忙」な作業へと変わります．結果として，痛みに注意が向くことが妨害されて，distraction 鎮痛につながります．

PC 作業の場合も同様です．
作業への集中力を高めることにもつながるし，悩むこともない（というかできない），一石二鳥三鳥にもなる，社会生活上のひと工夫です．

2 ビジネス会話（仕事受け）でできる，痛みからのdistraction術—looping

ビジネス会話の中でできるdistraction術もあります．これは，looping（ルーピング）とよばれる，マインドフルネス瞑想訓練で行われる会話技術[7)11)]を応用したものです．loopingは，認知症支援等で行われているrephrasing（リフレージング）とよばれるケア技術とほとんど同じもので，いずれも日本語でいうと，「復唱」，すなわちオウム返しをすることです．とっても簡単です．

会社によっては，上司が自分の言った事を，必ず部下に復唱させて内容が伝わったかを確認している職場もあるかと思いますが，このように，話し手が言った事を聞き手が言いなおして会話をloopさせることで，確実な情報伝達をする仕事のテクニックがloopingの原法です．

rephrasingが認知症介護の場面でも使われているのと同様，loopingは日常会話でも使える技術なのでぜひ覚えましょう．まずは，loopingをしていない普通の会話の例をみて，それから，loopingをしている会話の例を見てみましょう．

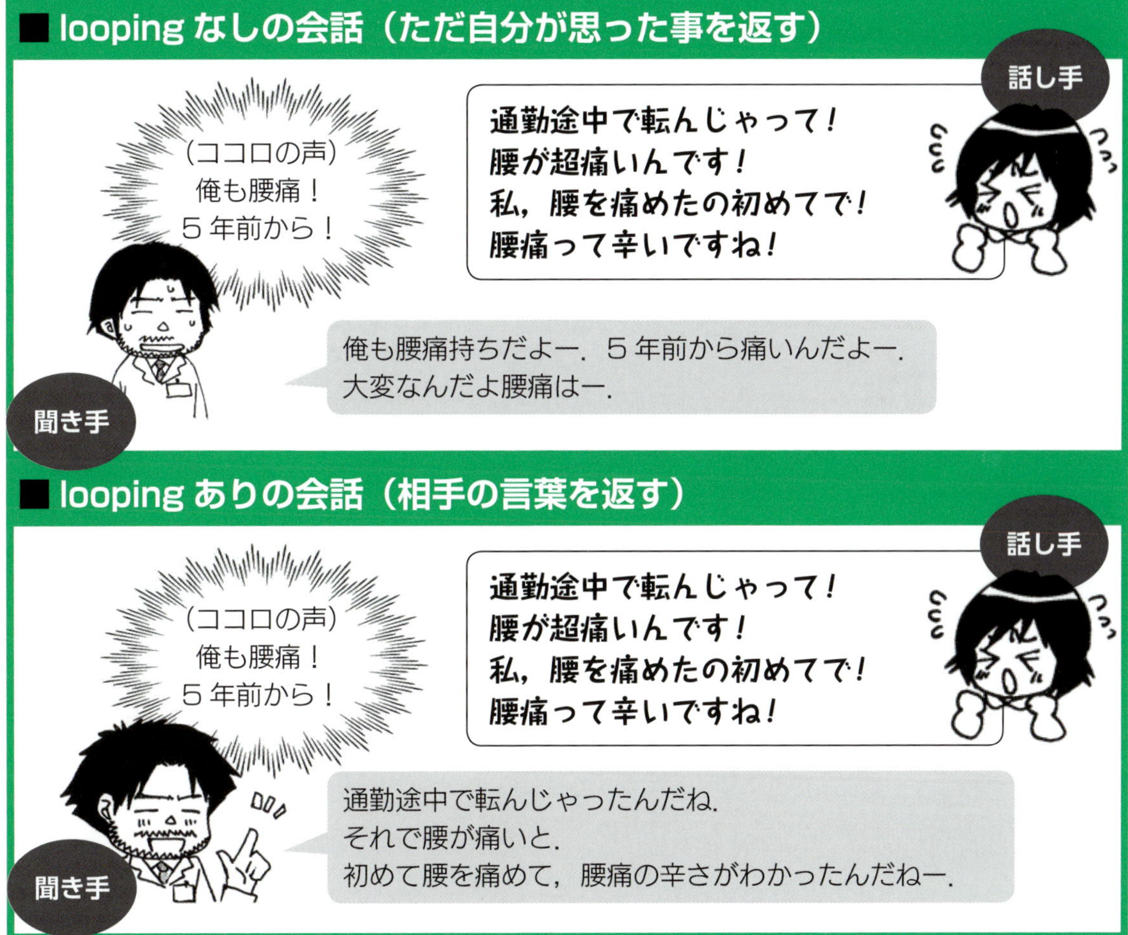
■ loopingなしの会話（ただ自分が思った事を返す）
話し手
通勤途中で転んじゃって！
腰が超痛いんです！
私，腰を痛めたの初めてで！
腰痛って辛いですね！
（ココロの声）
俺も腰痛！
5年前から！
俺も腰痛持ちだよー．5年前から痛いんだよー．
大変なんだよ腰痛はー．
聞き手
■ loopingありの会話（相手の言葉を返す）
話し手
通勤途中で転んじゃって！
腰が超痛いんです！
私，腰を痛めたの初めてで！
腰痛って辛いですね！
（ココロの声）
俺も腰痛！
5年前から！
通勤途中で転んじゃったんだね．
それで腰が痛いと．
初めて腰を痛めて，腰痛の辛さがわかったんだねー．
聞き手

例を見比べてみると，上の looping なしの例は，本当に普通の会話です．思っている事をただ返しただけです．相手の話を聞いている時に思っていたココロの声を，そのまま声に出して返しているだけですね．
それに対して下の looping ありの例は，相手の言葉を引用して返しています．ほとんどオウム返しです．

さて，どちらの例も，聞き手であるせんせいの思った事（ココロの声≒ワーキングメモリーの内容）は同じ事が書いてありますが，これ，本当に可能でしょうか？
つまり，自分の頭の中の考えであるワーキングメモリーに注意を向けながら，looping をすることが本当に可能でしょうか？

まんがと同じ会話・思考内容を実際にやってみようとするとわかりますが，相手の話を聞いている最中に自分の頭の中に注意を向けていると，正確に looping することはほぼ不可能になります．やってみてください．
実際に looping をやろうとすると，聞き手の頭の中は下記のようになって，自分自身の考えは妨害されてしまいます（distraction される）．

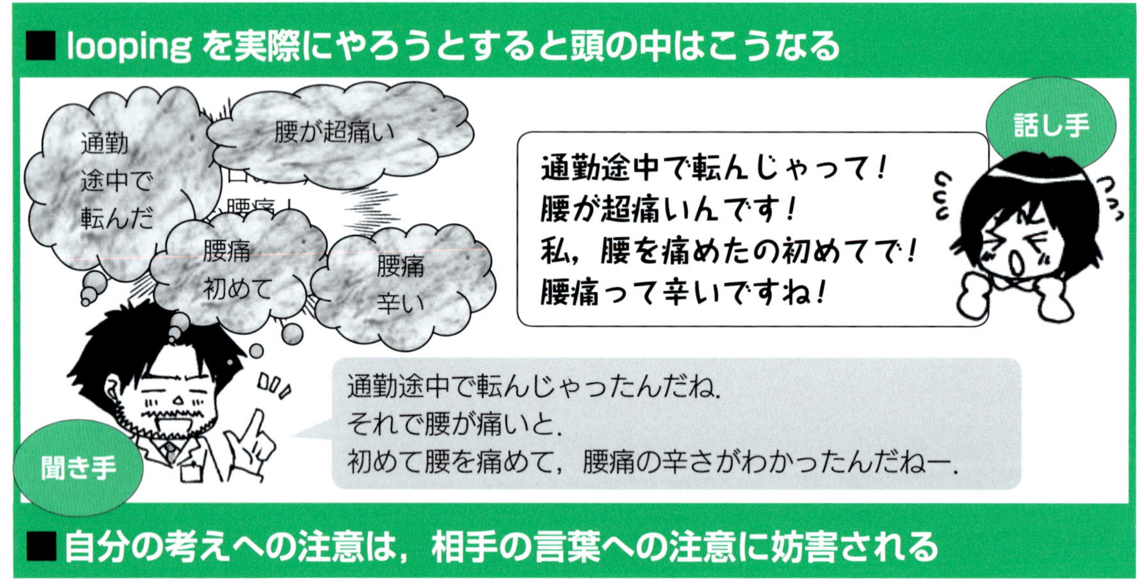

これぞ distraction ですね．distraction 効果を期待するには，言葉・視覚・カラダを同時に用いて認知的多忙を作ることが重要と前述しました．しかし，会話のほとんどは，言葉（のワーキングメモリー）しか使わないので，本来認知的多忙になりにくいはずです．それでも，looping できるくらいの注意を相手の会話に払うと，莫大な容量のワーキングメモリーを使うので，十分に認知的多忙になります．結果として，looping する内容以外の，ほかの内容の思考をすることは非常に難しくなります．

ビジネス会話で，内容確認のための復唱が必要なのはわかると思いますが，日常会話においても，

loopingのもたらす効果は絶大です．例を見ても，自分が話し手側だったとしたら，loopingなしの返答をされるより，loopingされたほうが，共感された気がしませんか？
(これはイライザ効果などとよばれる，復唱のもたらす心理効果です[7])．

さて，会話技術としてもとても役に立つloopingですが，同時に，**聞き手が，自分の腰痛に注意を向けてしまうことを，見事に妨害している**のがわかると思います．
このように，相手の話に注意を向けることは，自分への注意をそらすことに非常に有用です．

「会話のときは，自分の話を中心に話したほうがスッキリするんじゃないか？」とか，「話を聞くほうがストレスだ」とか，左様に思われる方が多いことには同意します．
しかしそれは，「相手の話を聞いているときに，次に自分の言いたいことを考えているから」だと筆者は思います．注意が自分の考えに向いていて，それを我慢しているような状況が会話の中で多くを占めるような場合は，誰だって嫌だと思います．
慢性疼痛の患者さん同士で話し合うグループワークを行うと，めいめいが自分の痛みについて話すことが中心になりがちです．ならばと「自分の発言する順番以外は，相手の話をちゃんと聞くようにしましょう」などとルールをもうけても，前述のような，聞く時間が「言いたいことを我慢している時間」になってしまうことが間々見られます．ようするに，相手が話している時間は，自分の頭の中に注意を向けていて，話は聞いていないという人が出てきてしまうのです．
そういう方こそ，試しにloopingをやってみてください．ただ聞くのではなく，loopingしようとして相手の話を聞けば，自分の考えに注意が向けられない感覚が体験できると思います．そうすれば，自分の考えがわいてくることも減りますし，結果として，言いたいことがあるのに我慢している時間も減ります．言いたいこと自体が，浮かんでこないわけです．

人は，ただ我慢することが，困難です．それはカリギュラ効果のくだりでも説明したとおりです（64頁）．ただ我慢させるよりも，何か別のことに注意を向けさせるほうが，結果的に我慢できます．会話の場合には，ただ聞くよりも，相手の言葉をloopingさせるのがよいのです．

自分の考えが全くない人はいないと思います．だから，人に言いたいことは誰しも必ずもっているはずで，全ての会話の中でloopingすべきとは思いません．そのためこのloopingによるdistraction術は，あくまでビジネスの中での会話術として紹介しました．そもそもここで紹介したloopingは，Google® のマインドフルネスプログラム[11]が初出ですから，もともとは完全にビジネス用のマインドフルネス訓練なのです．
例にあげたまんががビジネストークではなかったので，皆さんの注意を私が脱線させてしまったかもしれませんが…（－ _ －；）

ビジネス場面では，会話は，自分の思ったことをただ言うものではなく，正確に情報伝達するためのものです．情報伝達のテクニックとしてloopingは役に立ちますし，ビジネス場面だけでもloopingをすれば，注意が痛みから distraction される時間が，一日の中で大きく増えるハズです．

試しに，ビジネス場面での話し方を少し変えてみませんか？

そして，願わくは，慢性疼痛の患者さんには，同じ苦しみをもつほかの患者さんの話を，たくさん聞いてあげてほしいと思います，お互いに．そして looping し合ってみてほしいと思います．対話の訓練をすると，話し手役ばかりが人気が出る印象がありますが，distraction 効果を目的とするのであれば，聞き手役のほうが有利なハズです．

「人に話をする」ことで気持ちが楽になることも多いと思いますが，こと，痛みから気をそらす目的においては，「人の話を聞く」ほうが，有効であると考えられる点も多いのです．

■注意の方向づけに関連した認知行動療法，特に distraction 鎮痛をするうえでの注意点

さて，ここまで，distraction 鎮痛のメリットばかりを書いてきましたが，デメリットにも目を向けていきましょう．distraction 鎮痛のメリット・デメリットは表裏一体です．つまり，鎮痛効果が強いために，鎮痛されてはいけない場面でも鎮痛されてしまうことが，最大のデメリットになります．

鎮痛されてはいけない場面とはどんな場面でしょうか．先ほどのライン作業と PC 作業で考えてみましょう．ライン作業で腰や背中が痛くなるのは，かがんだ姿勢を取ることや，ずっと同じような姿勢をとり続けるなどの，腰に悪い負荷が原因ですが，作業に集中していなければ，痛みを感じることができ背筋を伸ばしたり，姿勢を変えたりすることで，本当に腰を悪くする前に，悪い負荷を解除することができます．

でも，作業に集中していると…？　特に，声出し確認しながらの速い作業をやっていたりして，完全に認知的多忙になると…？　痛みに注意が向くことが強力に妨害され，痛みを感じない⇒腰に悪い負荷が続く…という悪い連鎖へと突入してしまいます．これがまさに distraction 鎮痛のデメリットです．PC 作業の場合も，同様です．

ですからむしろ，腰痛外来や頭痛外来などでは，作業に集中し過ぎないように促して，悪い負荷がかかり過ぎないようにと，そういった方向に注意をもっていかせるような指導をしたりすることも多いわけです（distraction 鎮痛が起きないように指導するほうが臨床全体では多いハズ）．distraction 鎮痛を生活場面や後述の運動療法に導入する際は，このようなデメリットを考慮したうえで利用しましょう．大丈夫そうに思えても，作業時間を決めてタイマーをかけておくなどしたほうが，安全・安心に始められると思います．

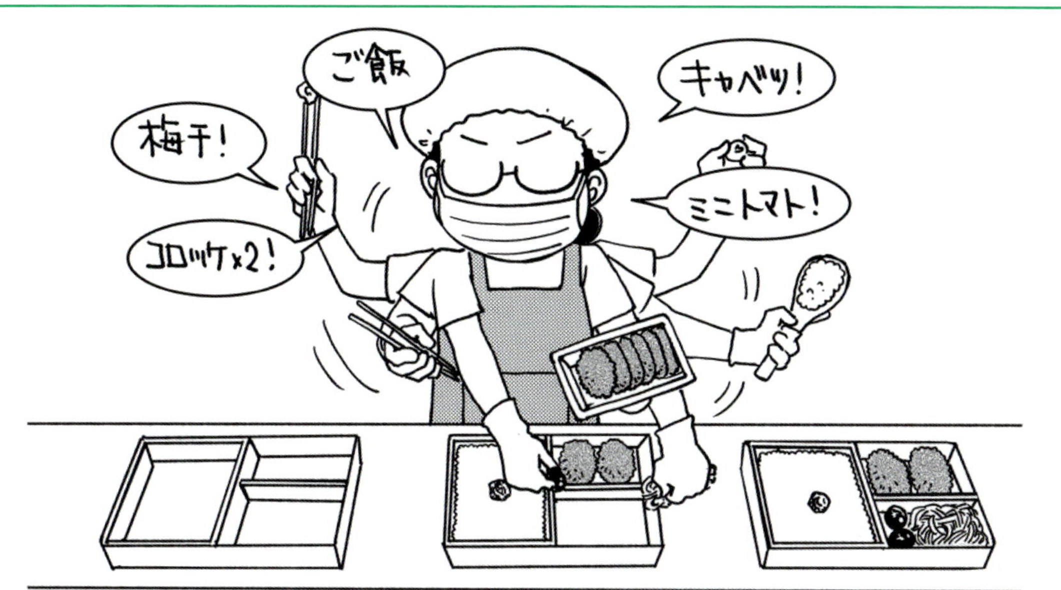

distraction 鎮痛に求められる,「認知的多忙」になる作業は,それと同時に「カラダに悪い負荷」がかかっていても,痛みへの注意が妨害されているので,「カラダからの警告としての痛みに気づけなくなる」危険性がある.
ライン作業中は全く痛くないのに,休憩中や作業終了後に腰が痛くなる場合は,distraction 鎮痛の悪い面が出てしまった可能性を考慮しよう.

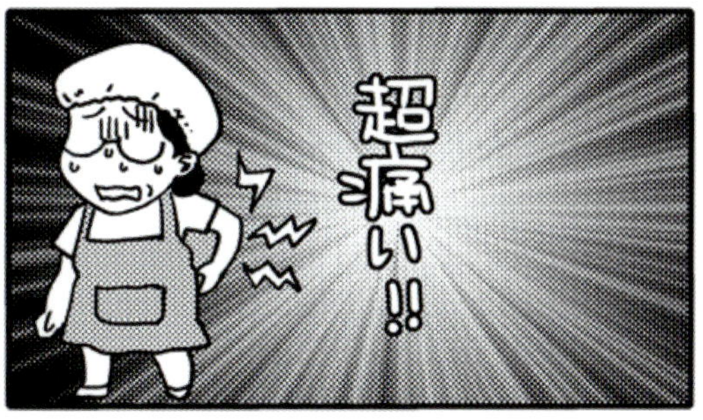

さて,ここまで,痛みの心理療法の例として,人間のもつ注意の性質を利用したものを紹介してきましたが,いかがだったでしょうか?
精神科の治療というよりは,脳科学の話に感じられたのではないかと思いますが,それで正解です.いずれも脳科学に基づいた方法です.
心理療法に抵抗があった方が,少しでもとっつきやすく感じてくださったのなら幸いです.

この回の最後に,痛みと注意の関係性の話,特に因果関係に関わる話をしたいと思います.

■痛みと注意の関係は因果より円環で捉える

痛みと注意の関係は,一方通行の因果関係よりも,「円環」で捉えることが大切です.

「痛いから気になる」
「気にするから痛い」

「痛くないから気にならない」
「気にしないから痛くなくなる」

これらは全て正しい

痛みと注意には，どちらか一方通行だけの因果関係があるわけではなく，相互に因果関係をもっています．

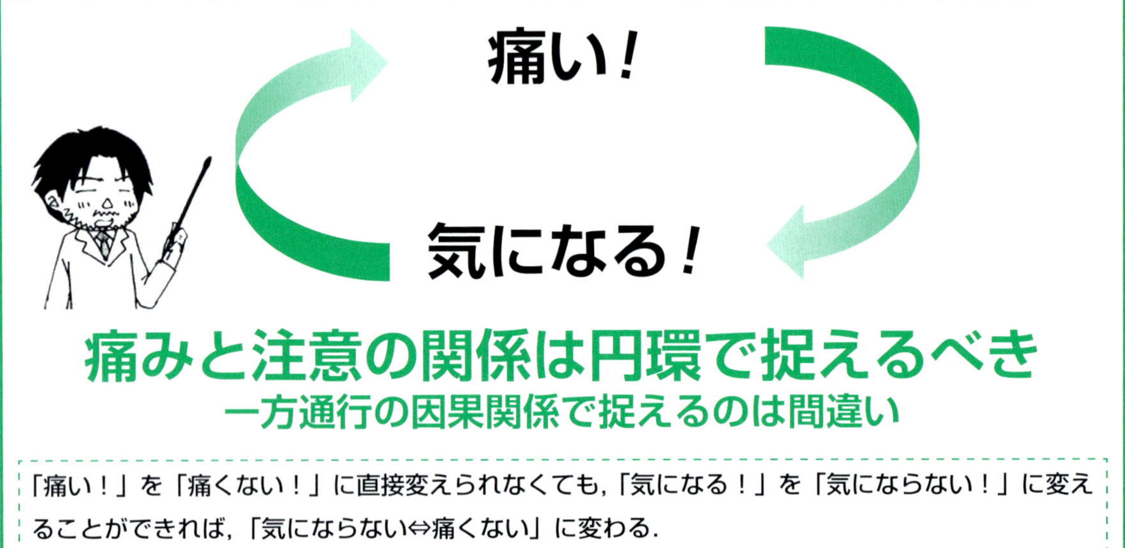

はじまりがどちらであれ，**「…痛いから気になるし，気になるから痛いし，痛いから気になるし，気になるから痛いし…」という悪循環**が形成されてしまうと慢性疼痛は遷延します．

前述の痛みから気をそらすためのテクニックを教えると，一定数の人から，「痛いから気になるのであって，気にしているから痛いわけではない」といった意見や，「痛みのせいで他の事に気を向けられません」といった意見を聞きます．
その捉え方だと，この悪循環は止められません．

「気にするから痛い」・・・とだけ言っているわけではありません．
「痛いから気になる」という意見を否定しているわけでもありません．

注意の方向付けに関わる認知行動療法は，問題のはじまりがどちらであっても関係ありません．
はじまりがどちらであれ，**「・・・痛みから注意がそれれば痛みは減るし，痛みが減るから痛みに注意がいかなくなるし，痛みから注意がそれれば痛みは減るし，痛みが減るから痛みに注意がいかなくなるし，・・・」という好循環**を形成するのが目的です．

ここで書いたのは慢性疼痛のための認知行動療法のほんの一部ですが，どんな認知行動療法でも，「症状とココロ（≒脳）の関係を，一方通行の因果関係でなく，円環関係で捉えて，変えられる部分を変えて，悪循環を好循環に変えよう！」というコンセプトに変わりはありません[12]（だいたいどの認知行動療法も，モデルの模式図は，円環でかきます）．

認知行動療法以外の話でも，例えば，「表情・行動」と「感情」の間には，相互の因果関係があることがわかっています[7][10]．明るい表情をするから，明るい気分になることも，明るい気分だから明るい表情になることも，両方あることがわかっています．注意と痛みの関係も，それと同様に，相互の因果関係があります．

慢性疼痛の方に認知行動療法をすすめると，「私は精神的な問題はないから必要ない！」と言う人がいますが，そう思ってしまう人にこそ，円環モデルを知ってほしいと思います．少なくとも，痛みと注意の円環モデルを理解すれば，「精神的に問題がない人ほど認知行動療法で痛みは楽になる」，ということがわかるハズです．

繰り返しますが，「痛みから上手く注意をそらせば，銃で撃たれた痛みも感じなくなるほどの鎮痛効果が得られる」のは，正常な注意機能（認知機能・精神機能）がもつ潜在能力であり，それに近い鎮痛効果を得ようというのが注意の方向性（焦点）に関わる認知行動療法です．
慢性疼痛の治療に認知行動療法をすすめる場合，精神的に問題があるとみなされた，と誤って捉える患者さんもいらっしゃるので，「(注意などの）正常な精神機能を使って，慢性疼痛を改善しませんか？」という提案のしかたをするとよいでしょう．
そう捉えると，心理療法を受けることの患者さんのハードルも，ぐっと下がるのではないでしょうか．

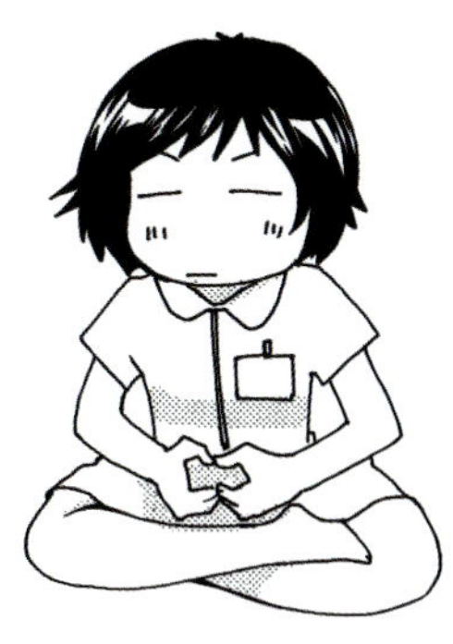

引用文献・参考文献

1）Bushnell MC, et al：Cognitive and emotional control of pain and its disruption in chronic pain. Nat Rev Neurosci **14**：502-511, 2013.
2）Morley S：Efficacy and effectiveness of cognitive behaviour therapy for chronic pain：Progress and some challenges. Pain **152**：S99-S106, 2011.
3）Zeidan F, et al：Mindfulness meditation-related pain relief：Evidence for unique brain mechanisms in the regulation of pain. Neurosci Lett **520**：165-173, 2012.
4）Jensen KB, et al：The use of functional neuroimaging to evaluate psychological and other non-pharmacological treatments for clinical pain. Neurosci Lett **520**：156-164, 2012.
5）Beecher HK：Pain in men wounded in battle. Ann Surg **123**：96-105, 1946.
6）Benedetti F, et al：How placebos change the patient's brain. Neuropsychopharmacology **36**：339-354, 2011.
7）粳間　剛，他：高次脳機能障害・発達障害・認知症のための邪道な地域支援養成講座．2017．三輪書店．
8）日本精神神経学会日本語版用語監修，高橋三郎，大野　裕・監訳，染矢俊幸，神庭重信，尾崎紀夫，三村　將，村井俊哉・訳：DSM-5 精神疾患の診断・統計マニュアル．医学書院，2014.
9）Wolfe F, et al：Symptoms, the nature of fibromyalgia, and diagnostic and statistical manual 5（DSM-5）defined mental illness in patients with rheumatoid arthritis and fibromyalgia. PLoS One **9**：e88740, 2014.
10）ダニエル・カーネマン・著，村井章子・翻訳：ファスト＆スロー――あなたの意思はどのように決まるか？（上）（下）．早川書房，2014.
11）Tan CM, et al：Search inside yourself：The unexpected path to achieving success, Happiness（and World Peace）. HarperOne, 2012（チャディー・メン・タン・著，一般社団法人マインドフルリーダーシップインスティテュート・監訳，柴田裕之・翻訳：サーチ・インサイド・ユアセルフ―仕事と人生を飛躍させるグーグルのマインドフルネス実践法．英知出版．2016）．
本書に記載の呼吸のエクササイズ（67 頁）の解説，looping（85 頁）の解説は，この本の日本語版を参考に作られています．
12）粳間　剛，他：ポジティブな行動支援．地域リハ **3**：531-533，2008.

特別編! ココロとカラダの痛みのための ~~邪道な~~ 心理療法養成講座

原作：粳間　剛（医師・医学博士，高次脳機能障害支援ネット理事），まんが：仙道ますみ

特別編 第2回「プラセボ反応・ノセボ反応のくわしい話」

特別編第２回は，本編第２回・第３回の，まんがで学ぶ「プラセボ反応・ノセボ反応の話」の復習・補足としての，文章で学ぶ「プラセボ反応・ノセボ反応のくわしい話」です.

特別編第１回は，主に注意機能に基づいた鎮痛の話をしましたが，プラセボ反応・ノセボ反応は，明らかに注意機能とは異なるメカニズムで痛みに関わります.
プラセボ効果という言葉はもともとご存知だった人も多かったかと思います.「実際には効果のない偽薬（プラセボ薬）を飲んでも，効くと期待して飲めば望んだ効果が出る」みたいな理解があれば，おおむねそれでOKです.

本編で説明したように，プラセボ反応による鎮痛効果は非常に大きく，特に，手術の場合は，実際には効果のないような手術（プラセボ手術/偽手術/sham surgery）をされても，期待があれば，非常に大きな鎮痛効果が得られます．治療に対する期待がもたらす効果（特に鎮痛効果）は非常に大きいのです.
本編で説明した例以外にも，例えば，**抗うつ薬の場合，治験結果が示す臨床的改善の内訳は，自然経過が1/4（23.87%），プラセボ反応が1/2（50.97%）で，薬（真薬）の本当の効果は1/4（25.16%）に過ぎないと見積もられています**[1].
極端な話をすれば，効果を期待して飲んだ偽薬では，最大効果の75%の改善が得られ，不信感をもって飲んだ真薬では最大効果の50%の改善しか得られないと予想されるわけです．痛みの治療にも，このプラセボ反応が大きく関わります.

そしてこのプラセボ鎮痛効果は,「キモチだけの話」ではありません．実際に脳内麻薬が分泌されていて，それによって鎮痛効果を得ているのだということは本編でも説明したとおりです．ポジティブな期待による反応（プラセボ反応）は，実際にカラダに変化が起こる，神経生物学的な反応です.

よって，治療に対する不信感をなくし，ポジティブな期待をもてるような支援をすることが，とても大事なのです．プラセボ反応を悪いものと考えるのではなく，期待の力による自然治癒力と捉えることをすすめます.

■プラセボ効果の学術的な定義・メカニズム

ざっくり復習して概要を理解したところで，もう少し学術的な定義やメカニズムの話について触れていきましょう．まずは定義の話．以下のように定義されます

プラセボ効果の定義

真のプラセボ効果とは，「臨床的利益がある」という言語的，ないし，何らかの示唆・暗示とともに，本来薬効がない物質（非活性物質）が投与されたり，sham 手術のような効果がない治療を受けることによって，患者の脳内に起こる，心理社会的・心理生物学的な現象である[2)].

…というわけで，この定義にあてはまらないモノは，たとえプラセボ薬（偽薬）や sham 治療によって改善があったとしてもプラセボ反応とはいいません(悪化してもノセボ反応とはいいません)．ややこしいですね．

この定義[2)] を正確に覚えるのは大変なのですが，フローチャートにあてはめて考えていくと分類しやすいです．ここでは，下のフローチャート[3)] にあてはめていきながら，プラセボ反応・ノセボ反応と間違いやすい，現象について確認していきましょう．

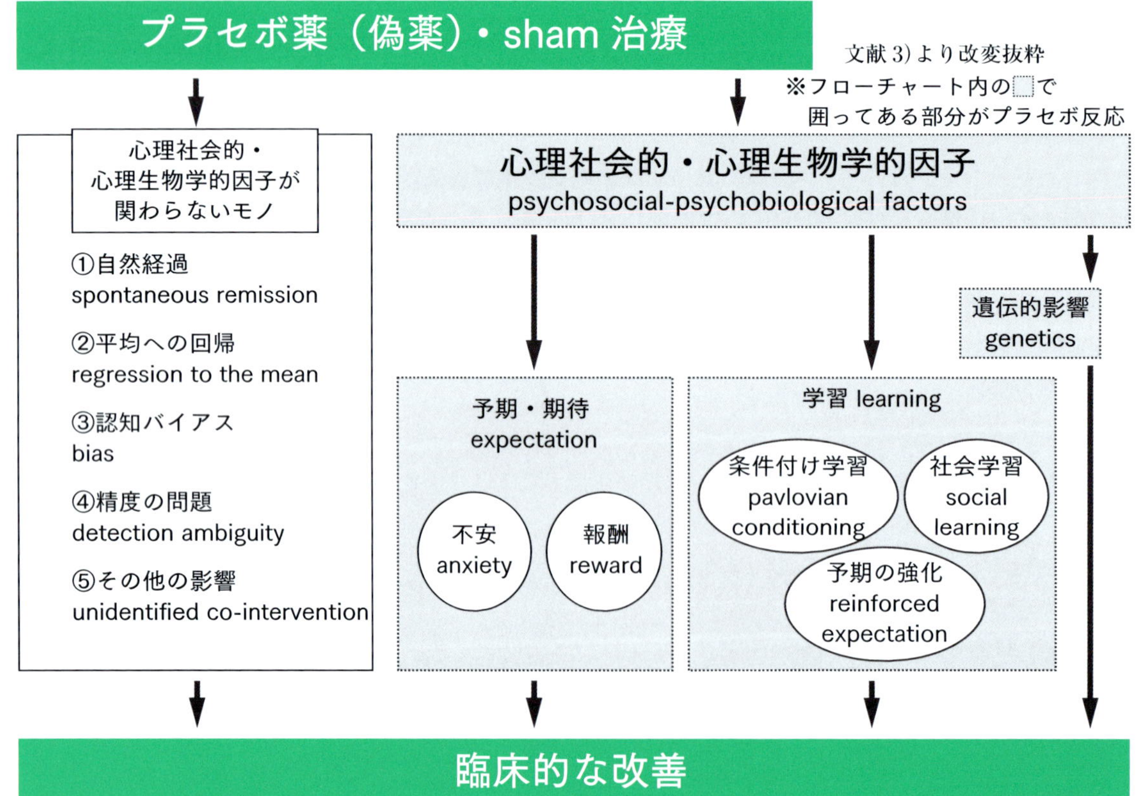

■プラセボ反応に含まれないもの

1 心理社会的・心理生物学的な因子が関わらないモノ[3)]

フローチャートの最初の分かれ目は,「心理社会的・心理生物学的な因子が関わるか否か？」です．定義にならえば，フローチャートの左白枠内の「心理社会的因子・心理生物学的因子が関わる脳の反応では“ない”モノ」はプラセボ反応（ノセボ反応）ではありません．
このグループに含まれるプラセボ反応と紛らわしいものには，①自然経過，②平均への回帰，③認知バイアス，④精度の問題，⑤その他の影響，が含まれます．どれも何だかよくわからない！という方が多そうな内容なので，順に説明していきます．

①自然経過（spontaneous remission)[3)]

自然経過とは，ざっくりいうと,「何もしなくても起きたはずの改善・増悪のこと」です．これがプラセボ反応・ノセボ反応と見分けにくいモノの例の代表です．自然経過で痛みが楽になっていくタイミングで出されたお薬は，実際は無効であっても傍目には鎮痛効果があったようにみえます．

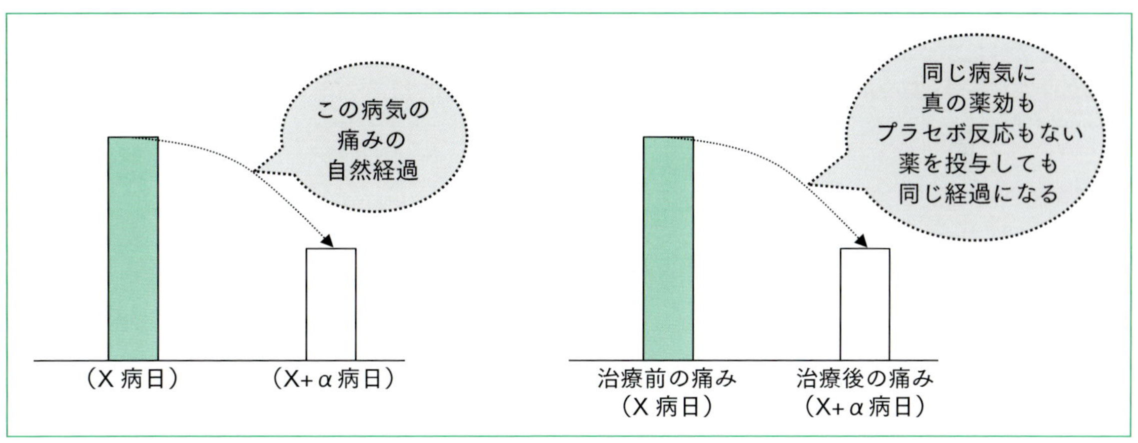

一人の患者さんの中で，自然経過（介入なし）と投薬した経過を比べることは不可能です（パラレルワールドでも存在しないかぎり)．よって，一例が軽快していく経過を見ただけでは，それが自然経過による改善なのか，投薬したことによる改善なのか，見分けがつきません．例えば，風邪は何もしなくても自然軽快しますが，風邪薬を飲んだとしても軽快します（風邪薬に全く真の薬効がなくてもプラセボ反応がなくても軽快します)．よって，風邪薬を飲んだあとに風邪が治ったからといって，薬に真の効果があったとも，プラセボ反応だったともいえません．風邪薬にどれだけの効果があったのかを知るには，自然経過との差を比べる必要があります．例えば，自然経過では4日で風邪が治るのに比べて，風邪薬を飲むと3日で風邪が治るのであれば，何かしら「効果」があったといえるでしょう（その「効果」が真の薬効なのかプラセボ反応なのかは，この比較だけでは不明ですが)．一方で，風邪薬を全く飲まない自分の経過と，風邪薬を飲んだ自分の経過を，完全に同じ条件で比べることはできないので，個人の経過を追うだけでは真相は闇の中のままです[4)]．

結局のところ，グループ研究以外に調べようがありません．何も介入しないグループとプラセボ介入をしたグループで結果を比べてはじめて，自然経過とプラセボ反応は見分けられます．しかし，多くの治験では無介入群を作っていないので，プラセボ反応の大きさが不確かなものが多いです．全改善効果の中で，自然経過・プラセボ反応・真薬の効果がそれぞれ占める割合を報告したものは非常に少ないです[1]．

右の図は本編第２回で掲載した図を改定して再掲載したものですが（14頁），実は，第２回の図が色網掛け部分のみを抽出して作成した図だったとわかるでしょう．
治療前後の変化に含まれる要素は，真薬の効果とプラセボ反応のみならず，自然経過も当然含まれます．治験は，真薬の効果はいかほどか？それだけ調べられればよいので，プラセボ群と真薬群の比較だけで足ります．自然経過の要素は両群で共通だろうと考えられるからです．プラセボ反応はいかほどか？を調べたかったら，無治療の自然経過群とプラセボ群を比べる必要があります．

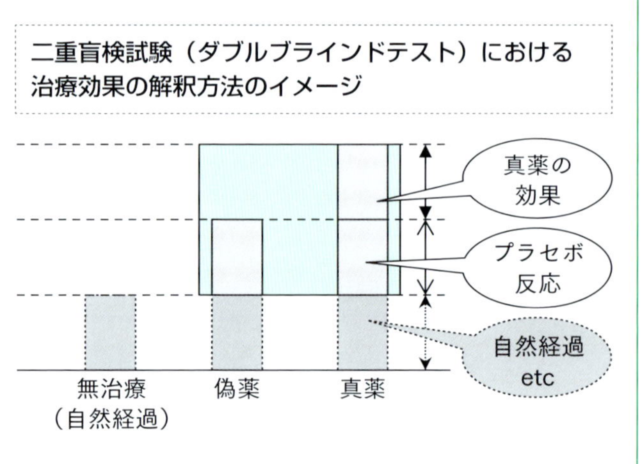

②平均への回帰（regression to the mean）[3)~5)]

平均への回帰は，平均回帰ともよばれる現象です．平均回帰は概念が難しいのですが，平たくいえば，「たまたまいつもと違うことが起きても，その後は，自然といつもどおりに戻る可能性が高い」…といった現象をさしています．治療経過では，「たまたま治療前の状態が調子が良かったり調子が悪かったりして，治療後に普段の状態に戻った場合」などが，平均回帰にあたります．この，平均回帰があると，治療に全く効果がなくても，見かけ上の改善や，あるいは，悪化が観察できます．平均への回帰を知らないと，因果関係の解釈を間違えやすくなりますので，要注意です．

例えば，試験でたまたま非常によい成績をとったとしましょう．本当に，「たまたま」，非常によい成績だったのであれば，次回のテストではいつもどおりに近い成績に戻る，平均回帰が観察できるハズです．しかし，この，平均回帰が起きるタイミングで，よい成績だからと褒められたりすると…どうなるでしょう？　褒めたあとのテストで，いつもどおりの成績が出れば，「褒めたあとに成績が下がった」という現象が観察されてしまいます．ここで，平均回帰の概念を知らないと，「褒めたから成績が下がった」と誤解されてしまうことにつながります．そして，逆もまたしかり．試験でたまたま非常に悪い成績をとって，叱られ，その後成績がいつもどおりに平均回帰すると…「叱ったあとに成績が上がった」という現象が観察されます．ここで，平均回帰の概念を知らないと，「叱ったから成績が上がった」と誤解されてしまうことにつながります．

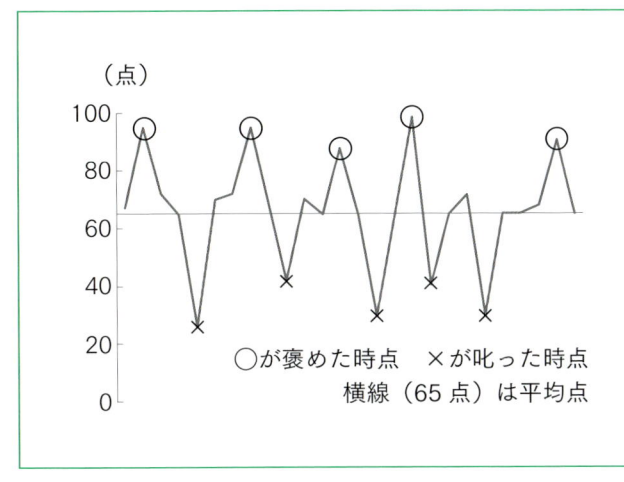

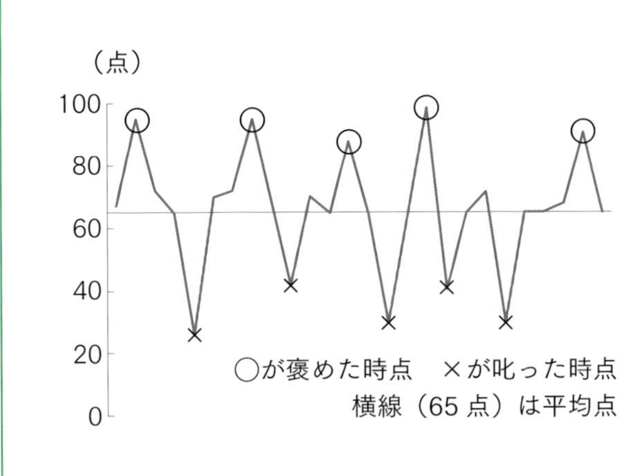

平均回帰の例(図式化)
(図は文献4)より改変転載)

平均よりかなり上の成績のときに褒め，平均よりかなり下の成績のときに叱ると，「褒めると成績が下がり叱ると成績が上がる(→)因果関係があるかのように見える」…という経過になります．実際は，平均から大きく離れた成績のあと，自然と平均近くの成績に戻っているだけで，褒める/叱ると成績 up/down との間に因果関係はありません．

痛みの話に戻しましょう．例えば，たまたま痛みが非常に強いときに新しい薬が出て，その後，普段の痛みの強さに平均回帰したとします．この状況だと，新しい薬が効いたように感じられやすいと思いませんか？　実際は，真薬の効果もプラセボ反応も，全く起こっていなかったとしても，新しい薬がでた後のタイミングで痛みが楽になれば，新しい薬がよく効いたかのように錯覚してしまう人も出ると思いませんか？　こういったケースなどが，平均回帰の例です．痛み以外でも，「たまたま眠れない日が続いたときに新しい眠剤が処方されて，その後眠れると(寝ていない日が続けば眠れる日がそのうち来る)，新しい薬はよく効いたように感じる(全く薬効がなくても)」…など．いくらでも例は出せます．

ここにあげたような例と同じタイミングでプラセボ薬を処方すると，プラセボ効果のように見えます．つまり，「たまたま痛みが非常に強い時にプラセボ薬が出て，その後，普段の痛みの強さに平均回帰すれば，見かけ上，プラセボ反応があったように感じられる」と．そういうわけです．

平均回帰が及ぼす治療経過への影響は統計解析を加えないとわかりません．前項の自然経過の例同様，臨床経過の観察だけで，治療の真の効果・プラセボ反応・平均への回帰がそれぞれどれだけあるのかを見分けることは不可能です．平均回帰の例として示した図でも，褒めたあとに成績が下がり，叱ったあとに成績が上がっていますが，褒めることと成績が下がることと，叱る事と成績が上がることに，統計学的な因果関係はありません．

③認知バイアス(bias)[3)5)6)]

認知バイアスが治療経過に及ぼす影響を，ざっくり一言で説明すると，改善した，ないし，悪くなったと，「勘違いさせること」です．この勘違いもプラセボ反応・ノセボ反応と紛らわしいのです．

痛みに関わる認知バイアスの例として有名な「ピークエンドの法則」というものがあります．紹介しましょう．

[ピークエンドの法則]☆

〈Kahneman らの実験〉

Kahneman ら[5)6)] は，被験者全員に下記の（A）と（B）の両方の条件での実験に参加してもらいました．その後，被験者は，（A）と（B）の実験のどちらかをもう一度受けなければならないと言われ，どちらかを選択しました．

どちらを選択した人が多かったと思いますか？皆さんも考えてみましょう．

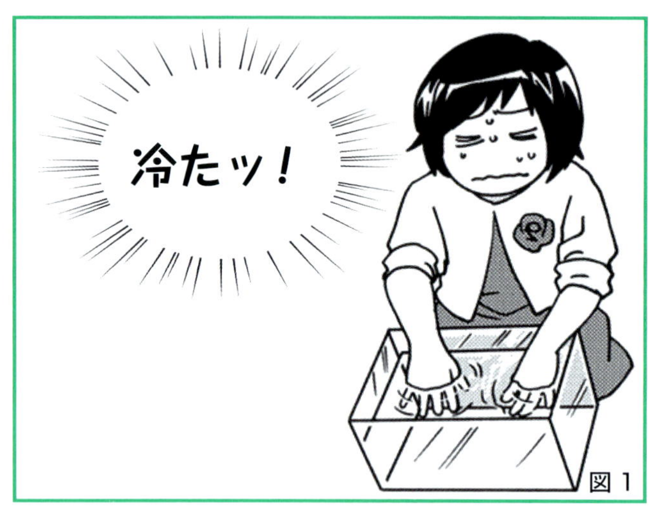

図 1

実験 A

冷たい水に "60 秒間" 手を浸す．
(＝水温 14℃×60 秒)

☆図 1 のみのような実験

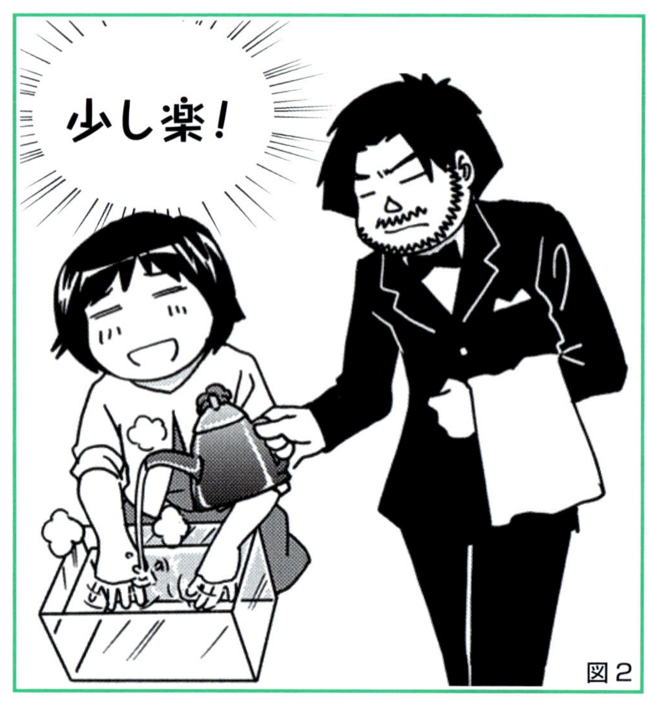

図 2

実験 B

冷たい水に "60 秒間" 手を浸す．
(＝水温 14℃×60 秒)

ここまでは実験 A と同じ．

その後，お湯が足され（注），水の温度が 15℃になる．
そこからさらに 30 秒間手を浸す
(＝水温 15℃×30 秒)

☆図 1＋図 2 のような実験

（注）実際は，被験者には内緒で温度が変化します．

14℃の冷たい水に60秒間手を浸すという条件は（A）と（B）のどちらの実験も同じです．（A）の実験は最後まで同じ苦痛を味わうわけですが，（B）の実験は，その後，少し楽な15℃の水に30秒間余計に手を浸すことになります．30秒間余計に！

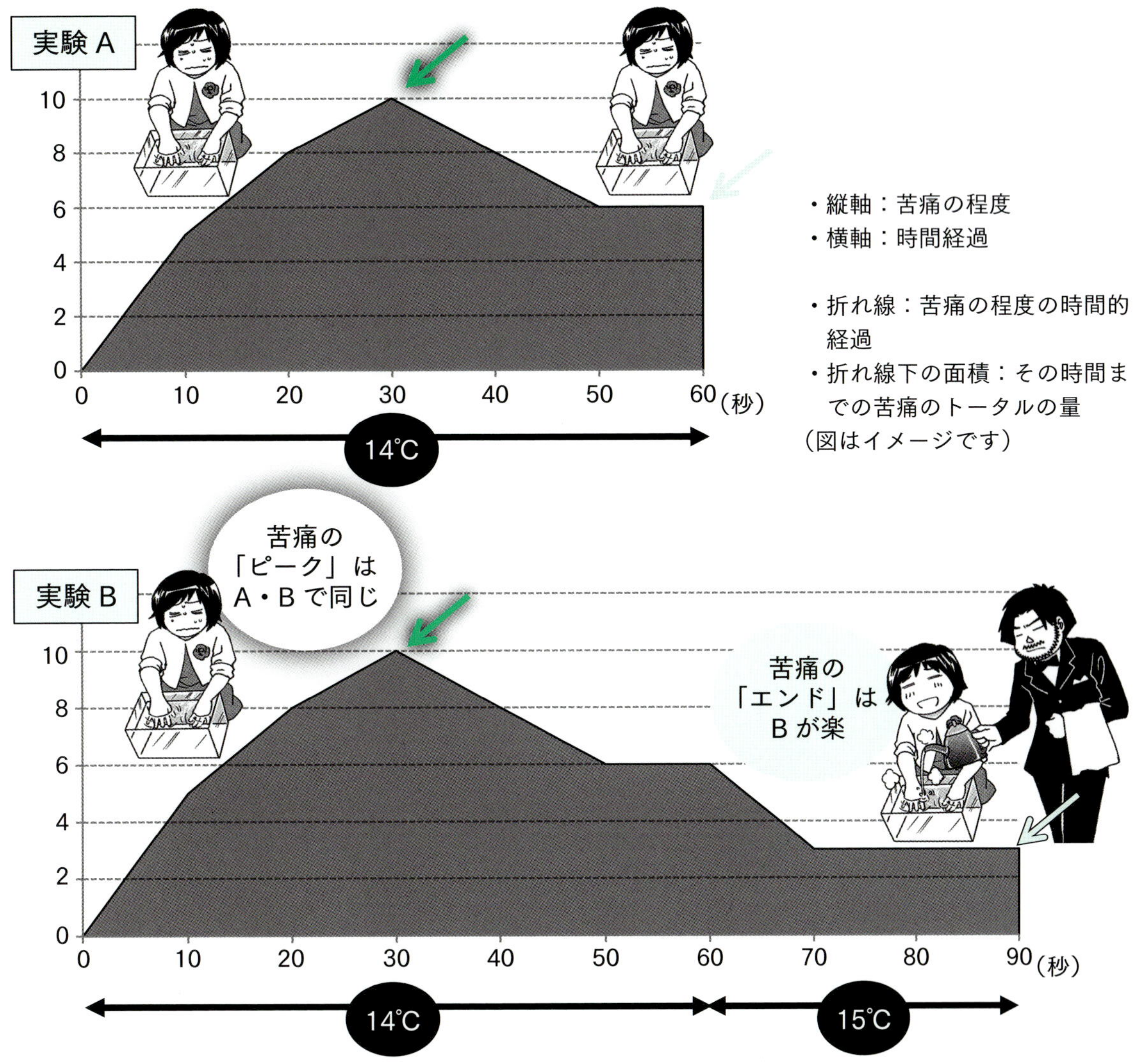

さて，上のグラフは実験（A）（B）のそれぞれの苦痛の程度の時間経過を表したものです．文章やグラフでの説明を最初に見せると，（B）を選ぶ人はまずいません．「トータルの苦痛量や持続時間が（B）の実験のほうが多いこと」は明らかだからです．

一方で，実は，Kahnemanらの実験[5)6)]の被験者は，何をどれだけの時間行われたかの説明をされていませんでした．何も知らされずに，指示されるままに水に手を浸し，終わりと言われて手を出したのです（温度も時間も非告知です）．

このように，実際に何をさせられたのかわからない状況で，（A）と（B）の両方の実験を受けると，なんと，ほとんどの人が，もう一度受ける実験として，（B）を選択したのです．
苦痛の「トータルの量」も，「持続時間」も，（B）の実験のほうが多いのにもかかわらずです！

この不思議な現象は，その後の追試を経て，今では「ピークエンドの法則」としてまとめられています．

実験（A）よりも実験（B）が好まれたのは，両者の苦痛のピークは同じなのに，エンド時点での苦痛の程度が実験（A）よりも実験（B）のほうが低いからです．実験（B）のほうが，苦痛のトータルの量・持続時間が多いですが，そこは評価の判断基準にはならないということです．

これがピークエンドの法則です．

ピークエンドの法則

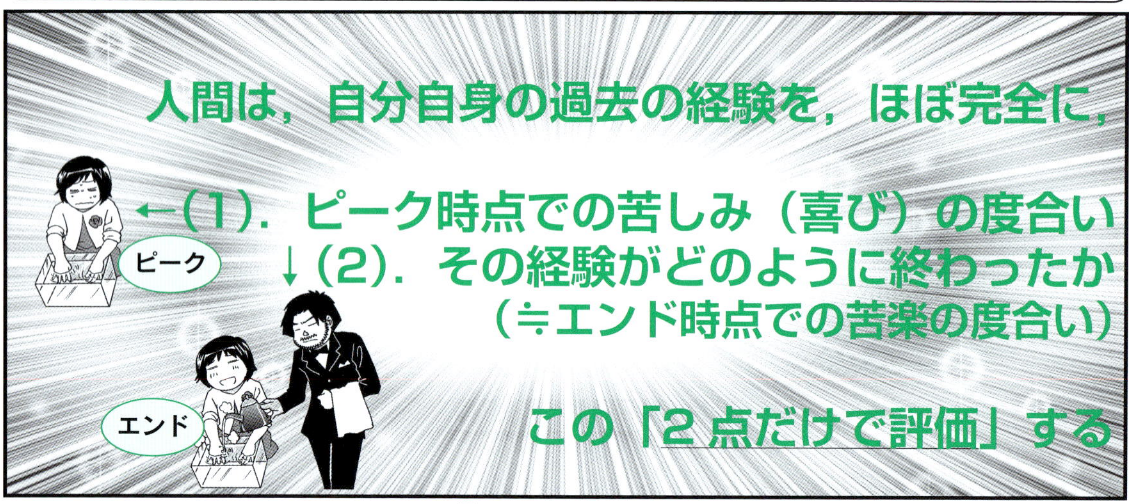

人間は，自分自身の過去の経験を，ほぼ完全に，
ピーク
←(1). ピーク時点での苦しみ（喜び）の度合い
↓(2). その経験がどのように終わったか
（≒エンド時点での苦楽の度合い）
エンド
この「2点だけで評価」する

↓すなわち

苦痛や喜びの「トータルの量・持続時間」は
ほとんど無視する．
m9(ﾟДﾟ) ドーン！

【ピークエンドの法則を痛みの臨床に活かす】

さて，では，ピークエンドの法則は，どのように痛みの臨床に関わってくるか考えてみましょう．前頁のグラフを，そのまま，臨床検査に伴う苦痛の推移として考えてみましょう．例えば，「患者さんが実験（A）の最中に苦しいと言ったから検査を中止する場合」を考えましょう．

患者さんが苦しいと言っているのだから，ただちに検査を中止するのが，普通に考えたら最良の手なはずです．つまり，14℃の水につけている状態からただちに実験中止するということですね．
しかし，実際は，苦しいと言われても検査を中止せず，湯を加えて，15℃にした水にあえてしばらく手をつけさせて中止する（B）の実験のように，**少し楽な苦痛を余計に経験させてから中止したほうが，「苦痛の記憶」は「減る」のです**．

ただちに中止しようと，ゆっくり終わらせようと，苦痛のピークは同じです．となると，ゆっくり時間をかけて，終了時点の苦痛を少なくしたほうが，最も痛いところでただちに中止するよりも，痛くない治療・検査として記憶に残せるわけです．場合により，余計な苦痛を経験させたほうが…よい思い出になります．

「経験する苦痛」を減らすには一刻も早く中断したほうがよいですが，最も痛いところで中断したような検査や治療は，終わりが悪いから最悪の思い出になります．
一方で，「記憶する苦痛」を減らすには徐々に痛みを減らしながらゆっくり中断したほうがよいと（経験する苦痛のトータルの量や持続時間は多くなるが，記憶に残りにくいので大丈夫），なんて，ジレンマな話になるのです．

いろいろと難しい話も交えましたが，ようするに，

「記憶に残っている痛み」と
「実際に経験した痛み」は
別のモノだ！
m9(ﾟДﾟ) ドーン

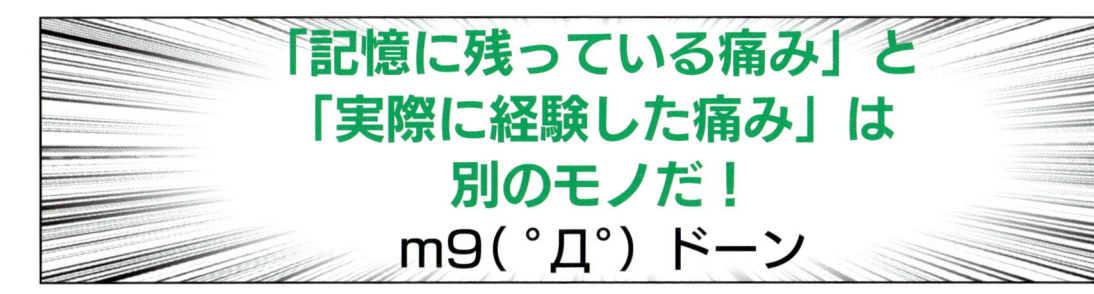

…ということ．この理解が大事です．人間の記憶はよく「勘違い」をするということです．

実験（A）と実験（B）のどちらが苦痛の少ない検査ですか？と記憶を尋ねたら，多くの人が，実際は実験（A）のほうが苦痛が少なかったのに，実験（B）のほうが苦痛が少なかったと答えるその理由は，プラセボ反応によるものではありません．ピークエンドの法則のせいです．こういった「勘違い」が，認知バイアスです．認知バイアスは，プラセボ反応とは，異なるものです．

認知バイアスにはいろいろなモノがありますが，この，「ピークエンドの法則」だけで説明がつく疼痛の経過もあります．
さらに，プラセボ反応・ノセボ反応に関わってくる認知バイアスもあり，重要なものとして「利用可能性バイアス」[4)5)] というものがありますが，これについては後述します．

2 そのほかのプラセボ反応と紛らわしいもの[3)]

その他のプラセボ反応と紛らわしいものは非常にざっくりと説明します.

④データ精度の問題

これは言わずもがなですね. データ調査の精度が悪くてみかけの改善・悪化が示されてしまった場合です.

⑤その他の影響

プラセボ以外の, なんらかの治療経過に影響を及ぼす因子の混入したことによる見かけの改善・悪化が示されてしまった場合のことです. 例えば, 薬の効果を判定しようとした経過中に, 患者さんが医師に告げずに運動療法をはじめていたりすると, 薬だけの治療効果は判定できなくなります.

■心理社会的・心理生物学的な因子が関わるモノ[3)]

さて, ここまではプラセボ反応と紛らわしいものを説明してきました. ここから先の話が, 定義上の, 真のプラセボ反応/ノセボ反応です. 「心理社会的・心理生物学的な因子が関わるモノ」たちです. 心理社会的・心理生物学的な因子は, 「予期・期待 expectation」, 「学習 learning」, 「遺伝的影響 genetics」に分類されています[3)]. こちらも順にみていきましょう.

1 予期・期待 expectation[3)]

「予期・期待 expectation」は, 簡単にいうと, 「治療効果があるかも!」と思うポジティブな期待のことです. なんらかの形でこのポジティブな期待が引き起こされることがプラセボ反応のメカニズムに大きく関わります. そのポジティブな期待が, 「不安 anxiety」と「報酬 reward」によって調節されます.

「不安 anxiety」による「予期・期待」の調整[3)]

不安による期待の調節は, 本編第 2, 3 回にも述べていますが, 追記しておきましょう. 不安が取り除かれた状況ではプラセボ反応が起きやすく, 改善の方向に向かいやすくなりますが, 逆に, 不安を助長する状況ではノセボ反応が起きやすくなり, 悪化の方向に向かいやすくなります. 本編では書ききれなかった例を載せておきます.

例 1) 薬に対してネガティブな予感をもっていると (薬で痛みが悪化すると思い込むと), 麻薬 (レミフェンタニル) の鎮痛効果も打ち消されてしまう (薬効が打ち消された例)[7)]

例 2) 胃壁運動を抑制し吐き気を抑えるはずのアトロピンを, 吐き気がする別の薬 (イペカック) だと説明して投与したら, 胃壁運動が亢進し吐き気を誘発した (薬効が逆転した例)[8)]

これらは，ネガティブな期待は薬の効果を打ち消してしまう・逆転させてしまうという例です．
そして，こんな報告もあります．

例3）高脂血症治療薬（スタチン）投与後の有害事象として有名な筋骨格障害も，患者も医者もスタチン療法が行われていると知っている場合にのみ増えるという報告（＝ノセボ反応であるという解析結果）[9]．

例3の報告では，「二重盲検下で行われた本試験では，偽薬投与群と比し，真薬投与群に有意な筋骨格障害の増加は無かった」という事実と，「非盲検下で行われた延長試験では，真薬投与群に有意な筋骨格障害の増加があった」という事実の，二つの事実から，「筋骨格障害はノセボ反応である」という結論を導いています．筋骨格障害はスタチンの有害事象として悪名高かったがゆえに，不安を煽る力が大きかったということでしょうか？

そして，本編にも書きましたが，不安を感じやすい性格の人にプラセボ反応・ノセボ反応が起きやすくなるのではなく，不安を感じる状況であれば誰でもプラセボ反応・ノセボ反応を起こすということ[10]は覚えておくべき要点です．あくまで，「プラセボ反応・ノセボ反応が起きるのは，性格のせいでなく，状況のせい」であることは古くから証明されていることなので誤解なきようにしてください．

なお，治療介入によって不安が解消される場合には，介入前にあった不安が大きいほどプラセボ反応が強く出やすいことがわかっています[11]．

「報酬 reward」による「予期・期待」の調整[3]

報酬による期待の調整って何？と思われるかもしれませんが，これは，報酬がある状況下ではプラセボ反応が起きやすいという意味ではないので注意．まったく違います．脳内の「報酬系」とよばれるシステムが，予期・期待を調節しているんですよという意味です．
特に，報酬系のうち，ドパミン作動系（ドーパミン作動系）のシステムが，脳内麻薬系と同様に重要視されています．

報酬系（ドパミン作動系システム）であれ，脳内麻薬系（オピオイド作動系システム）であれ，本編第6回で解説した「痛みの情報処理システム」とずいぶんオーバーラップしていますね．
ここでは，機能解剖学的にも，プラセボ反応・ノセボ反応と痛みには密接な関係があると認識できていれば，それでOKだと思います．

なお，次頁に掲載している図のうち，オピオイド作動系システムの中の，コレシストキニン系は，プラセボ反応を阻害する方向に働きます．これが，ノセボ誘発性痛覚過敏（nocebo-induced hyperalgesia）に関わるメカニズムと考えられています[3]．つまり，脳内のコレシストキニンによって，脳内麻薬の分泌が阻害されてしまい，プラセボ反応による鎮痛効果が弱まってしまうことで，痛みに過敏になってしまうのです．

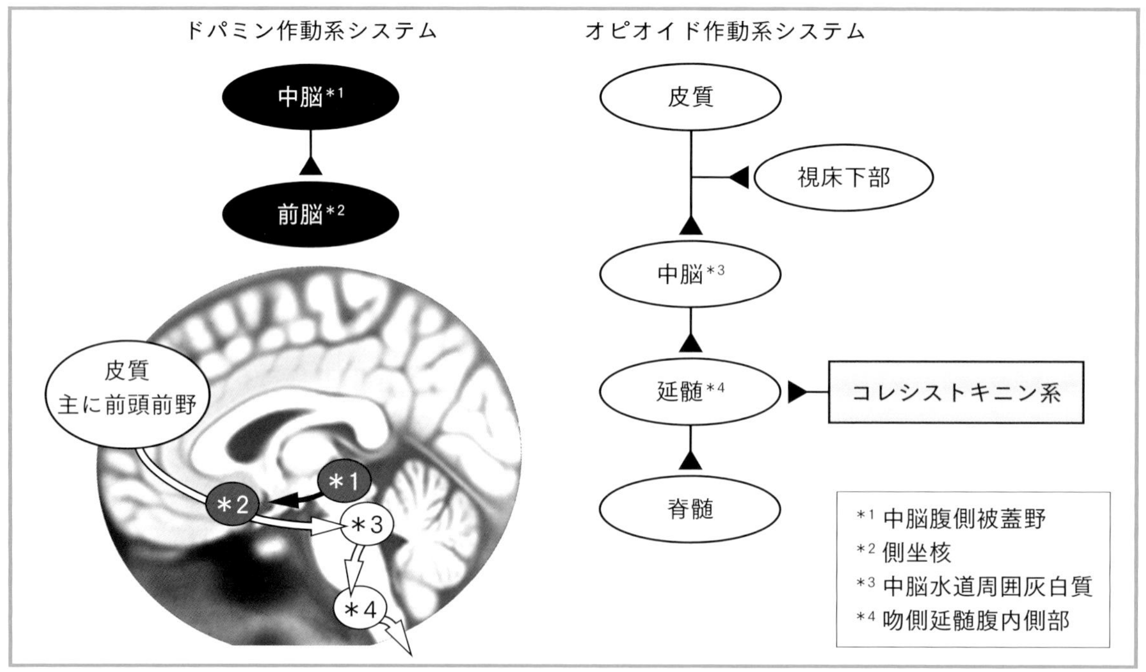

図：ドパミン作動系システムとオピオイド作動系システム

この，コレシストキニンの受容体を拮抗する阻害薬，プログルミド（プロミド®）は，オピオイドによる鎮痛効果を高め[12]，オピオイド系薬剤に対する耐性の獲得を防いだり，逆行させせることさえできると報告されています[13)14]．この性質のため，プログルミドは，オピオイド系薬剤の長い作用が必要な癌等の慢性痛の治療用のアジュバントとして有益であるともいわれています[15)16]．

そして，面白いことに，このプログルミド．単独使用をした場合は，プラセボ条件下，つまり，なんらかの薬を飲んでいると患者さんが知っている条件でしか，偽薬の効果を上回らないという，かなり変わった性質が報告されています[17]．つまり，患者さんがなんらかの薬を投与されていると知らない状態（ブラインド投与）でプログルミドを投与しても，全く鎮痛効果は得られない（ブラインド投与した偽薬と効果が変わらない）のですが，なんらかの薬を飲んでいると知っている条件の場合でのみ，同条件で投与された偽薬の効果を上回って，プログルミド単独でも鎮痛効果が得られるのです（ややこしい）．すこし難しい説明を書きましたが，ようするに，プログルミドは，「ノセボ反応による痛覚過敏を改善する薬」であり，かつ，「プラセボ反応による鎮痛効果を増強する薬」なのです．筆者の知るかぎり，この両方の性質をもった薬は他にありません．

ちょっと話がそれますが，本編第２回でも書いたオープンプラセボ研究（患者さんに偽薬であることを内緒にしないで偽薬投与する研究）の話を思い出してみましょう．実は，最新のオープンプラセボ研究[18]では，慢性腰痛患者に対して，プラセボ反応の効果を十分に説明したうえで「真薬による標準治療を受ける群」と「偽薬であると開示して偽薬で治療するオープンプラセボ群」の２グループに分けて鎮痛効果を比較しました．するとなんと！オープンプラセボ群のほうが，真薬による標準治療を受ける群よりも，有意に腰痛が改善したのです（これも，予期・期待によるプラセボ反応です）．もしここで使われた偽薬をプログルミドに置き換えたとしたら…．そう考えたらワクワクしませんか？

プログルミドは国内では，胃炎・胃潰瘍治療剤として発売されています（脳内のコレシストキニン受容体拮抗作用でなく，同時にもつ，抗ガストリン作用による胃酸分泌抑制で保険適応を得ている）．というわけで，胃炎症状がある慢性疼痛の人には保険診療で使えるわけですが，この薬のもつ，プラセボ反応を増強する効果をしっかり説明して投与すると，おどろくほどの鎮痛効果が得られる時があります．それこそ，今まであらゆる薬を投与しても効果がなかったという線維筋痛症の患者さんでさえ，疼痛が劇的に改善したケースも（Visual Analog Scale：VAS で 70% 以上の改善）あります．このようなケースは，プラセボ反応による鎮痛効果がプログルミドによって増強された結果と考えられます（なお NNT：number needed for treat）は低くない印象があります）．

さて，ずいぶんと，報酬系の話とは話がずれてしまいましたが（前頁以降は報酬系の話ではありません），予期・期待に関わる話の範疇ではあるし，参考になる話だと思うので，誌面を割いて書きました．そして，脱線ついでにもうひとつ余談を．
世の中には痛みが報酬になってしまう人（マゾヒスト）もいます．しかし，マゾヒストでも，痛みが報酬になるのは性的に興奮できる状況（性的文脈）においてだけで，そうでない状況では痛みは痛みでしかないことがわかっています．性的文脈の痛みに対する脳の反応でも，マゾヒストで対照群より高い活動が認められた領域は，痛みの識別に関わる領域（主に頭頂葉）であり，報酬系ではないことが報告されています[19]．

この話もプラセボ反応に含まれる話ではないと思いますが，報酬とプラセボ反応（プラセボ鎮痛）の関係とはそういう話じゃない！ということの例として追記しておきます．ただし，性的に興奮できる状況を，「予期・期待できる場合のみ」，マゾヒストは痛みを快感に変えることができる，と考えると，あながちプラセボ反応とマゾヒストの話は無関係ではないかもしれません．知っておいて損はないと思います．

2 学習 learning[3]

「学習 learning」とは，簡単にいうと，本編第 2 回と 3 回で述べた，経験によるプラセボ反応・ノセボ反応のことです．「条件づけ学習（特にパブロフ型条件づけ）」については本編でしっかり述べたので，「予期・期待の強化学習」と「社会学習」についてだけ，ここには書いておきます．

「予期・期待の強化学習 reinforcement of expactation」による学習の調整[3]

これも本編で述べた条件づけ学習の一種と考えられます．ようするに，「ポジティブな期待が高まるような経験があるとプラセボ反応は強まるよ！」ということです．
例としては，「最初から偽薬だけ投与される」より，「真薬を投与してから偽薬に切り替える」ほうがプラセボ反応は高まる[3] というものがあります．

この例は，第 2 回に出てきた，米屋ヨネさんの例（10 頁）を思い出してもらえればと思います．鎮痛剤を注射した経験を多くしてから，プラセボ注射に切り替えたほうが，最初からプラセボ注射だけを使うよりも，鎮痛効果が高まるよと．こういうのが，予期・期待の強化学習の例です．
こういった，プラセボ反応を利用して，薬剤使用を減らす治療法は，「placebo-controlled dose reduction」とよばれます．臨床家は経験上こういったことを知っていることが多いのですが，研究対象としての「placebo-controlled dose reduction」は比較的新しい概念で，報告はまだ少ないです[20)]．

「社会学習 social learning」による学習の調整[3)]

これは，「代理条件付け」とよばれるものとほぼイコールです．他者の治療経過を知ることは，治療経過に強い影響力をもちます．ある薬で改善した人を知っていれば，その薬に対してプラセボ反応を起こしやすくなります．そして，逆もまたしかりです（ノセボ反応）．

他者の治療経過を観察することによる影響例としては下のまんがの例のようなものがわかりやすいでしょう．自分に処方されたのと同じ薬で副作用を起こしたという人の経過を知っていると，自分にも同様の副作用が起こる可能性が上がる．こういったものが，代理条件付けによるノセボ反応の例です．
近年はインターネット情報があふれているので，医療者の窺い知らないところで，代理条件付けが自然と行われていることが多いと考えておいたほうがよいと思われます．
そして，まんがの例でも示したとおり，この代理条件付けは人から人へ連鎖し，増えていきます（まんがの例はインターネットを介した代理条件付けの連鎖の例です）．

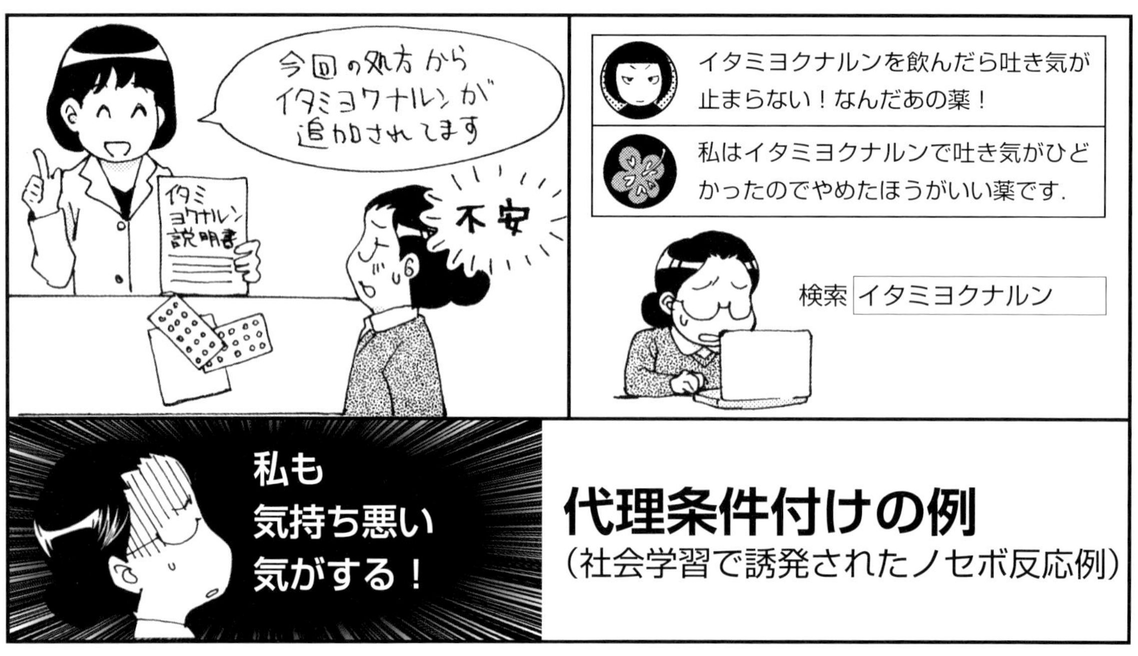

今回の処方から
イタミヨクナルンが
追加されてます
イタミ
ヨクナルン
説明書
不安
イタミヨクナルンを飲んだら吐き気が止まらない！なんだあの薬！
私はイタミヨクナルンで吐き気がひどかったのでやめたほうがいい薬です．
検索 イタミヨクナルン
私も
気持ち悪い
気がする！

代理条件付けの例
（社会学習で誘発されたノセボ反応例）

[集団ヒステリー]

この集団の中で増殖する連鎖は，古くには集団ヒステリー（mass hysteria）とよばれていました（今では，mass psychogenic illness とよばれることが多い）．最も信頼性の高い医学雑誌のひとつ，New England Journal of Medicine に掲載された事例を紹介しましょう[21]．その報告では，ある高校教師が，「ガソリンのような匂いがする」と教室で言った直後に，頭痛・吐き気・息切れ・めまいを訴えた事に端を発し，同様の症状を訴える人が続出し，学校閉鎖となり，約 100 人が救急受診しました．5 日後に学級再開された日にも，約 70 人が同様の症状で救急受診しました．詳細な調査が行われた結果，結局，毒物のような環境要因は見つけられず，症状と有意な関係性が示されたのは，女性であること，症状をきたした他人を見たこと，同級生が症状をきたしたことを知っていること，学校で異臭がしたと報告したこと，でした．

[利用可能性バイアスとプラセボ・ノセボ反応]

集団ヒステリーは，たいていは，患者を，他の患者，および，症状のきっかけとなった環境から「ひき離す」ことによって改善します[22]．一方で，マスメディアを介して代理条件付けが連鎖したような，大規模な場合は，それだけでは対応できないことがわかると思います（スタチンに対するノセボ反応の例を思い出してみましょう[9]）．大規模な代理条件付けの連鎖（カスケード）は，心理学的な概念では，「利用可能性カスケード[5]」とよばれ，そのメカニズムが研究されています．利用可能性カスケードとは，集団が起こす，利用可能性バイアス[4)5] の連鎖のことです．頭の中に思い浮かぶ「たやすさ」によって，その重要性は決まってしまうという認知バイアス（勘違い）が利用可能性バイアスですが，マスメディアの報道等によって目にする機会が増えた出来事は，嫌でもたやすく思い浮かぶようになってしまいます．すると，重要でなくとも，重要と勘違いされてしまいます．結果として，報道される数やネットに書き込まれる数などが増えそれを見た人がまた…と，次々連鎖していくのが利用可能性カスケードです．「高まる一方の恐怖感や嫌悪感を和らげようとする科学者や評論家はほとんど相手にされず，されたとしても敵視されるだけだ[5]」「危険が過大評価されていると口にしようものなら，誰によらず，“悪質な危険隠し” と言われかねない[5]」等といわれるように，いったん起こった利用可能性カスケードを食い止めることはとても難しいことは，想像に難くないと思われます．そして，利用可能性カスケードは，国家の政策の優先順位を変えるに至るほどであると考えられています[5]．
誰でも情報発信できるようになった現代では，いくらでも利用可能性カスケードが起きる背景が出来上がってしまっていると思いませんか？つまり，代理条件付けがいつまでもいつまでも連鎖していく可能性があるわけです．めいめいが，正しい情報を発信するように，気をつけていかなければならない時代になってきましたね．

さて，実は話の途中から，プラセボ反応・ノセボ反応とは違う現象と説明したはずの，バイアスの話が混じっていたことに気づかれているでしょうか？代理条件付けの話は，これらが交じり合う領域であり，厳密に分けることが難しい領域でもあります．

3 遺伝的影響 genetics

プラセボ反応に影響をもつ遺伝子がいくつか特定されています(社会不安障害とTPH2遺伝子など)[3]．こういった影響もあるんだよ…という話として知っておいたほうがよいと思いますが，今のところは，「プラセボ反応・ノセボ反応が起きる要因は，性格などの，個人の資質に由来するものよりも，状況のせいで起こるものが多い」と考えておいたほうがよいと思います．

引用文献・参考文献

1）Kirsch I, et al：Listening to Prozac but hearing placebo：A meta-analysis of antidepressant medication. Prev Treat 1 Article 0002a, 1998.(originally published online 1 February 2003, at http://journals.apa.org/prevention/volume1/pre0010002a.html).
2）Price DD, et al：A comprehensive review of the placebo effect：Recent advances and current thought. Annu Rev Psychol **59**：565-590, 2008.
3）Benedetti F, et al：How placebos change the patient's brain. Neuropsychopharmacology **36**：339-354, 2011.
4）粳間　剛，他：高次脳機能障害・発達障害・認知症のための~~邪道な~~地域支援養成講座．三輪書店，2017.
5）ダニエルカーネマン（著），村井章子（著，翻訳）：ファアスト＆スロー—あなたの意思はどのように決まるか？（上）（下）．早川書房，2014.
6）Kahneman D, et al：When more pain is preferred to less：Adding a better end. Psychol Sci **4**：401-405, 1993.
7）Bingel U, et al：The effect of treatment expectation on drug efficacy：Imaging the analgesic benefit of the opioid remifentanil. Sci Transl Med **3**：70ra14, 2011.
8）Wolf S：Effects of suggestion and conditioning on the action of chemical agents in human subjects：The pharmacology of placebos. J Clin Invest **29**：100-109, 1950.
9）Gupta A, et al：Adverse events associated with unblinded, but not with blinded, statin therapy in the Anglo-Scandinavian Cardiac Outcomes Trial-Lipid-Lowering Arm（ASCOT-LLA）：A randomised double-blind placebo-controlled trial and its non-randomised non-blind extension phase. Lancet **389**：2473-2481, 2017.
10）McGlashan TH, et al：The nature of hypnotic analgesia and placebo response to experimental pain. Psychosom Med **31**：227-246, 1969.
11）Brody H：The Placebo Response. Caroline Myss, Crown Publishers, 1997（ハワード・ブロディ：プラシーボの治癒力．日本教文社，2004）.
12）McCleane, GJ：The cholecystokinin antagonist proglumide enhances the analgesic effect of dihydrocodeine. Clin J Pain **19**：200-201, 2003.
13）Watkins LR, et al：Potentiation of opiate analgesia and apparent reversal of morphine tolerance by proglumide". Science **224**：395-396, 1984.
14）Tang, J, et al：Proglumide prevents and curtails acute tolerance to morphine in rats. Neuropharmacology **23**：715-718, 1984.
15）Bernstein ZP, et al：Proglumide as a morphine adjunct in cancer pain management. J Pain Symptom managet **15**：314-320, 1998.
16）McCleane, GJ：The cholecystokinin antagonist proglumide enhances the analgesic efficacy of morphine in humans with chronic benign pain. Anesthesia and Analgesia **87**：1117-1120, 1998.
17）Benedetti F, et al：Potentiation of placebo analgesia by proglumide. Lancet **346**：1231, 1995.
18）Carvalho C, et al：Open-label placebo treatment in chronic low back pain：A randomized controlled trial. Pain **157**：2766-2772, 2016.
19）Kamping S, et al：Contextual modulation of pain in masochists：Involvement of the parietal operculum and insula. Pain **157**：445-455, 2016.
20）Doering BK, Rief W：Utilizing placebo mechanisms for dose reduction in pharmacotherapy. Trends Pharmacol Sci **33**：165-172, 2012.
21）Jones TF, et al：Mass psychogenic illness attributed to toxic exposure at a high school. N Engl J Med **342**：96-100, 2000.
22）Jones TF：Mass psychogenic illness：Role of the individual physician. Am Fam Physician **62**：2649-2653, 2655-2656, 2000.

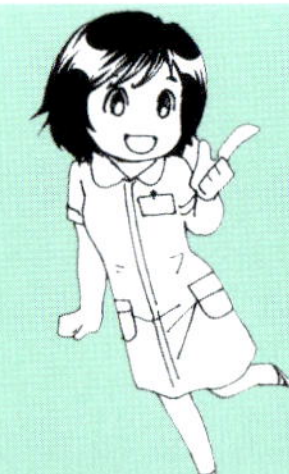

特別編! ココロとカラダの痛みのための ~~邪道な~~ 心理療法養成講座

原作：粳間　剛（医師・医学博士，高次脳機能障害支援ネット理事），まんが：仙道ますみ

特別編 第3回「脳機能障害による慢性疼痛―線維筋痛症と身体表現性障害（身体症状症）」

この項は，本編の第1回・第6回で解説をした，従来の「心因性疼痛」にあたる慢性疼痛についての補足を文章で学びます．

かつて心因性とよばれた痛みは，脳機能障害のせいであると今は考えられています．昔はなぜ心因性といわれていたかというと，CTやMRIなどの従来の脳画像検査では，脳卒中や脳外傷等の，器質的な問題（物理的な脳損傷）しか検出できなかったからで，CTやMRIで異常が見つからなければ脳の問題ではなくココロの問題なんだろうと扱われたのです．しかし，本編第1回の冒頭で示したように，物理的な損傷がなくても機能だけ故障することは機械でも人体でも普通にあることです．器質的な問題しかわからなかった時代では，器質的な問題が見つからない痛みはなんでも心因性とされましたが，機能的な問題が客観的に検出できるようになると，今まで心因性とされてきた痛みが，器質的な問題を伴わない脳機能障害による痛みであるとわかってきたというわけです．技術革新がなくても，ココロは脳が生じてますから，「ココロの問題＝脳の問題」であることは自明ではあるのですが．

さて，本編第6回で解説した，慢性疼痛を痛みのシステムが正常かどうかで2分類する分類法だと，「器質的な問題を伴わない脳機能障害による痛み」は，神経障害性疼痛に分類されますが，それだと器質的な問題を伴っているモノと混同しやすくなります．ですから最近は，器質的な問題を伴わない脳機能障害はdysfunctional pain[1)]とよぼうという動きがあります（厳密には，本編第6回の統計画像解析例で示したように，dysfunctional painの例でも，解析すれば微細な器質異常は認められるのですが）．

…というわけで，この特別編第3回ではdysfunctional painについて解説していきます．

■ dysfunctional painの代表疾患―線維筋痛症と身体表現性障害（身体症状症）

dysfunctional painの代表疾患は，線維筋痛症と身体表現性障害（身体症状症）でしょう（この項では，特別に断りのないかぎり基本的には身体表現性障害に表現を統一します）．線維筋痛症と身体表現性障害は，いずれも，患者さんが痛いと言う場所を調べても，痛みの発火源は見つかりません．そして，通常のCTやMRIでは脳に器質的な異常は見つけられません．しかし，脳機能画像では機能異常が検出されます（もっというと，統計画像解析をすれば，微細な器質異常も検出されます［→57頁参照］）.

さて，それぞれ，どのような病気なのでしょうか？まず病気の特徴について確認していきましょう.

線維筋痛症も身体表現性障害も，原因が明らかになっていないため，病態・病気のメカニズムを把握することは困難です．また生物学的な検査による，診断の決め手がないので，いずれも症候を評価して診断されます．「これこれこういう症状があればこの病気！」という診断の方法です.
よって，いまだよくわかっていない病態やメカニズムをアレコレ妄想するより，診断基準を覚えて，どんな症状がおこる病気なのか理解するほうが有益だと思いますので，まずはそれぞれの病気の診断基準をみていきましょう.

1 線維筋痛症の診断基準

米国リウマチ学会（ACR）1990年線維筋痛症分類基準[2]	
①「広範囲の疼痛」の既往がある	
定義	疼痛は以下の全てが存在する時に「広範囲の疼痛」とされる. ・身体左側の疼痛　・身体右側の疼痛　・腰から上の疼痛　・腰から下の疼痛 ・体幹中心部の疼痛（頚椎，前胸部，胸椎，腰椎のいずれか）
② 手指による触診で18箇所の圧痛点部のうち11箇所以上に圧痛点を認める	
定義	約4kgの強さの手指による触診（術者の爪が白くなるくらいの強さ）で，図に示した合計18箇所の圧痛点のうち11箇所以上に疼痛を訴える.
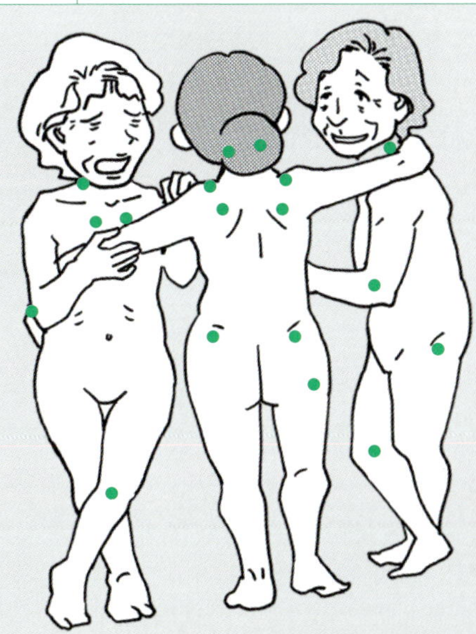	米国リウマチ学会（ACR）1990年 線維筋痛症分類基準の圧痛点 ①後頭部（後頭下筋腱付着部） ②下部頚椎（C5-C7頚椎間前方） ③僧帽筋（上縁中央部） ④棘上筋（起始部で肩甲骨棘部の上） ⑤第二肋骨（肋軟骨接合部） ⑥肘外側上顆（上顆2cm遠位） ⑦臀部（4半上外側部） ⑧大転子（転子突起後部） ⑨膝（上方内側脂肪堆積部）
判定	上記の①②の2項目のいずれも認める場合に線維筋痛症と診断（分類）される ・「広範囲の疼痛」は少なくとも3か月以上持続する必要がある ・第二の疾患が存在していてもよい

①ACR1990—線維筋痛症の初めての診断基準（分類基準）

線維筋痛症の初めての診断基準は，米国リウマチ学会によって 1990 年に提案されたものでしょう[2]．その概要をざっくり説明すると，「慢性の全身痛があり，定めた圧痛点に規定数以上の圧痛を認めれば線維筋痛症と分類する」というもの（診断ではなく分類という言葉を使っています[2]）でした．この基準を満たせば，鑑別疾患は考える必要はありません．
この基準（以下，ACR1990）による診断感度は 88.4%，診断特異度は 81.1% だったそうです（線維筋痛症群 293 例 vs 対照群 265 例）[2]．

ん？ちょっと待ってください？

ある病気に対する新しい検査の診断精度を確かめるためには，そもそも，その新しい検査が行われた人たちが，その病気なのか違うのか，事前にわかっていなければなりません．そうでなければ，本当にその病気である人たちが新しい検査で陽性になる確率（= 診断感度）も，本当にその病気でない人たちが新しい検査で陰性になる確率（= 診断特異度）も，計算できないでしょう？

この圧痛点法は初めての診断基準なのに，なぜ診断感度や診断特異度がわかっているのでしょう？不思議ではないですか？？　この診断基準ができる前から，そもそも線維筋痛症かどうか診断できていないと，このデータは出せないはずなのに．

実は，ACR1990 が最初の診断基準といわれているのは，それまで各医師でめいめいバラバラだった診断のせいで，研究における線維筋痛症例の質が担保されてなかった混乱を，ある程度統一することに成功したからです．
ACR1990 のもつ診断感度 88.4%，診断特異度 81.1% という値は，それまで，めいめいが独自の基準で線維筋痛症と診断してきたものと比較してのデータです．よって，これらのパーセンテージは，診断精度というよりは，「バラバラだった質をこれくらいは均一にしたよ」…という意味合いで捉えておいたほうがよいでしょう．ACR1990 を基準に線維筋痛症であると分類されて研究された報告は，少なくとも，前述の判断基準を満たす点においては均一な症例ですよと．そういった，研究の質を担保するためのものですよと．というわけで，ACR1990 は，あくまで診断基準ではなく，（研究の質を均一化するための）分類基準だとして提案されています．

ACR1990 への突っ込みどころはもう一点あります．圧痛が規定の数を超える全身の慢性疼痛は，鑑別疾患を考える必要はなく，自動的に線維筋痛症と診断できるところです．
お察しのとおり，ACR1990 で示された圧痛点は他の病気でも痛い時があります．筆者自身もウイルス性筋炎になった時は，この ACR1990 の圧痛点の全てで陽性になりました．ACR1990 が提案した圧痛点は，線維筋痛症に特異的ということは決してなく，心理的な苦悩や性別（女性）等とも関連して陽性となることがわかっています[3]．

さて，そんなわけで，この ACR1990 の基準は，線維筋痛症診断のための絶対的な基準には明らかになり得ないわけですが，それまで診断医師によってめいめいバラバラだった分類基準を，ある程度統一することには成功し，実際には，臨床診断にも使われていました[4]．

一方で，ACR1990 しか知らないと，「線維筋痛症は全身痛い病気」という特徴しかつかめません．「線維筋痛症は全身痛い病気」とだけ認識していると，病名に「筋痛症」と入っていることともあいまって，まるで筋肉の病気かのように思えてしまいます．しかし，「痛い場所そのものには異常がない」ことは早期に確認されました[5)6)]．痛い場所そのもの筋肉や末梢神経筋を調べても，痛みとの関係が見いだせませんでした[5)6)]．つまり，線維筋痛症は，痛い場所そのものの，カラダの異常に基づく病気ではないと．さらにいうと，実際の線維筋痛症の症状は，全身が痛いということだけでなく，さまざまな認知機能や感情の問題，身体症状（特に自律神経症状）を合併し，症状が多彩です．こうした特徴が，ACR1990 では全くつかめません．

ここであげた内容以外にも，ACR1990 に対する批判は当初からあり，20 年の時を経た 2010 年，米国リウマチ学会はついに「診断基準」を提案しました[7)]．

この，新しい診断基準からは，線維筋痛症の中核症状を，中枢感作 central pain seinsitization に概念づ

米国リウマチ学会（ACR）2010 年線維筋痛症（予備的）診断基準[7)8)]

以下の 3 項目を満たすものを線維筋痛症と「診断」する

①疼痛拡大指数（WPI*）が 7 以上かつ徴候重症度（SS**）が 5 以上，または，WPI が 3～6 かつ SS9 以上
②少なくとも 3 か月以上症候が続く
③他の疼痛を示す疾患ではない

*WPI:Widespread Pain Index
**SS:Symptom Severity

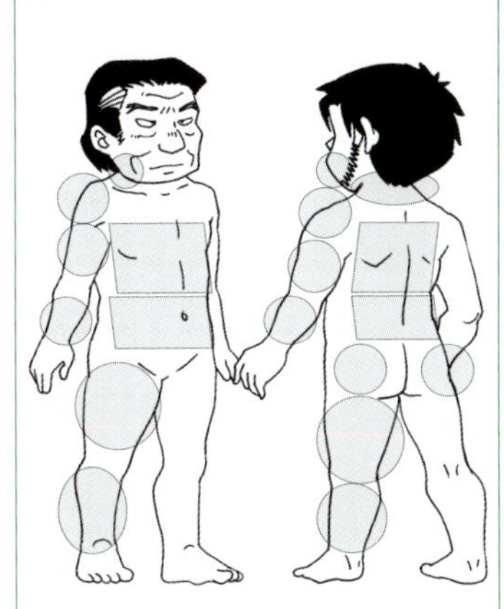

WPI:19 箇所
過去 1 週間の疼痛範囲数

顎	右	左	胸部		
肩	右	左	腹部		
上腕	右	左	頚部		
前腕	右	左	背部	上	下
大腿	右	左	臀部	右	左
下腿	右	左	合計	点 (=WPI)	

SS 症候	問題なし	軽度	中等度	重度
疲労感	0	1	2	3
起床時不快感	0	1	2	3
認知症状（思考・記銘力障害）	0	1	2	3
合計：　　点				

SS：一般的な症候		0：なし（0 個）	1：少数（1-5 個）	2：中等度（6-20 個）	3：多数（21-41 個）
筋肉痛	過敏性腸症候群	疲労感/疲れ	思考記憶障害	筋力低下	頭痛
腹痛/腹部痙攣	しびれ/刺痛	めまい	睡眠障害	うつ	便秘
上腹部痛	嘔気	神経質	胸痛	視力障害	発熱
下痢	ドライマウス	かゆみ	喘鳴	レイノー症状	蕁麻疹
耳鳴り	嘔吐	胸やけ	口腔内潰瘍	味覚障害	痙攣
ドライアイ	息切れ	食欲不振	発疹	光線過敏	難聴
あざができやすい	抜け毛	頻尿	膀胱痙攣	排尿痛	
SS 症候　　点 ＋ SS 身体症候　　点　＝合計　　点（=SS）					

けるようになります[3]．すなわち，線維筋痛症は，脳の問題に基づく病気であると考えるようになっていきます．

②ACR2010

2010年の診断基準（以下，ACR2010）[7]は，ACR1990とは一風変わったものになります．簡単にいうと，「痛みだけでは線維筋痛症と診断しない基準」に変わります．これに基づく，診断基準[7][8]にあげられている症候をみれば，線維筋痛症とはどのような症状が起こり得る病気なのか，イメージしやすいのではないでしょうか．特に，前頁の表の右上にある3つの症候（SS症候）である，疲労感（≒fatigue），起床時不快感（≒sleep），認知症状（≒cognitive）の症状が全くないものは，診断基準を満たせない（scoreが届かない）ようになっていることから，「痛み以外にも多彩な症状があることが線維筋痛症と診断するのに必須」となっている点が，ACR1990との一番の違いといえるでしょう．
また，「他の疾患による疼痛ではない」という大事な一言も加わります． この一言があると，診断基準を完全に満たすものは必ず線維筋痛症になりますね．

ただしACR2010の診断基準は見てわかるとおり，煩雑でわかりにくいです．特に，「何をもって，その症候があると判断するのか？」，という点が明確ではなく，もっとシンプルで診断精度が高い改良案が，適時出されています[8]．診断基準に使うかどうかはともかく，ACR2010のオリジナルの表は，線維筋痛症にはどんな症状が起こり得るのかをわかりやすく呈示しているので，症候を理解するために，ここではオリジナルに近い表を載せています．

[ACR2010の基準を満たす症候群]

さて，ACR2010の診断精度はいかほどのものなのでしょうか？他の病気と線維筋痛症をきっかり分けることができるのでしょうか？先述のように，ACR2010には，「他の疾患による疼痛ではない」という条件があり，完全にACR2010の基準を満たすものは必ず線維筋痛症になってしまうので，この一言を外して，左の図の症候を満たすほかの疾患はあるのかな？と探してみることにしましょう．
実は，ACR2010にあげられている症候の基準①②を満たす線維筋痛症ではない病態はたくさんあります．一つは脳卒中や脳外傷等の，**後天性脳損傷による神経障害性疼痛**です．
では，脳外傷例で，ACR2010の症候の基準を満たす例を見てみましょう．なお，一目で比較できるように，線維筋痛症例・身体表現性障害でみられる脳異常を示す画像も並列しています．

ACR1990 基準と ACR2010 基準①②を満たす，線維筋痛症ではないケースの例
—脳外傷と多発骨折後，全身疼痛が出現した例—

29 歳男性．高所転落による「脳外傷と多発骨折後」．受傷後の意識障害が回復した後，全身疼痛が出現した．受傷 4 か月時点でも，“骨折のない部位” も含めた全身に疼痛の訴えがあり，ACR1990 を満たした（圧痛点 18/18）．また，脳外傷による高次脳機能障害として，注意障害・記憶障害・遂行機能障害・社会的行動障害を認めており，その結果，疲労感（神経疲労）も認知症状も重度であった．自律神経障害を思わせる症状もまま見られた．よって，ACR2010 基準では，WPI19 かつ SS≧6 であり，少なくとも①と②の診断基準を満たしていた．

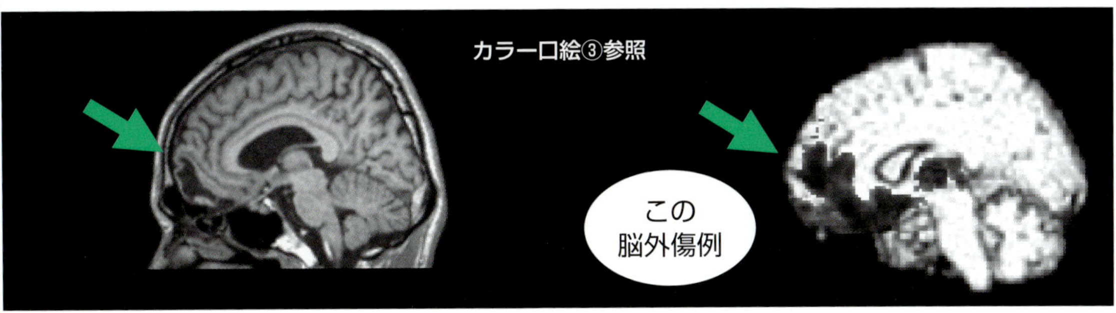

▲通常の MRI でも明らかな脳挫傷痕が認められた（矢印）．脳挫傷の場所は両側の前頭前野に一致していた．

▲統計画像解析では，この挫傷痕を中心とする広範な脳領域（前頭前野内側～前部帯状回）に皮質容積減少を認めた（黒塗り部分）．

なお，受傷 8 か月時点ではこれら全身性の疼痛・痛覚過敏は認めなくなり，ACR1990・ACR2010 のどちらの基準も満たさなくなった．

ACR1990 基準と ACR2010 基準（①②③）を満たす，線維筋痛症例（統計画像解析画像）

右図は，本編第 6 回に示した線維筋痛症例に見られる皮質容積減少図の再掲載（≒黒塗り部分が萎縮している）．

この図は ACR1990，ACR2010 （①②③）の両方の基準を完全に満たす線維筋痛症 15 例と，同年代健常人 21 例との統計画像解析画像であるが，線維筋痛症例で，もっとも顕著な萎縮が示された領域（矢印）は，上図の脳外傷例同様に，前頭前野内側～前部帯状回だった．同様の結果は，線維筋痛症例におけるメタ解析でも報告されている[5]．

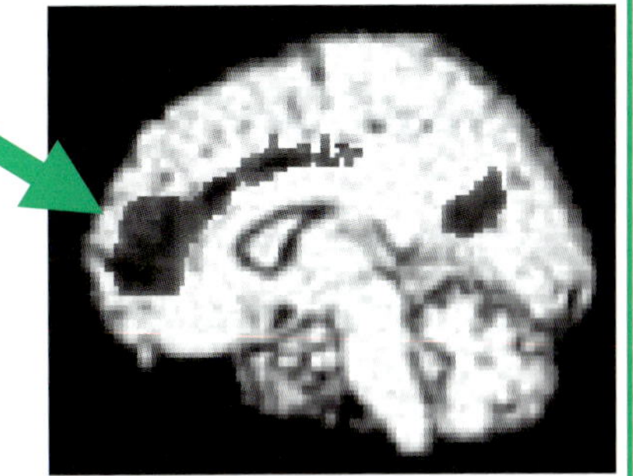

（カラー口絵④参照）

ここで示した例は，脳外傷後に全身疼痛が出現しており，脳外傷の部位を考えても，認知症状や疲労感は出現してしかるべきケースです．同部位は下行性疼痛抑制系がある場所でもありますから（「本編第 6 回」参照），痛覚過敏が出現してもおかしくない部位です．このように，明らかに器質性の神経障害性疼痛例でも，症候で判断する ACR2010 の基準を満たしてしまう時があるのです（少なくとも症候診断である①②の部分は満たし得ます）．

さて，ここであえて，ACR2010の症候の基準を満たしてしまう後天性脳損傷の例をあげたのは，ACR2010を否定するためではありません．

実は，線維筋痛症は，普通のCTやMRIでわかるような明らかな後天性脳損傷は見つかりませんが，脳の病気やケガによる神経障害性疼痛と同じような多彩な症候をきたします．そして，このような，脳の病気やケガに見られる症候を，症候を見るだけでつかまえられるようにしてあることこそが，ACR2010の特徴[3]なのです．ですからACR2010の症候の基準を満たす線維筋痛症以外の症例をあげようとすると，脳の病気やケガが，例になるのです．

ACR2010では，線維筋痛症の中核症状を，中枢感作 central pain sensitizationに概念づけるようになりました[3]．そして，神経画像研究知見のエビデンス蓄積により，脳の構造や機能の問題が次々と明らかになってきています[3]．換言すれば，「ACR2010を使って選出された症例の脳には特定の異常があることが明らかになってきており，ACR2010を使えば，普通のCTやMRIで見つからない脳異常がある症例を拾い上げられるよ」ということです．

本編第6回であげていた線維筋痛症例の脳異常の図も，ACR2010の基準を満たす症例群のデータです．そこでも説明したように，前頭前野や前部帯状回などの脳前方・内側領域は，痛みの情報処理に関わる領域（pain matrix）であるだけでなく，注意や記憶等の認知機能（高次脳機能），自律神経機能にも関わる領域です．疼痛だけでなく，認知機能・自律神経機能の異常が同時に存在する病態を，ひとつの異常で説明しようとすれば，この脳前方・内側領域の異常は最有力候補です．そして，これらの症候と脳異常が，ともに線維筋痛症に認められることを裏づける知見が，蓄積されてきているといえるでしょう．

以上のように，「ACR2010からは，線維筋痛症は，脳の病気やケガのような症候をきたす，何かである，という考え方にshiftした」といえるでしょう．そして，それこそが，冒頭で紹介した「脳の機能異常に基づく疼痛」です．従来のCTやMRIでは，器質異常を伴わない脳の機能異常“だけ”に基づく疼痛は診断できませんが，ACR2010の症候基準を用いると，特殊な検査なしに，つかまえることができるようになっていたと，そういうわけです．

さて，「線維筋痛症は，明らかな脳損傷がないのに，脳損傷例と同じような症状をきたす」ことがわかってきたわけですが，なぜそのようなことが起こるのかはよくわかっていません．

A：まず，カラダの痛みがあり，そのせいで脳の機能異常がおこるのか？［脳異常は結果］
B：まず，脳の機能異常があり，そのせいでカラダの痛みがおこるのか？［脳異常は原因］

このどちらなのかもわかっていません．わかっていませんが，AとBどちらのパターンも起こり得ることは他の病気ではわかっています．例えば，慢性腰痛症例では罹病期間が長くなるほど前頭前野などが萎縮するという報告[5,9]があり，Aのパターンを示唆するといえるでしょう．他にも，線維筋痛症研究のモデルマウスの作り方が，断続的な物理ストレス・精神ストレス負荷や自律神経失調をまねく処置を与え，全身性慢性疼痛を誘発させるモデルである[8]ことも，Aの仮説に従っているといえましょう．また，Bのパターンの例としては，脳の病気やケガの発症後に，カラダに痛みが発生することがあげられます(前述の脳外傷例はこれにあたります)．一般に，中枢性神経障害性疼痛はBのパターンです．よって，脳の異常が先行して，カラダの痛みが発生することがあることも自明でしょう．線維筋痛症がA・Bのどちらか一つのパターンで発症するのか，それともAB両方のパターンが関与しているのかは，いまだ明らかになっていないのです．

2 身体表現性障害（身体症状症）による痛み

①ICD-10とDSM-IVによる診断基準

精神疾患の国際的な診断基準であるICD-10とDSM-IVによれば，「身体表現性障害は，一般身体疾患を示唆する身体症状をもつが，それが身体疾患や，他の精神疾患では説明されない」とされます[10]．ちょっとこのままではわかりにくいのでざっくりまとめましょう．

診断基準を一言でまとめると，「除外診断」です．そしてその除外診断基準を平たくいうと，「医学的に説明できない身体症状がある人は身体表現性障害と診断する」ということです．
この身体症状が痛みであれば，「他の病気では説明できない痛みは身体表現性障害による痛みであると診断してよい」ということになるでしょう．**身体表現性障害の診断基準は，まさしく，「検査で異常がなければ精神的なモノ」とみなすための基準，そのものである**といえます．

この，「検査で異常がない・医学的に説明のつかない身体症状をきたす疾患群」が，俗に，「ヒステリー」と，医療従事者の間ではよばれてきました．この，身体表現性障害は非常にありふれた疾患であり，有病率が3．5～18．4%と見積もられています[10]．この有病率は，日常臨床で出会う，「医学的に説明がつかない身体症状」の比率と，感覚的によくマッチするでしょう．

[身体表現性障害は脳の病気]

この項の冒頭でも述べたように身体表現性障害も，脳の病気です（明らかな器質的問題を伴わない脳機能障害)．身体表現性障害では，前運動野・補足運動野・中前頭回・前部帯状回・島回の5つの脳領域で，健常人と機能・構造が異なっていることがメタ解析でも指摘されています[10]．これらの脳領域のネットワークは，痛みのシステムと共通であり，pain matrixやneuromatrixとよばれ，外側（感覚・識別)，内側（注意と意欲)，前方（認知と評価）の3つのサブシステムに分かれているとされます[10]．平たくいえば，身体表現性障害は，痛みだけでなく，認知や感情を司る脳領域の異常がある疾患であり，それらの脳領域の異常のせいだといえる症状が同時におきる病気であるといえます．

[身体障害性障害と線維筋痛症の脳異常]

さて，「**痛み以外にも多彩な症状があり，その症状を起こし得る脳領域に，脳機能障害を認める**」という点では，線維筋痛症と共通していますね．例えば，前頭前野や前部帯状回などの脳前方・内側領域の異常という点では，病変部位もかなりオーバーラップしています．再度，線維筋痛症例の脳異常を表す図を示します．それと，身体表現性障害例によくみられる脳異常である，皮質容積低下を見比べてみましょう．とてもよく似ていることがわかると思います．

線維筋痛症と身体表現性障害の脳萎縮（皮質容積減少）の統計画像解析像の比較

下の画像の黒塗り部分は，同年代健常人と比較して皮質容積が小さいところ（**カラー口絵①，④参照**）

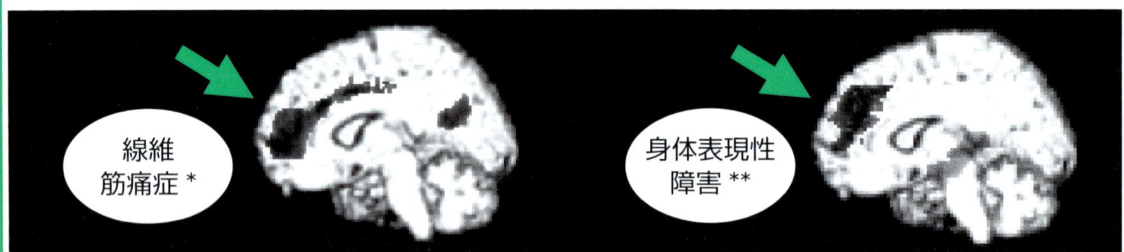

線維筋痛症では下行性疼痛抑制系である内側前頭前野～前部帯状回にかけた領域（矢印）の皮質容積が減少していることがメタ解析でも指摘されている[5)]が，身体表現性障害でも同領域の皮質容積が減少していることが別のメタ解析で指摘されている[10)].

*ACR1990 および ACR2010 を満たす線維筋痛症 15 例 vs 同年代健常人 21 例（SPM8, uncorrected　$p<0.001$）
**DSM-IV を満たす身体表現性障害（かつ，DSM-5 を満たす身体症状症）20 例 vs 同年代健常人 21 例（同解析条件）

両者の統計画像解析結果を見比べてみると，線維筋痛症でみられる脳異常と，身体表現性障害でみられる脳異常が，とてもよく似ていることがわかったと思います.
そして，脳異常がよく似ている疾患は，この二つだけではありません.
実は，身体表現性障害のメタ解析で異常を認めたこれらの 5 つの領域のうち，前部帯状回背側と両側の島回の変化は，多くの精神疾患* においても，共通病変であることが，別のメタ解析でも指摘されています（* 統合失調症と類縁疾患，双極性障害（躁鬱病）と大うつ病，薬物乱用，強迫神経症，各種不安障害合併例）[11)].

本編第 6 回では，線維筋痛症例に認められた脳画像検査異常が，うつ病例，脳外傷例（高次脳機能障害例），発達障害例，高齢者例ともオーバーラップしている例を紹介しましたが，このオーバーラップ部位こそが，前部帯状回であり，身体表現性障害も，この領域に異常を認めるのです.
よって，これらの脳異常が身体表現性障害に特異的と考えることは難しく，検査で異常が見つかるようになったとはいえ，検査で原疾患を鑑別することは難しいのです.
証明できるようになったことは，線維筋痛症と同様に，身体表現性障害の患者さんが訴える症状は，現実に存在し，それは脳の機能異常に由来しているのだろうということまでで，検査で確定診断はできません．ようするに，「脳の検査をして機能異常が見つかれば，患者が訴える症状が，嘘や気のせいではないということはわかるようになった」というくらいのところまでであることを，ここで念を押して言っておきます.

②DSM-5 による診断基準

[DSM-IV から DSM-5 へ―定義の変更]

さて，確定診断できるようにはまだなっていないとは，「近年の脳画像研究の発展によって，身体表現性障害の症状が医学的に説明できるようになった」といえるのではないでしょうか？

説明できるようになったとすると,「他の病気では説明のつかない・医学的に説明のつかない身体症状をきたすモノを身体表現性障害とみなす」という診断基準に身体表現性障害が当てはまらなくなる・・・といったような,おかしなことになってしまいます.

「脳の機能障害によって身体疾患のような身体症状をきたしているモノが身体表現性障害である」と,新しく定義しなおすべきなのでしょうか？ つまり,説明のつかないもの,という括りを破棄して,脳の機能障害で説明のつくものだったというふうに考え方を変えるべきなのでしょうか？(①案)
それとも,「従来,身体表現性障害と考えられていた疾患群の一部に,脳の機能障害によって身体疾患のような身体症状をきたしている“何か”が含まれており,その“何か”は身体表現性障害ではない.その“何か”をのぞいて,かつ,他の病気では説明のつかない・医学的に説明のつかない身体症状をきたすモノだけを身体表現性障害とみなす」といったように,あくまで,「説明のつかないモノ」であることを重視する基準を残すのがよいのでしょうか？(②案)
あるいは,「脳画像検査では確定診断まではできないのだから,それでは医学的に説明できたとは言えない!」というスタンスをとって,従来どおりの診断基準を使い続けるのがよいのでしょうか？(③案)

[DSM-5 における身体表現性障害の捉え方]

実は,この項の冒頭に述べた診断基準である DSM-IV は,DSM-5 に更新されるにあたり,この①②③案のどれでもない立場をとって,診断基準を更新させるという手に出ます.
まず,「医学的に説明できないモノを身体表現性障害とみなす」というコンセプトが,DSM-5 では破棄されました[12].というわけで,②③案はナシです.では,①案の,「脳の機能障害によって身体疾患のような身体症状をきたしているモノが身体表現性障害である」としたかというと,そうではありません.
DSM-5 では,身体表現性障害の捉え方の中核を,「**自分の身体症状に対するリアクション*に異常がある病気である(*思考・感情・行動による反応)**」というふうに,変えたのです.
その身体症状が医学的に説明できるものであろうとなかろうと,その症状に対して異常なリアクションをとっていること,ソノモノを,病気として捉えていこうというわけです.
確かに,DSM-IV までの,「医学的に説明できない身体症状がある人を身体表現性障害と診断する」とする従来の診断基準では,身体表現性障害が,どんな精神の症状がある病気なのか,よくわかりませんよね？身体症状がある病気であることしかわかりません.「精神科領域の疾患でありながら,精神の症状で診断しない」,不思議な診断基準だったわけです.
それに対して,DSM-5 では,次頁に示したように「精神の症状で判断する基準」が定められています.
また,コンセプト変更に伴い,「身体表現性障害 somatoform disorder」という括りがなくなり,「身体症状症およびその関連症候群 somatic symptom and related disorder 」とよばれるようになります.

[DSM-5 の身体症状症の診断基準]

では，DSM-5 の身体症状症（somatic symptom disorder）の診断基準を見てみましょう．

身体症状症（somatic symptom disorder）の DSM-5 の診断基準[12)]

A.　1 つまたはそれ以上の，苦痛を伴う，または日常生活に意味のある混乱を引き起こす身体症状
B.　身体症状，またはそれに伴う健康への懸念に関連した過度な思考，感情，または行動で，以下のうち少なくとも 1 つによって顕在化する．
（1）自分の症状の深刻さについての不釣り合いかつ持続する思考
（2）健康または症状についての持続する強い不安
（3）これらの症状または健康への懸念に費やされる過度の時間と労力

C.　身体症状はどれひとつとして持続的に存在していないかもしれないが，症状のある状態は持続している（典型的には 6 か月以上）．

▶該当すれば特定せよ
疼痛が主症状のもの（従来の疼痛性障害）：
この特定用語は身体症状が主に痛みである人についてである．

▶該当すれば特定せよ
持続性：持続的な経過が，重篤な症状，著しい機能障害，および長期にわたる持続期間（6 か月以上）によって特徴づけられる．

▶現在の重症度を特定せよ
軽度：基準 B のうち 1 つのみを満たす．
中等度：基準 B のうち 2 つ以上を満たす．
重度：基準 B のうち 2 つ以上を満たし，かつ複数の身体愁訴（または 1 つの非常に重度な身体症状）が存在する．

DSM-5[12)]では，診断を支持する関連特徴・認知的特徴の一つとして，「**身体症状だけに向けられた注意**（あまりに身体症状群への懸念に目が向きすぎているために，考えを他のことに向け直すことができない）」という特徴が記載されています．診断基準の文面を見ても，「注意やワーキングメモリーが自分の症状に異常に多く向けられている病気」と解釈することができます．
そして，この「注意の方向性（焦点）の特徴」こそが，痛みを増強させてしまうことは，本編の第 4．5 回や第 6．5 回，特別編第 1 回で説明していますので，読み返してもらうと，病態を理解しやすくなるとともに，支援も考えやすいと思います．
さて，いずれにせよ，DSM-5 の身体症状症の基準を見てみたら，身体表現性障害と線維筋痛症とは，診断基準が全く異なることがよくわかったのではないでしょうか？

3 線維筋痛症と身体表現性障害の鑑別は可能か

線維筋痛症の痛みや症状も，身体医学的に説明のつかない症状である点においては，従来の身体表現

性障害と同じであるといえます．よって，身体医学的に説明のつかない疼痛をもつ症例を，線維筋痛症と捉えるべきなのか？　身体表現性障害と捉えるべきなのか？　DSM-5 基準ができるまでは，長らく論争になっていました[4)]．前述のように，脳画像検査で両者を区別しようとする試みも，実臨床での鑑別手法として使えるものでは決してなく，両者を区別できる何かしらの基準が求められていました（あるいは両者を同一であるとみなせる決定的な何か）．

そんな中，線維筋痛症の診断基準と全く異なる，DSM-5 の身体症状症診断基準が出てきたことで，少なくとも，線維筋痛症と身体症状症は，別の病気として区別できるだろうと期待されました．

そこで早速，線維筋痛症の診断基準である ACR1990 や ACR2010 を作った Wolfe ら[13)]は，「線維筋痛症例が，DSM-5 の身体症状症の診断基準を同時に満たすことがあるものなのか？」調査しました．その調査報告では，なんと驚くべきことに，「ACR2010 の診断基準を満たす線維筋痛症例 440 例全例が，DSM-5 の身体症状症の基準 A を満たしたこと．そして，そのほとんどの症例は，基準 B も満たすだろうこと」が報告されました[13)]．

線維筋痛症の診断基準を満たしたケースは同時に身体症状症の診断基準も満たしてしまうだろうと報告されたわけです．線維筋痛症と身体症状症では全く違うことを判断基準としているはずなのに，両者の区別がつかなかったと，少なくとも，線維筋痛症例も，自身の痛みに注意を向けすぎている点においては，身体症状症と同じだったわけです．

[線維筋痛症診療ガイドライン 2013 年版・2017 年版]

実は，本邦の線維筋痛症診療ガイドラインにおいても，2013 年版[4)]では非常に多くの紙面を割いて，線維筋痛症と身体表現性障害の鑑別ポイントについて解説されています．しかし，線維筋痛症診療ガイドライン 2017[8)]においては，上述の Wolfe らの報告[13)]を引用したうえで，「**線維筋痛症と DSM-5 の身体症状症および関連症との鑑別に注意を注ぐこと自体にそれほど価値はなく，あくまでもそれぞれの専門分野の研究のための分類であることを認識すべきである（原文ママ）**」と，短くまとめられています．

このようなわけで，長年大きな力を注がれてきた，線維筋痛症と身体表現性障害の鑑別作業は，近年になるにつれ，「何をもってしても区別ができない」ことがわかり，「線維筋痛症と身体表現性障害という病名は，どちらもあくまでも，研究上の分類となる疾患名に過ぎなかったことを思い出そう」ということになりました．この考え方には筆者も大変共感します．

筆者個人の意見としては，どちらの診断基準を満たす症例を集めてきても，脳画像を解析すれば，似たような脳異常をつかまえられる可能性が非常に高いと感じています（118 頁の図のように）．よって，どちらの診断基準を満たすにしても，そしてそれがどちらか一方の診断基準しか満たさないにしても，それは，脳異常による疼痛を示唆するサインであり，脳の検査をしたほうがよいと思います．そして，そこで，明らかな脳損傷が見つからないのであれば，その痛みの背景には，「明らかな器質異常を伴わない脳機能異常があるのではないか？」と疑うのが大事だと思っています．

4 線維筋痛症と身体表現性障害を区別しないことによる臨床上の不具合

さて，線維筋痛症と身体表現性障害の区別に力を注いでもしょうがないという話をしましたが，では区別をせず，いっしょくたに捉えることが正解なのでしょうか？いっしょくたにしてよいのであれば，どちらか一方だけの知識をもっていればよいのでしょうか？区別をしないことによって不具合が生じないでしょうか？

[治療上の問題]

実は，線維筋痛症と身体表現性障害の両者を区別しないことによる不具合は，あります．特に，筆者が考える，一番不具合が問題になる捉え方は，「似たような慢性疼痛のケースすべてを身体表現性障害とみなすこと」です．なぜかというと，線維筋痛症には治療のガイドラインもエビデンスもありますが，身体表現性障害にはそれがないからです．特に，DSM-5 における身体症状症の括りは最近できたばかり（2013 年～[12]）なので，当然，この DSM-5 の括りだけで捉えようとすると治療のガイドラインもエビデンスもありません，筆者の知るかぎり．治療として何をやればよいのか？その確固たる目安が，身体症状症という診断名からは思い浮かんできません．

もし，どちらか一方だけに統一して，いっしょくたに捉えるのであれば，「身体疾患では説明が難しい慢性疼痛のケースはすべて線維筋痛症とみなすルール」を使うのがよいでしょう．そうすれば，少なくとも，その症例に対して何をすればよいのか？についてはガイドラインやエビデンスを参考にできるわけです（~~邪道ですが~~）．同様のルールを推奨している線維筋痛症専門医の先生は筆者以外にもいます[14]．学術的にはダメなのでしょうが，非常に臨床的な decision making だと思います．

「仮に生物学的に，線維筋痛症と身体表現性障害が全く異なる病気であったとしても，そもそも，臨床的に区別不能な病気なのだから，線維筋痛症の治療エビデンスは，相当数の身体表現性障害の紛れこみがあるうえでのデータなので，強いエビデンスがあるものは，身体表現性障害にも有効なハズである」というのが筆者の考え方です（~~邪道ですが~~）．

[治療アプローチの考え方]

ちなみに，本書で紹介している治療アプローチ，特に心理療法に関しては，特定の原疾患だけを対象に想定して解説しているわけではありません．例えば，第 4．5 回や第 6．5 回で解説した，「注意の方向づけによる鎮痛」は，戦争中に銃で撃たれても痛くなかった症例を例示しているように，精神的なモノだけでなく身体疾患や外傷による痛みでも，慢性疼痛だけでなく急性疼痛にも，有効なモノを選んで解説しております．プラセボ反応・ノセボ反応が，特定の人に起こる反応ではなく，誰にでも起き得ることであったことも思い出してください．

基本的には，本書で取りあげられている心理療法のアプローチは，線維筋痛症であろうと，身体表現性障害による疼痛であろうと，明らかな身体疾患による侵害受容性疼痛であろうと，器質的な脳損傷による神経障害性疼痛であろうと，適応して大丈夫なものを選んで載せているつもりです．

むしろ，線維筋痛症にせよ，身体症状症にせよ，「痛みにばかり注意を向けてしまっている」という共通の特徴が示唆された[13]のだから，まさしく，注意の方向づけが必要な病態であるといえると思いませんか？本書が解説する心理療法や治療アプローチは，特に対象疾患のことわりを入れている場合を除き，安心して，慢性疼痛例に適応してみてください！

なお，線維筋痛症に関しては，心理療法や運動療法が薬物療法の効果を上回るというメタ解析結果が古くから報告されており[15]，その結果は現在までもくつがえされていません．「身体疾患では説明が難しい慢性疼痛のケースはすべて線維筋痛症とみなすルール」を使うのであれば，治療の一つとして，心理療法を考えてください．

診断と治療のまとめとして，この項の最後に，各国の線維筋痛症診療ガイドラインの概略を解説します．また，心理療法＋運動療法を同時に行うコツについても解説します．

5 各国の線維筋痛症診療ガイドライン

①線維筋痛症診療ガイドラインの systematic review

まずは，世界の線維筋痛症ガイドラインから．なんと，世界各国のガイドラインをまとめて，systematic review にした報告[16]が出ていますので，それをみていくことで，まずは概要をさらっと理解してしまいましょう．

この報告では，2008 年までの世界各国の線維筋痛症ガイドラインのうち，専門組織による evidence-based guideline と認められたガイドラインは３つ（The American Pain Society（APS）（2005），The European League Against Rheumatism（EULAR）（2007），The Association of the Scientific Medical Societies in Germany（AWMF）（2008））でした．

このうち，各国のガイドラインで最も一致があった点は，有酸素運動 aerobic exercise，認知行動療法 cognitive-behavioral therapy，アミトリプチリン amitriptyline（抗うつ薬），これらの併用療法 multicomponent Therapy の４つを最高レベルで推奨するということ（APS と AWMF で一致）でした．ちなみに，EULAR はこの時点では薬物療法 pharmacological treatment を最高レベルで推奨していましたが，EULAR2016 では，運動療法 exercise を唯一の強い推奨（strong for）であると報告しています[17]．

②線維筋痛症への治療の３本柱

これらの報告から，線維筋痛症診療ガイドラインにおける治療の柱は，以下のようにまとめられるといえるでしょう．

世界各国の線維筋痛症 evidence-based guideline のまとめ[16)17)]

	evidence level	strength of recommendation	
（有酸素）運動 (Aerobic) Exercise	I	A	APS2005，AWMF2008， EULAR2016
認知行動療法 Cognitive-Behavioral Therapy（CBT）	I	A	APS2005，AWMF2008
薬物療法 Pharmacological Treatment	I	A	APS2005+AWMF2008 （Amitriptyline のみ I-A），EULAR2007 （pharmacological treatment）
これらの併用療法（患者教育を含む） Multicomponent Therapy （含む patient education）	I	A	APS2005，AWMF2008

線維筋痛症の患者さんには何をしてあげればよいのか，全貌が見えてきましたね．これはようするに，「**運動療法・心理療法（認知行動療法）・薬物療法が治療の３本柱**」であるということです．筆者の認識では，心理療法には必ず患者教育を含むので，この３本柱のイメージがあれば，必要な治療・支援は包括されると思っています．３本柱のどれが一番よいのか？ということの議論は尽きないと思いますが，これらの併用療法にもエビデンスがあり，推奨されているので，併用するのがよいのではないかと考えます．

というわけで，ここからは，心理療法と運動療法を，一つの治療の中で，併用して同時に行うための方法を解説します．二つ同時に？と驚かれるかもしれませんが，例えばヨガや太極拳などは，瞑想運動[8]ともいわれており，認知行動療法と運動療法が同時にできるものですから，不思議は何らありません．本書で紹介する邪道な治療アプローチでは，心理療法をどのように運動に組み込むかを中心に解説します．

■線維筋痛症に対する治療―心理療法を組み込んだ運動療法

「心理療法を組み込んだ運動療法」は，「認知的多忙（80頁解説参照）」になるようにデザインするのが望ましい

すなわち，「言葉・視覚・カラダの同時使用」をイメージしてプログラムを作る．

運動療法では，カラダと視覚を同時に使用するが，「言葉を使用しない」ので，言語のワーキングメモリーがヒマになってしまい，考え事（≒悩み）の温床になる．

つまり・・・
声を出すことがポイント！
これで distraction 鎮痛！

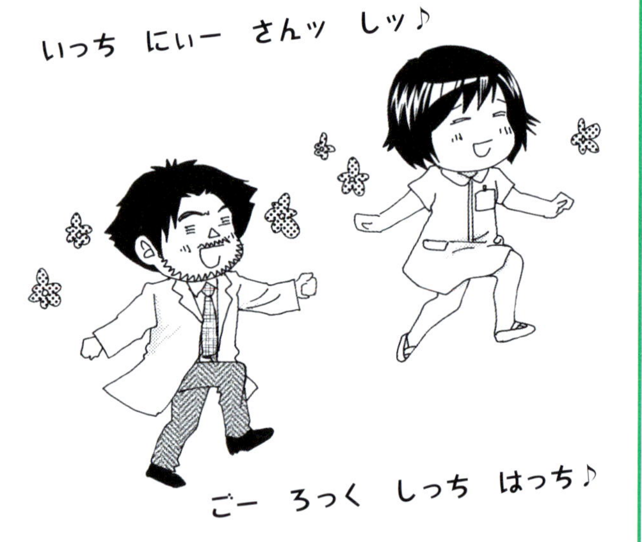
いっち　にぃー　さんッ　しッ♪
ごー　ろっく　しっち　はっち♪

［認知的多忙になるよう運動療法をデザインする］

本書が推奨する「心理療法を組み込んだ運動療法」の作り方は，「認知的多忙（80頁解説参照）」になるように運動療法をデザインすることです．これはなぜかというと，多くの運動では，カラダと視覚は使うけれど，言葉を使わないので，言語のワーキングメモリーがヒマになってしまい，考え事（≒悩み）の温床になるからです．

例1：歩数を数えながら歩く

例えば，散歩．散歩は，有酸素運動として推奨されるモノの代表で，そもそも線維筋痛症の痛みの治療に限らず，あらゆる健康上の恩恵が得られることが期待できる運動ですが…．散歩している最中は，たいてい，考え事をしませんか？ 筆者の場合は，むしろ考え事をするために，一人で散歩をしたりします．歩くことと景色を見ること以外はすることがないので，考え事に集中しやすいからです（本書の内容も多くの部分は，フラフラ歩きながら考えたものです）．
さて，考え事がしたいなら普通に散歩すればよいのですが，この，考え事がしやすい状況こそ，本書の特別編第1回で解説した，「注意が内向きになっている状態（ワーキングメモリーが使いやすい状態）」であり，痛みを増強させる，悪い状態です．これをなんとかしないと，せっかくの運動療法の効果が，悪い心理効果によって相殺されてしまいます．

これに対する方策としては，「運動療法中は，声を出すようにしましょう」，です．

散歩の場合は，「自分で声を出して，歩数を数えながら散歩する」など，ひと工夫加えることで，考え事が不可能になります．つまり，認知的多忙になれるわけですね．よって，私が散歩を運動療法として指導する時は，よくいう，「一日一万歩歩いてください」でなく，「一日，一万，歩数を数えるまで歩いてください」などと言います．無論，数える事の意味を強調したうえで．数えて歩くだけなんてつまらない！という人には，「駅まで何歩か数えましょう」とか，「スーパーまで何歩か数えましょう」とか，指導します．ちなみに，私の家から最寄駅までは往復700歩弱で，最寄のスーパーまでは900歩強です．よく行く場所まではだいたい何歩なのか？マップを作るようにすると，楽しく運動できるかもしれません．

例2：カバディ

ルール上，そのままやっても認知的多忙になれる運動として，カバディというスポーツがあります（筆者は学生の頃大好きでした）．カバディは，オフェンス側は「カバディカバディ…」と声に出して言い続けながら敵陣地に切り込むのですが，このとき，驚くほど考えながら攻めこむのが難しくなります．対するディフェンスは「カバディ」と言わなくていいので，じっくり考えて守る余地があるわけで，知的戦略上かなり有利です．カバディを知らない人はググってみてください．

例3：古今東西卓球

古今東西卓球も，distraction 効果（73頁参照）がきわめて高いゲームです．とん○るずがやっていたものが有名ですが，卓球の玉を打つ際に，山手線の駅の名前を言う，なんていうルールで卓球をやります．卓球はただでさえ考える余地がないくらい忙しい（速い）のに，古今東西を同時にやりながらとなると，もう，考え事をする余地は0です．全身疼痛があって，頭の働きもにぶりがち（∵認知・精神症状）なハズの線維筋痛症の人に古今東西卓球ができるのかというと大変疑問ですが，認知的多忙になれる運動の例としてわかりやすいと思いますのであげておきます．

ここで解説したように，歩数を数える，カバディと言い続ける等，簡単な言語課題を併用するだけで，運動中に考え事ができる余地は減ります．これすなわち，痛みに意識が集中することを妨害することになり，distraction 鎮痛（73 頁）を同時に起こすことが期待できるようになるわけです．これで，心理療法と運動療法を同時にできるようになるというわけです．
その他にも思いつくかぎりの，筆者が勧めたことのある心理療法＋運動療法になりうるものを列挙しておきます．どれか一つくらいはやってみようという気がするのでは？　と思います．あげたものはいずれも認知的多忙になり，distraction 鎮痛が期待できます．参考までに．

［認知行動療法（distraction 鎮痛）が同時にできる運動療法の例］

・散歩（「歩数を数えながら」「歌いながら」「しりとりしながら」…etc）
・水中歩行/水泳（歩数やバタ足を数えたり）
・秒数を数えながらストレッチ
・秒数を数えながら風船バレー（打つ動作と数唱は同期させないほうが効果が高い）
・ラジオ体操（ただし解説のお兄さんのセリフは自分で言う）
・ホウキ掃き（掃いた数を声に出しながら）
・振り付きでカラオケ（歌詞のテロップをしっかり見て読みあげましょう）
・筋肉トレーニング（行った回数をしっかり声にだしてカウントしながらスクワット等をします）
・抵抗運動（秒数を数えながら壁等を押すなど）
・歌いながらスキップ（よい気分になる効果も期待できます）
・カバディ（本文参照．ディフェンス側でもカバディと言い続けるとなおよし）
・古今東西卓球（本文参照．テニス等でも可）

筆者も，学生時代，秒数を数えながらストレッチをよくやっていたのですが，同時に本を読んで勉強しようとしていたりしました．今思えばそれで頭に内容が入るはずがなく…．医者になって，勉強内容が本格化するにつれ（真剣になるにつれ），いつのまにか数を数える声が止まり，ストレッチ動作が止まり，習慣自体がなくなり…と．ここにも，考え事（痛みを気にすることも含め）と，「言語課題＋運動」にはトレードオフ関係があることが見え隠れしていますね．ちなみに，筆者はこの運動習慣がいったん消滅した後，慢性前立腺炎になり永らく苦しむことになるのですが，秒数を数えるストレッチを再開させたり，歩数を数える散歩を思いついて以来，ずいぶん楽になりました．これもご参考までに．

■本邦の線維筋痛症診療ガイドライン（2017 年版）

さて，すっかり邪道な運動療法の話になってしまいましたが，最後に，本邦の線維筋痛症診療ガイドライン[8]を掲載してこの項のまとめとします．

本邦の「線維筋痛症診療ガイドライン 2017」[8]

推奨作成のための，エビデンス総体の総括（アウトカム全般のエビデンスの強さ）

A（強）	効果の推定値に強く確信がある
B（中）	効果の推定値に中程度の確信がある
C（弱）	効果の推定値に対する確信は限定的である
D（とても弱い）	効果の推定値がほとんど確信できない

推奨度

・行うことを強く推奨する（実施する）	実施
・行うことを弱く推奨する（提案する）	提案
・行わないことを弱く推奨する（提案しない）	提案しない
・行わないことを強く推奨する（実施しない）	実施しない
・推奨なし（全体パネル会議でデルファイ法による推奨度決定で意見がまとまらない場合）	推奨なし

●本邦線維筋痛症治療のエビデンスレベルと推奨度の一覧 ―非薬物療法

治療・ケアの方法	種類	エビデンスレベル	推奨度
患者・家族教育	教育	（記載なし）	実施
運動療法	有酸素強化運動	A	実施
	抵抗運動（resistance exercise）	A	実施
	水中運動	A	実施
	瞑想運動（ヨガ，太極拳，気功等）	A	実施
リハビリテーション	徒手治療	C	提案
	柔軟治療	C	提案
	バランス訓練	C	提案
	温泉治療	C	提案
	泥パック・温水プール治療	C	提案
	精神力学プログラム	C	提案
	テープ療法	C	提案
	ピラティス訓練	C	提案
	Perceptual surfaces therapy	C	提案
認知行動療法	認知行動療法（CBT）	A	実施
その他の精神科療法	経頭蓋直流電気刺激療法（tDCS）	C	提案
	反復経頭蓋磁気刺激療法（rTMS）	C	提案
	力動的精神療法	C	提案
	電気痙攣療法	C	提案
鍼灸治療	鍼治療	B	提案
その他の総合医療	ハーブ療法	C	提案
	マッサージ療法	C	提案
	食事療法	C	提案
	温熱療法（WAON 療法）	C	提案
入院治療	環境調整（分離入院）	A	提案
セルフケア・セルフマネージメント	多職種による多軸的介入	C	推奨なし

●本邦線維筋痛症治療薬のエビデンスレベルと推奨度の一覧 ―疼痛に対する薬物療法①

薬剤分類	薬剤名（商品名）	エビデンスレベル	推奨度	保険適用	備考
神経障害性疼痛治療剤	**プレガバリン（リリカ®）**	A	実施	神経障害性疼痛・線維筋痛症	
抗てんかん薬など	ガバペンチン＊（ガバペン®）	B	提案	難治性てんかん	
	ガバペンチンエナカルビル＊（レグナイト®）	B	提案	レストレスレッグス症候群	
	カルバマゼピン＊（テグレトール®）	D	提案しない	てんかん，三叉神経痛等	三叉神経痛では第一選択
	クロナゼパム＊（リボトリール®）	D	提案しない	てんかん	
	ベンゾジアゼピン系＊	C	推奨なし	不安，心身症，筋痙攣等	連用による薬物依存が問題とされる
抗うつ薬	**デュロキセチン（サインバルタ®）**	A	実施	うつ病，疼痛（線維筋痛症，糖尿病性神経障害等）	
	アミトリプチリン（トリプタノール）	A	提案	うつ病，末梢性神経障害性疼痛等	欧米では強い推奨
	ミルナシプラン＊（トレドミン®）	A	提案	うつ病，うつ状態	欧米では強い推奨
	ミルタザピン＊（リフレックス®）	B	提案	うつ病，うつ状態	本邦で治験施行
	その他の抗うつ薬＊	C	提案しない	うつ病，うつ状態	
	スルピリド，トラゾドン（ドグマチール®，レスリン®）＊	C	実施しない	うつ病，うつ状態等	

＊本邦での線維筋痛症，慢性疼痛，神経障害性疼痛への保険適応なし

筆者からの補足.

実は保険適応上，線維筋痛症に使える薬は，上表のプレガバリン（リリカ®）とデュロキセチン（サインバルタ®）しかありません. ＊がついた薬は，そもそも「痛みに対して保険適応のない薬」です．しかしながら，それでもある程度推奨されるお薬は，「痛み」に効果があります．抗うつ薬だからといって，線維筋痛症に合併するうつの部分にだけ効果があるわけではなく，痛みそのものや，種々の機能障害改善にも効果があります.

その他に使いうる薬としては，トラマドール（表ではトラマール®とトラムセット®）です．これは「慢性疼痛」が保険適応なので，慢性疼痛疾患である線維筋痛症にも，保険診療内で堂々と処方できます.

以上，3種（4剤）が，エビデンスレベルがAで，かつ，推奨度が「実施」，の薬物療法です．これらの薬は最新であろう海外のガイドラインEULAR2016[17]でも全て，弱い推奨（weak for）となっています（弱い推奨といっても，強い推奨はこのガイドラインでは運動療法だけなので，十分な推奨でしょう）.

その他にもガイドラインにはたくさんの薬剤があげられていますが，むしろ，その薬の保険適応同様の症状が線維筋痛症にあっても，「安易に使うな」という警告や戒めだと捉えるとよいでしょう．例えば，もっとも汎用されるであろう痛み止めの非ステロイド性抗炎症薬やステロイドは，エビデンスレベルがAであるけれども推奨度が「実施しない」と書いてあり，必見です.

ちなみに，非薬物療法に関しては，運動療法・認知行動療法がエビデンスレベルAで，推奨度が「実施」であり，先にあげた世界各国のガイドラインの概要[16]と同様といえるでしょう.

●本邦線維筋痛症治療薬のエビデンスレベルと推奨度の一覧 —疼痛に対する薬物療法続き②

薬剤分類	薬剤名（商品名）	エビデンスレベル	推奨度	保険適用	備考
鎮痛剤	ワクシニアウイルス接種家兎炎症皮膚抽出液（ノイロトロピン®）	D	提案	帯状疱疹後神経痛，整形外科的疼痛等	血管内投与がより有効との報告がある
	トラマドール（トラマール® OD）	A	実施	慢性疼痛	薬物依存症に注意（オピオイド系鎮痛薬に含まれる）
	トラマドール＋アセトアミノフェン配合剤（トラムセット®配合錠）	A	実施	慢性疼痛	
非麻薬性オピオイド鎮痛薬	ブプレノルフィン（ノルスパン®テープ）	B	提案	慢性疼痛	薬物依存症に注意
	ペンタゾシン（ペンタジン®）	D	提案しない	各種がん，術後，心筋梗塞の疼痛等	
麻薬性オピオイド鎮痛薬	フェンタニル（デュロテップMT®パッチ）	B	実施しない	がん性，慢性疼痛	
	モルヒネ等（MSコンチン®）	B	実施しない	がん性疼痛	
全身麻痺薬	ケタミン*（ケタラール®筋注用）	D	実施しない	全身麻酔導入	
非ステロイド系抗炎症薬（NSAIDs）	アセトアミノフェン*（カロナール®）	A	実施しない	解熱鎮痛薬	炎症性リウマチ性疾患等の併存疾患に対して適応がある場合は適応
	セレコキシブ*（セレコックス®）	A	実施しない		
	ロキソプロフェン等*（ロキソニン®等）	A	実施しない		
ステロイド	グルココルチコイド*	A	実施しない	リウマチ性疾患等	炎症性リウマチ性疾患との併存がある場合，併存疾患の適応がある
その他の鎮痛作用を持つ薬剤	ラロキシフェン*，デキストロメトルファン*，ロピニロール*，筋弛緩薬等	D	実施しない	閉経後骨粗鬆症 鎮咳 パーキンソン病 筋緊張・痙性麻痺	
向精神薬	クロルプロマジン*，オランザピン*，クエチアピン*，レボメプロマジン等*	C（一部D）	推奨なし	精神疾患等	薬物依存性に注意
抗不安薬	アルプラゾラム* エチゾラム等*	C	推奨なし	不安，緊張，抑うつ，睡眠障害	薬物依存症に注意
睡眠障害改善薬	ゾピクロン（アモバン®）*，ゾルピデム等（マイスリー®）*	D	推奨なし	不眠症	薬物依存症に注意
自律神経作用薬	ピリドスチグミン*（メスチノン®）	D	提案しない	重症筋無力症	
ホルモン製剤（ステロイドを除く）	成長ホルモン*	C	推奨なし	成長ホルモン分泌不全性低身長	
抗パーキンソン病薬	プラミペキソール*（ビ・シフロール®）	D	実施しない	パーキンソン病	
	ロピニロール*（レキップ®）	C	実施しない		

*本邦での線維筋痛症，慢性疼痛，神経障害性疼痛への保険適応なし

●本邦線維筋痛症治療薬のエビデンスレベルと推奨度の一覧 ―疼痛に対する薬物療法続き③

薬剤分類	薬剤名（商品名）	エビデンスレベル	推奨度	保険適用	備考
生薬 漢方製剤	日局加工ブシ末 （アコニンサン）	D	提案	鎮痛，強心，利尿	
	各種漢方製剤 （芍薬甘草湯等）	D （一部 C）	提案	各種臨床徴候	大部分が有効症例報告である
その他	ラフチジン （プロテカジン®OD）*	C	推奨なし	胃・十二指腸潰瘍，逆流性食道炎等	薬物依存症に注意
	イコサペント酸エチル（エパデール）*	C	推奨なし	閉塞性動脈硬化に伴う潰瘍，疼痛および冷感	
	メコバラミン* 併用＋葉酸*	C	推奨なし	葉酸欠乏 末梢神経障害	
	イプジラスト*（ケタス®）	C	推奨なし	気管支喘息 慢性脳循環障害によるめまい	
	ピリドスチグミン*	C	推奨なし	重症筋無力症	
	メマンチン*（メマリー®）	C	推奨なし	アルツハイマー病	
	マイヤーズカクテル	C	推奨なし		
	レボカルニチン （エルカルチン®）	C	提案	カルニチン欠乏症	疲労感に有効との報告が多い
ペインクリニック	神経ブロック トリガー治療	C	推奨なし		部位，薬剤など手技が一定でない
サプリメント等	還元型コエンザイム Q10	A	推奨なし		国内でも 1 施設での RCT がある
	カプサイシン	A	推奨なし		
	Pain relief oil (24herbs)	A	推奨なし		
	Meta050	A	推奨なし		

* 本邦での線維筋痛症，慢性疼痛，神経障害性疼痛への保険適応なし

●本邦線維筋痛症治療薬のエビデンスレベルと推奨度の一覧 ―随伴症状に対する治療

随伴症状	薬剤名（商品名）	エビデンスレベル	推奨度	保険適用	備考
ドライアイ・ドライマウス	セビメリン * （サリグレン®）	D	提案	シェーグレン症候群等	
	ピロカルピン塩素塩 * （サラジェン®）	D	提案		
下痢型過敏性腸症候群	ラモセトロン * （イリボー®）	C	提案	下痢型 過敏性腸症候群	便秘型は対象とならない
付着部炎	サラゾスルファピリジン * （アザルフィジン®EN）	B	提案	関節リウマチ	

* 本邦での線維筋痛症，慢性疼痛，神経障害性疼痛への保険適応なし

引用・参考文献

1) Costigan M, et al : Neuropathic pain : A maladaptive response of the nervous system to damage. Annu Rev Neurosci **32** : 1-32, 2009.
2) Wolfe F, et al : The American College of Rheumatology 1990 criteria for the classification of fibromyalgia : Report of the Multicenter Criteria Committee. Arthritis Rheum **33** : 160-172, 1990.
3) Cohen H : Controversies and challenges in fibromyalgia : A review and a proposal Ther Adv Musculoskelet Dis **9** : 115-127, 2017.
4) 日本線維筋痛症学会・編：線維筋痛症診療ガイドライン 2013. http://minds4.jcqhc.or.jp/minds/FMS/CPGs2013_FM.pdf
5) Lin C, et al : Gray matter atrophy within the default mode network of fibromyalgia : A Meta-Analysis of Voxel-Based Morphometry Studies. BioMed Res Int Volume 2016, Article ID 7296125, 9 pages.
6) Simms RM, et al : Lack of association between fibromyalgia syndrome and abnormalities in muscle energy metabolism. Arthritis Rheum **37** : 794-800, 1994.
7) Wolfe F, et al : The American College of Rheumatology preliminary diagnostic criteria for fibromyalgia and measurement of symptom severity. Arthritis Care Res (Hoboken) **62** : 600-610, 2010.
8) 日本線維筋痛症学会/日本医療研究開発機構線維筋痛症研究班（編）：線維筋痛症診療ガイドライン 2017. 日本医事新報社. 2017.
9) Apkarian AV, et al : Chronic back pain is associated with decreased prefrontal and thalamic gray matter density. J Neurosci **24** : 10410-10415, 2014.
10) Boeckle M, et al : Neural correlates of somatoform disorders from a meta-analytic perspective on neuroimaging studies. Neuroimage Clin **11** : 606-613, 2016.
11) Goodkind M, et al : Identification of a common neurobiological substrate for mental illness. JAMA Psychiatry **72** : 305-315, 2015.
12) 高橋三郎, 大野　裕・監訳, 染矢俊幸, 神庭重信, 尾崎紀夫, 三村　將, 村井俊哉・訳（日本語版用語監修：日本精神神経学会）: DSM-5 精神疾患の診断・統計マニュアル. 医学書院, 2014.
13) Wolfe F, et al : Symptoms, the nature of fibromyalgia, and diagnostic and statistical manual 5 (DSM-5) defined mental illness in patients with rheumatoid arthritis and fibromyalgia. PLoS One. **9** : e88740, 2014.
14) 戸田克広：線維筋痛症がわかる本. 主婦の友社. 2010.
15) Rossy LA, et al : A meta-analysis of fibromyalgia treatment interventions. Ann Behav Med **21** : 180-191, 1999.
16) Hauser W, et al : Guidelines on the management of fibromyalgia syndrome : A systematic review. Eur J Pain **14** : 5-10, 2010.
17) Macfarlane GJ, et al : EULAR revised recommendations for the management of fibromyalgia. Ann Rheum Dis **76** : 318-328, 2017.

〈著者略歴〉

粳間　剛（ウルマゴウ）
医師・医学博士.
NPO 法人高次脳機能障害支援ネット理事.
臨床では，医療法人社団敬智会梶原病院の内科部長をしつつ，ところにより，精神科医.
でも専門医を持っているのはリハビリテーション.
主に，高次脳機能障害・発達障害・認知症の専門外来をやっています.
長年，脳画像を一日中見て過ごしていたら，変わった経歴になってしまいました.
専門学会で論文賞をもらったりもしているので，脳画像の研究はそこそこやっているほうじゃないかと思っています.
開業して臨床で独立した医者は多くても，研究で独立した医者は聞いたことないなと気づき，私設研究所「粳間メンタルリハビリテーション研究所」を立ち上げました.
所定の書類を所轄の税務署に提出すると誰でも研究所は開設できるようです.
著者に『コメディカルのための~~邪道な~~脳画像診断養成講座（三輪書店）』『高次脳機能障害・発達障害・認知症のための~~邪道な~~地域支援養成講座（三輪書店）』など.

仙道ますみ（センドウマスミ）
道のく仙台に生まれたことから仙道と名乗る.
多摩美術大学卒業後，漫画家になる.
二女を先天性の心疾患で亡くしたことをエッセイ漫画『NICU 命のものがたり』に綴る.
主に女性の心理や怖さを表現する性に関する漫画を執筆しています.
代表作に『えっち』『あい。』集英社
現在，双葉社漫画アクションにて「リベンジ H」不定期連載中
~~邪道な~~養成講座シリーズ キャラクター LINE スタンプ発売中！

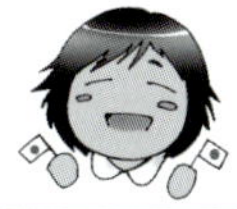

「粳間 スタンプ」で検索！またはQRコードで➡

ココロとカラダの痛みのための~~邪道な~~
心理療法養成講座

発　行　2018 年 6 月 25 日　第 1 版第 1 刷©
原　作　粳間　剛
まんが　仙道ますみ
発行者　青山　智
発行所　株式会社 三輪書店
〒 113-0033 東京都文京区本郷 6-17-9　本郷綱ビル
☎ 03-3816-7796　FAX 03-3816-7756
http://www.miwapubl.com
装　丁　臼井弘志（公和図書株式会社デザイン室）
印刷所　三報社印刷 株式会社

本書の内容の無断複写・複製・転載は，著作権・出版権の侵害となることがありますのでご注意ください.

ISBN978-4-89590-636-4　C 3047

JCOPY　<（社）出版者著作権管理機構 委託出版物>
本書の無断複製は著作権法上での例外を除き禁じられています.
複製される場合は，そのつど事前に，（社）出版者著作権管理機構（電話 03-3513-6969，FAX 03-3513-6979，e-mail: info@jcopy.or.jp）の許諾を得てください.

■ 邪道だけど読んだ後から役に立つ―ポジティブな行動支援の考え方

高次脳機能障害・発達障害・認知症のための
邪道な地域支援養成講座

原作　糠間 剛（糠間メンタルリハビリテーション研究所・NPO 法人高次脳機能障害支援ネット理事）
まんが　仙道 ますみ（漫画家）

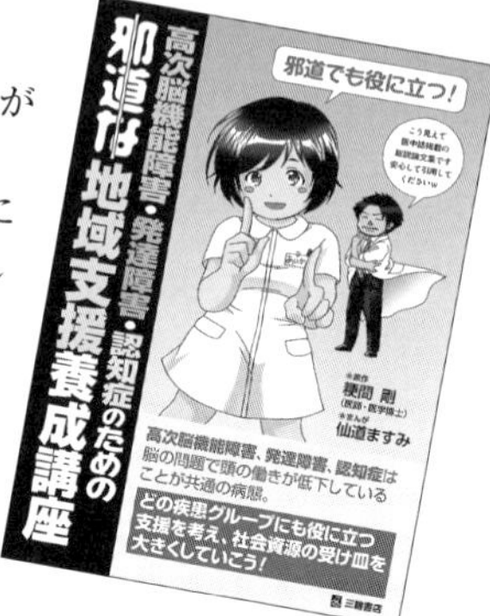

高次脳機能障害、発達障害、認知症は脳の問題で頭の働きが低下していることが共通の病態です。

本書では、最新の脳研究の知見と臨床経験に基づいて、これらの疾患グループに共通の病態について、そしてどの疾患にも共通して役に立つ、個別ニーズに対応した、ポジティブな行動支援や治療的環境づくりについて、漫画を交えて、世界一わかりやすく解説します。

3つの疾患の診断・分類上の違いが知りたい、苦手な脳機能解剖について理解したい、というニーズに対しても、病院や地域で対象者に関わるあらゆる職種の方や家族の方にとっての支援の根拠やヒントとして、また疾患の理解や実践の振り返りのために、本書はきっと役に立ちます。

■ 主な内容 ■

本編
養成講座第 1 回　高次脳機能障害・発達障害・認知症の共通点を見よう
養成講座第 2 回　病歴の違いがそのまま各疾患群の違い
養成講座第 3 回　脳機能解剖：ここだけはおさえよう
養成講座第 4 回　認知機能の評価の最初は表情・しぐさ等の様子の評価から
養成講座第 5 回　感情と体調は切り離せない．環境とも切り離せない
養成講座第 6 回　問題行動への共通対応：「ポジティブな行動支援」
養成講座第 7 回　注意機能・注意障害の捉え方と対応
養成講座第 8 回　注意や感情の観点から遂行機能を捉える―アイオワギャンブル課題を考察して
養成講座第 9 回　つながりを司る人間独自の脳：連合野―遂行機能の話②意味・理由づけ・連合学習
養成講座第 10 回　支援を考えるための記憶の捉え方
養成講座第 11 回　言語とコミュニケーション（前編）―逆向連合 / 対称性バイアスと言語の決定不十分のテーゼ
養成講座第 12 回　言語とコミュニケーション（後編）―Looping/Dipping, メラビアンの法則，ガヴァガーイ問題等

特別編
養成講座第 1.5 回　診断名は本当に正しい？専門医の ADHD 診断例の中にも高次脳機能障害が混じるケース等
養成講座第 2.5 回　環境の違いで大違い―実例編：健常な高齢者と若年の脳外傷を比べる
養成講座第 3.5 回　できるだけシンプルな次元から，問題を捉えようとするべき
養成講座第 4.5 回　動物脳が司る運動―motor―の話
養成講座第 5.5 回　Treatable dementia を思い出そう！感情と体調の話，アレコレ
養成講座第 6.5 回　問題行動が起きるのは何のため？目的に注目した支援
養成講座第 6.75 回　問題行動改善に「罰」は有効なのか
養成講座第 7.5 回　上手に注意のコントロールをしよう．モードとタスク設定の話
養成講座第 8.5 回　「身体⇔感情」，双方向性の相互影響の話
養成講座第 9.5 回　直感を暴走させないための考え方でインフルエンザ診断キットも理解できる
養成講座第 10.5 回　財布を自分で置き忘れたのに家族が盗んだと言っている患者さんの例
養成講座第 11.5 回と第12.5 回一括　対称性バイアスの復習と，そこから一歩進んで考える

● 定価（本体 2,400 円+税）　B5　130頁　2017年　ISBN 978-4-89590-602-9

お求めの三輪書店の出版物が小売書店にない場合は，その書店にご注文ください．お急ぎの場合は直接小社に．

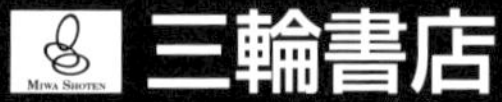

三輪書店　〒113-0033 東京都文京区本郷6-17-9 本郷綱ビル
編集 03-3816-7796 FAX 03-3816-7756　販売 03-6801-8357 FAX 03-6801-8352
ホームページ：https://www.miwapubl.com

■ 治療や支援で脳のどこが良くなったの？と患者さんや家族に尋ねられたら、答えられますか？

コメディカルのための邪道な脳画像診断養成講座

原　作　粳間 剛（高次脳機能障害支援ネット理事）
まんが　仙道 ますみ（漫画家）

本講座の目標は、

- 脳の異常所見は画像でどのように見えるのか、
- それぞれの脳疾患により、どのように正常な脳は減るのか、
- 罹患後の患者さんに、正常な脳がどれくらい残っているのか、

をCT・MRI脳画像で理解・評価できるようになることです。

脳画像上で正常な脳の量を見積もれるようになれば、患者さんのADLや自己管理能力、社会復帰のための潜在能力をアセスメントできるようになります。

【本書の特長】

★ 漫画中心で解説されているから、楽しく学べる！

★ 各年代別の正常CT・MRI画像を掲載！

臨床で持ち歩いて患者さんの脳画像と比べてみよう！

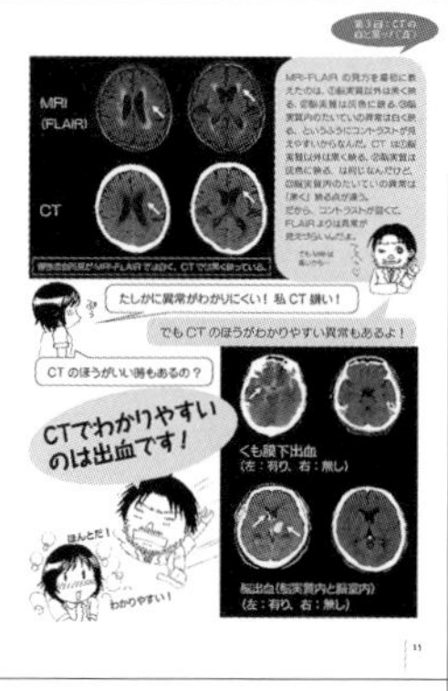

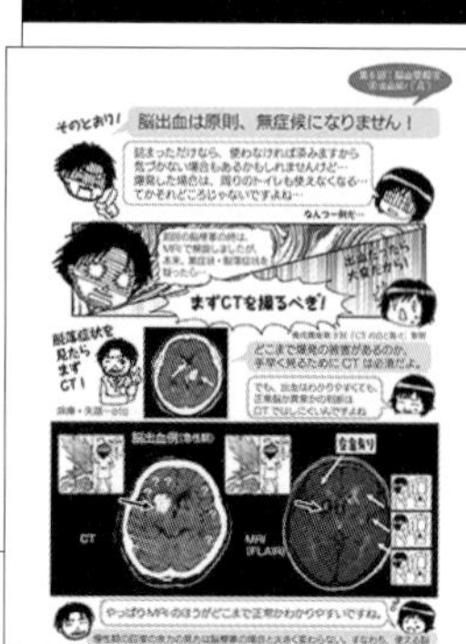

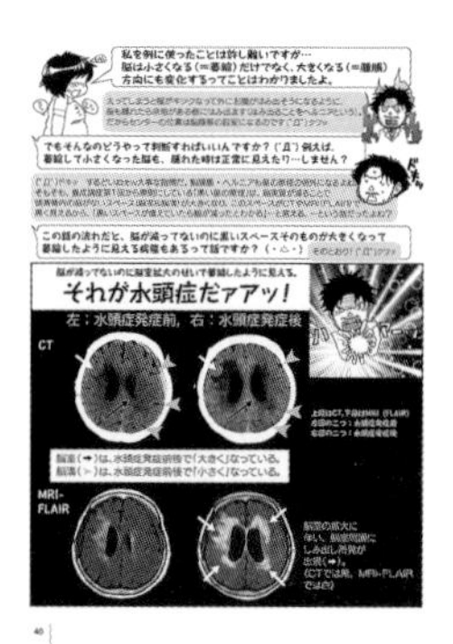

■ 主な内容 ■

本編

養成講座第 1 回 量の原理とはッ！
養成講座第 2 回 MRI の白と黒ッ！
養成講座第 3 回 CT の白と黒ッ！
養成講座第 4 回 認知症の白と黒ッ！
養成講座第 5 回 脳血管障害①梗塞編！
養成講座第 6 回 脳血管障害②出血編！
養成講座第 7 回 脳血管障害③くも膜下出血編！
養成講座第 8 回 脳外傷の白と黒ッ！
養成講座第 9 回 脳腫瘍の白と黒ッ！
養成講座第 10 回 水頭症と脳ヘルニアの白と黒ッ！
養成講座第 11 回 Treatable dementia とアイウエオチップスッ！
養成講座第 12 回 CT/MRI で白黒つかないモノ!:(非器質性)精神疾患編

特別編

養成講座第 1.5 回 量の原理の補足ッ！
養成講座第 2.5 回 正常 MRI の白と黒ッ！
養成講座第 3.5 回 正常 CT の白と黒ッ！
養成講座第 5.5 回 MRI—DWI の白と黒ッ！
養成講座第 7.5 回 MRA の白と黒ッ！
養成講座第 8.5 回 MRI T2* 強調画像と SWI の白と黒ッ！

疾患各論編

脳外傷と量の原理、その事例
認知症と量の原理、その事例（変性疾患例）
脳血管性認知症と量の原理、その事例
脳梗塞・脳出血（巣症状型）と量の原理、その事例
脳腫瘍と量の原理、その事例
低酸素性脳症と量の原理、その事例
量の原理が使えない事例①くも膜下出血・水頭症・脳ヘルニアなどの圧損傷例
量の原理が使えない事例②精神疾患

● 定価（本体 1,800 円+税）　B5　100頁　2016 年　ISBN 978-4-89590-567-1

お求めの三輪書店の出版物が小売書店にない場合は，その書店にご注文ください．お急ぎの場合は直接小社に．

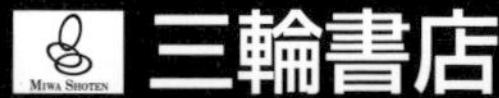

三輪書店　〒113-0033 東京都文京区本郷6-17-9 本郷綱ビル
編集 03-3816-7796 FAX 03-3816-7756　販売 03-6801-8357 FAX 03-6801-8352
ホームページ：https://www.miwapubl.com

■ 医学の勉強だけでは太刀打ちできないことが多い高次脳機能障害の方や家族が抱える問題に、具体的にどうアプローチしたらよいのか

高次脳機能障害 ファシリテーター養成講座

編著　特定非営利活動法人高次脳機能障害支援ネット

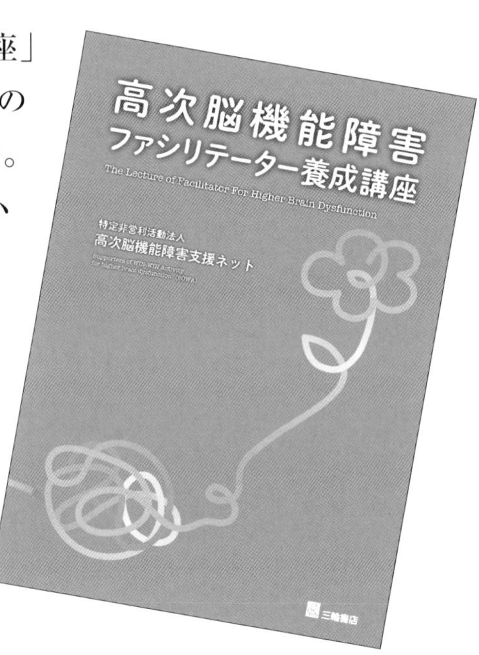

「高次脳機能障害ファシリテーター養成講座」の講師陣・当事者・家族の方がかかわりの大切なヒントを教えてくれる、実践的な1冊。NPO法人高次脳機能障害支援ネットは、小児及び成人の高次脳機能障害の当事者・家族及びそのケアに従事するすべての人々に対する、全国規模のネットワーク作り、情報提供、教育、啓蒙、研究支援、社会復帰活動に関する事業を行い、保健、医療、福祉の増進に寄与するために2010年に設立された。本書はそこで行われる「高次脳機能障害ファシリテーター養成講座」の支援者養成プログラムをまとめたものである。

■ 主な内容 ■

1章　高次脳機能障害 ファシリテーター養成講座のめざすもの
2章　高次脳機能障害の理解
3章　高次脳機能障害の看護―看る
4章　高次脳機能障害の評価
5章　高次脳機能障害のリハビリテーション
6章　高次脳機能障害者の心理
7章　高次脳機能障害者の家族支援
8章　高次脳機能障害の当事者として
9章　高次脳機能障害者の家族として
10章　集団認知リハビリテーションプログラム「羅心版」について
コラム　高次脳機能障害 ファシリテーターとしての役割

● 定価（本体2,800円＋税）　B5　166頁　2014年　ISBN 978-4-89590-487-2

お求めの三輪書店の出版物が小売書店にない場合は，その書店にご注文ください．お急ぎの場合は直接小社に．

〒113-0033
東京都文京区本郷6-17-9 本郷綱ビル

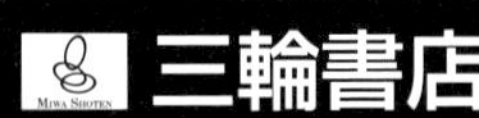

三輪書店

編集 03-3816-7796　FAX 03-3816-7756
販売 03-6801-8357　FAX 03-6801-8352
ホームページ：http://www.miwapubl.com

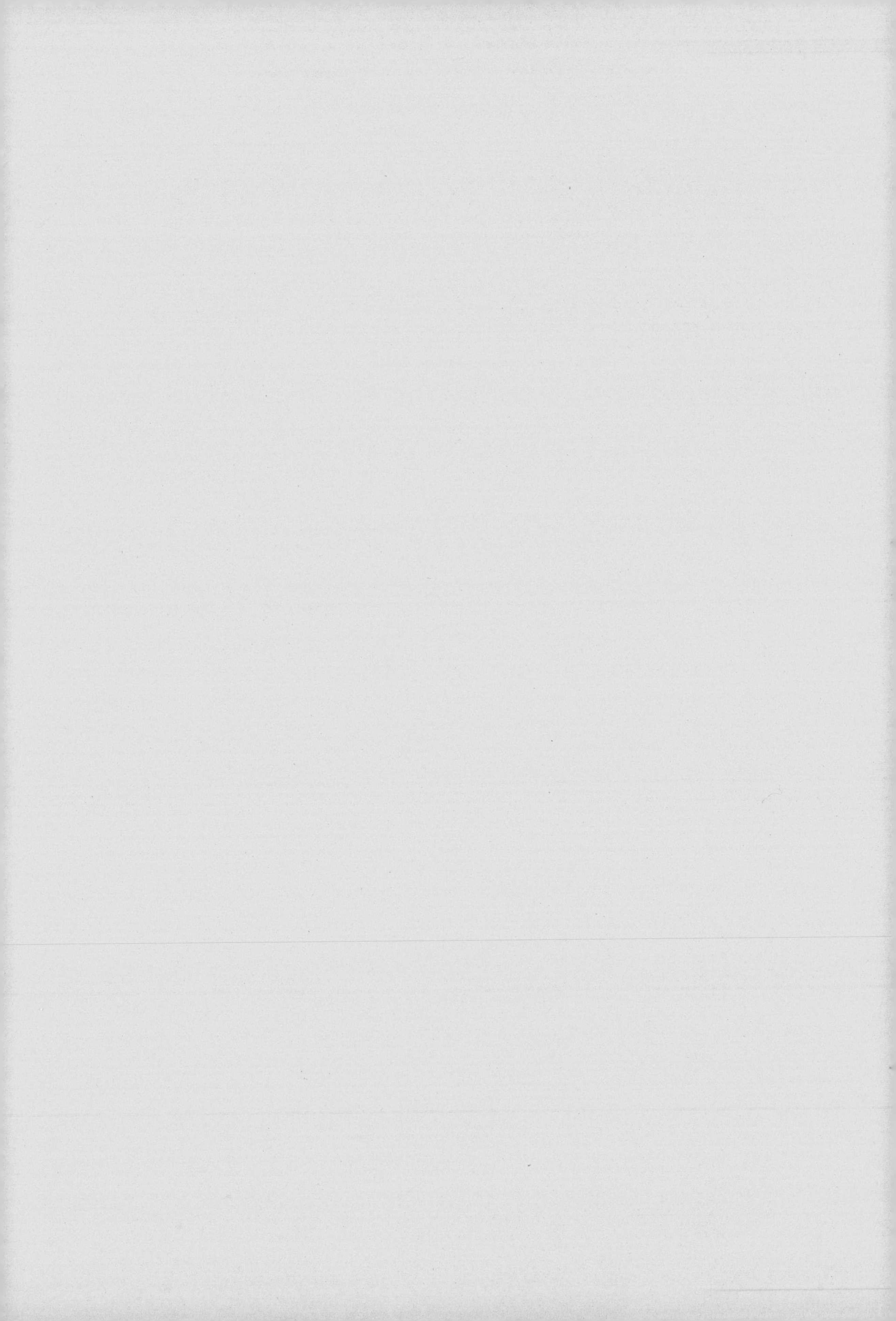